西医中成药合理用药速查丛书

总主编　何清湖　刘平安

妇科中成药用药速查

主　编　雷　磊　林　洁

副主编　李慧芳　易星星　陈莹莹

编　委　（以姓氏笔画为序）

毛思思　李慧芳　张　娟　张　爽

陈莹莹　林　洁　易星星　姚　婷

黄淑媛　雷　磊

人民卫生出版社

图书在版编目（CIP）数据

妇科中成药用药速查 / 雷磊，林洁主编 . —北京：
人民卫生出版社，2020

（西医中成药合理用药速查丛书）

ISBN 978-7-117-29300-6

Ⅰ.①妇… Ⅱ.①雷…②林… Ⅲ.①妇科病 – 中成
药 – 用药法　Ⅳ.①R271.1

中国版本图书馆 CIP 数据核字（2020）第 019788 号

人卫智网	www.ipmph.com	医学教育、学术、考试、健康，购书智慧智能综合服务平台
人卫官网	www.pmph.com	人卫官方资讯发布平台

版权所有，侵权必究！

西医中成药合理用药速查丛书

妇科中成药用药速查

主　　编：雷　磊　林　洁

出版发行：人民卫生出版社（中继线 010-59780011）

地　　址：北京市朝阳区潘家园南里 19 号

邮　　编：100021

E - mail: pmph @ pmph.com

购书热线：010-59787592　010-59787584　010-65264830

印　　刷：保定市中画美凯印刷有限公司

经　　销：新华书店

开　　本：710×1000　1/16　印张：16.5

字　　数：287 千字

版　　次：2020 年 3 月第 1 版　2020 年 3 月第 1 版第 1 次印刷

标准书号：ISBN 978-7-117-29300-6

定　　价：48.00 元

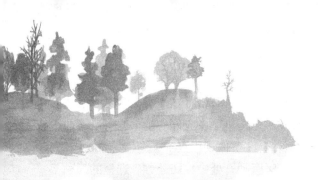

总序

中成药是在中医药理论指导下，以中药材为原料，按规定的处方和标准制成具有一定规格的剂型，可直接用于防治疾病的制剂。因其方便携带和服用，依从性高，在临床中得到广泛的使用，尤其在西医临床科室，中成药的使用更加广泛。但是中成药处方同样是以中医理论为指导，针对某种病证或症状制定的，因此使用时也必须要遵循辨证选药，或辨病辨证结合选药。只是基于不同的理论体系和学术背景，西医医师在使用中成药时存在一些不合理之处，中成药滥用堪比抗生素滥用也并非危言耸听。

中成药使用的历史悠久，临床上若能合理使用，中成药的安全性是较高的。合理使用包括正确的辨证选药、用法用量、使用疗程、禁忌证、合并用药等多方面，其中任何环节有问题都可能引发药物不良事件。合理用药是中成药应用安全的重要保证。中成药使用中出现不良反应的主要原因包括：中药自身的药理作用或所含毒性成分引起的不良反应；特异性体质对某些药物的不耐受、过敏等；方药证候不符，如辨证不当或适应证把握不准确；长期或超剂量用药，特别是含有毒性中药材的中成药；不适当的中药或中西药的联合应用等。

临床面对如此繁多的中成药，由于缺乏较为统一的使用标准和规范，再加上很多西医医师对中医治病和中成药的药理作用特点不是十分了解，这便导致了中成药的使用不当。虽然患者得以治疗，但却无法起到良好的效果，有时甚至会在一定程度上导致病情的加重。2019年7月1日，国家卫生健康委员会《关于印发第一批国家重点监控合理用药药品目录（化药及生物制品）的通知》中，明确要求："对于中药，中医类别医师应当按照《中成药临床应用指导原则》《医院中药饮片管理规范》等，遵照中医临床基本的辨证施治原则开具中药处方。其他类别的医师，经过不少于1年系统学习中医药专业知识并考核合格后，遵照中医临床基本的辨证施治原则，可以开具中成药处方。"这将进一步规范和促进中成药的合理应用。

本套丛书分为《内科中成药用药速查》《妇科中成药用药速查》《肿瘤科中成药用药速查》《儿科中成药用药速查》《皮肤科中成药用药速查》《男科中成

药用药速查》6个分册,主要针对西医医师。丛书编写过程中始终贯彻临床实用,符合中成药"用药速查"特点,方便临床医师案头查阅。全书内容既有西医关于疾病病因病理、诊断、治疗的要点,更注重体现中医辨证论治思维,尤其在中成药运用上,能简单、明了地指导西医医师开处中成药处方。选择的病种都是中成药在疗效、安全性、依从性等方面具有"相对优势"的病种,中成药的选取则遵循"循证为主、共识为辅、经验为鉴"的指导原则,均来源于《中华人民共和国药典》2015年版及2015年版第一增补本(以下简称《中国药典》)、《国家基本医疗保险、工伤保险和生育保险药品目录》(以下简称《医保目录》)、行业内诊疗指南(以下简称"指南")、专家共识等推荐使用的中成药。

中成药品种繁多,同一病症有许多中成药可以治疗,同一种中成药也可以治疗许多病症,再加上《中国药典》《医保目录》、指南、专家共识中收录的中成药也不尽相同,疗效评价标准也难于统一,这为我们的搜集整理增添了许多难度。书中挂一漏万之处在所难免,加上编者学术水平有限,书中可能存在不足和疏漏之处,敬请大家批评指正,以利于再版时修订。

何清湖　刘平安
2019年9月

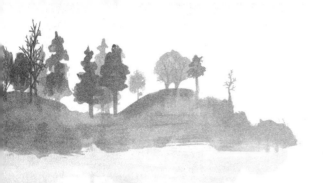

前言

　　《妇科中成药用药速查》是一部立足于指导西医妇科医生能简单明了、科学合理开具中成药处方的书籍。本书作为西医中成药合理用药速查丛书的妇科分册，主要内容包括月经病、带下病、妊娠病、产后病、妇科杂病5章，共42种疾病，并将目前已有中医类指南与专家共识的所有疾病收入本书。

　　本书每个疾病所述具体内容包括以下4个方面：诊断要点、西医治疗要点、中成药应用、单验方。"诊断要点"与"西医治疗要点"均参考了最新的疾病指南观点，本书的核心在于中成药应用，因此对西医的诊断与治疗方面未作过多论述。"中成药应用"的主要内容为治疗原则和辨证分型使用中成药；辨证分型使用中成药包括证候、治则、方药和中成药，其中方剂的具体组成详见方剂索引；中成药部分包括中成药的组成、功能主治与用法用量。在中成药的选择上参考了《中医妇科常见病诊疗指南》（简称《指南推荐》，标注为"指南推荐"）与专家共识，因此有足够的权威性，但有些证型指南无推荐，就根据实际临床使用予以推荐，尽量做到每种证型均有中成药可供选择。中成药的来源均考虑到临床实用性，优先标注《中华人民共和国药典》2015年版及2015年版第一增补本（简称《中国药典》，标注为"药典"）；"专病用药"是指《中国基本中成药·二部·妇、儿、外科及专病用药》一书所收载。单验方中推荐的单方及验方，主要来源于指南共识以及名老中医验方，临床实际应用时还需论证，切勿盲目使用。

　　本书临床实用，符合中成药"用药速查"的特点，尤其在中成药运用上，能简单、明了地指导西医妇科医生开具中成药处方。

　　由于编者水平有限，偏颇之处在所难免，还望各位读者提出宝贵意见，以便进一步完善。

编　者
2019年9月于湖南中医药大学

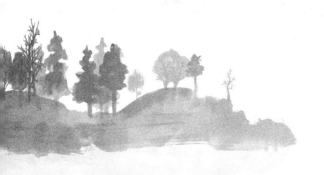

目录

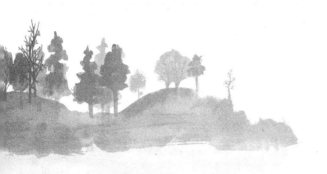

第一章　月经病

第一节　月经先期

月经先期是指月经周期提前 1~2 周,经期正常,连续 2 个周期以上。

本病中医病名国家标准称经行先期。亦属于"经水先期""月经提前""经早""经水不及期""先期经行"等范畴。中医认为本病的发生主要是冲任不固,经血失于制约,月经提前而至。常由气虚和血热所致。气虚有脾气虚和肾气虚之不同,血热有阴虚血热、阳盛血热和肝郁化热之区别。

西医学由排卵性异常子宫出血、黄体功能不足和盆腔炎性疾病所致的经期提前可参照本病辨证治疗。

一、诊断要点

(一)症状
月经周期提前 1~2 周,连续出现 2 个月经周期以上,经期基本正常。

(二)体征
妇科检查:盆腔无明显器质性病变。

(三)辅助检查
1. 基础体温(basal body temperature,BBT)测定　黄体功能不足者,BBT呈双相型,但黄体期少于 11 天,或排卵后体温上升缓慢,上升幅度 <0.3℃。

2. 诊断性刮宫　经前或月经来潮 6 小时内诊刮,子宫内膜病理检查呈分泌反应不良。

3. 生殖内分泌激素测定　测定血清雌二醇(E_2)、孕酮(P),以了解卵巢功能。

(四)鉴别诊断
1. 经间期出血　需发生在月经周期第 12~16 天,出血量较少,持续数小时或 2~3 天,或表现为透明白带中有血丝,月经周期、经期、经量均正常。BBT测定可助鉴别。

2. 崩漏 月经先期同时伴有月经过多者,需与崩漏鉴别。崩漏是月经周期、经期和经量均发生严重紊乱,量多如崩,或量少淋漓不断。月经先期伴月经过多虽然周期改变但提前不超过 2 周,经量虽多但经期正常且能自止。

二、西医治疗要点

(一)一般治疗

治疗全身性疾病,提高机体体质,合理饮食,保持标准体重,保持心情愉悦,减少压力,按时作息。

(二)西药治疗

1. 常用促进卵泡发育的药物

(1)雌激素:卵泡期使用低剂量雌激素,小剂量雌激素能协同卵泡刺激素(FSH)促进优势卵泡发育,可于月经第 5 日起服妊马雌酮 0.625mg/d 或戊酸雌二醇片 1mg/d,连续 5~7 日。

(2)枸橼酸氯米芬:为首选的促排卵药,可通过与内源性雌激素受体竞争性结合而促使垂体释放卵泡刺激素和黄体生成素,达到促进卵泡发育的目的。可在月经第 5 日开始口服枸橼酸氯米芬 50mg,1 日 1 次,共 5 日。

2. 促进黄体生成激素(LH)峰形成

绒促性素:在监测到卵泡成熟时,使用绒促性素 5 000~10 000U,1 次或分 2 次肌内注射,以加强月经中期 LH 排卵峰,促进 LH 峰形成,达到不使黄体过早衰退和提高其分泌孕酮的功能。

3. 黄体功能刺激疗法 在基础体温上升后开始,隔日肌内注射绒促性素 1 000~2 000U,共 5 次,可以使血浆孕酮明显上升,延长黄体期。

4. 黄体功能替代疗法 一般选用天然黄体酮制剂,自排卵后开始肌内注射黄体酮 10mg/d,共 10~14 日,以补充黄体分泌孕酮的不足。

三、中成药应用

(一)治疗原则

治疗月经先期,补虚、清热是其常法,而补虚又有健脾益气、补肾固冲之异;清热则首当"察其阴气之虚实",或清热凉血或滋阴清热;少数因血瘀而致者,当活血化瘀。总之,重在调整月经周期。

（二）辨证分型使用中成药

月经先期常用中成药一览表

证型	常用中成药
脾气虚证	补中益气丸、女金胶囊、当归养血丸
肾气虚证	五子衍宗丸、培坤丸
阴虚血热证	固经丸、安坤颗粒
肝郁血热证	加味逍遥口服液、红花逍遥片
阳盛血热证	宫宁颗粒

1. 脾气虚证

〔证候〕**主症**：月经周期提前，经量或多或少，色淡红，质清稀；**次症**：神疲乏力，面色萎黄，气短懒言，倦怠嗜卧，小腹空坠，纳少便溏，语声低微，脘闷腹胀；**舌脉**：舌淡胖，边有齿痕，苔薄白，脉缓弱。

〔治则〕补脾益气，固冲调经。

〔方药〕补中益气汤（《脾胃论》）。

〔中成药〕（1）补中益气丸^(药典)（由炙黄芪、党参、炙甘草、炒白术、当归、升麻、柴胡、陈皮组成）。功能主治：补中益气，升阳举陷。用于脾气虚所致月经先期，症见月经周期提前，经量或多或少，色淡红，质清稀；神疲乏力，面色萎黄，气短懒言，倦怠嗜卧，小腹空坠，纳少便溏，语声低微，脘闷腹胀；舌淡胖，边有齿痕，苔薄白，脉缓弱。用法用量：口服。小蜜丸1次9g，大蜜丸1次1丸，1日2~3次。

（2）女金胶囊^(药典)（由当归、白芍、川芎、熟地黄、党参、麸炒白术、茯苓、甘草、肉桂、益母草、牡丹皮、制没药、醋延胡索、藁本、白芷、黄芩、白薇、醋香附、砂仁、陈皮、煅赤石脂、鹿角霜、阿胶组成）。功能主治：益气养血，理气活血，止痛。用于气血两虚、气滞血瘀所致的月经不调，症见月经提前、月经错后、月经量多、神疲乏力、经水淋漓不净、行经腹痛。用法用量：口服。1次3粒，1日2次，1个月为1疗程。

（3）当归养血丸^(药典)[由当归、白芍（炒）、地黄、炙黄芪、阿胶、牡丹皮、香附（制）、茯苓、杜仲（炒）、白术（炒）组成]。功能主治：益气养血调经。用于气血两虚所致的月经不调，症见月经提前、经血量少或量多、经期延长、肢体乏力。用法用量：口服。1次9g，1日3次。

2. 肾气虚证

〔**证候**〕**主症**:月经周期提前,量或多或少,色淡暗,质清稀;**次症**:腰膝酸软,头晕耳鸣,面色晦暗或有暗斑,精神不振,夜尿频多,小便清长;**舌脉**:舌淡暗,苔薄白,脉沉细。

〔**治则**〕补肾益气,固冲调经。

〔**方药**〕固阴煎(《景岳全书》)。

〔**中成药**〕(1) 五子衍宗丸^(药典)(由枸杞子、炒菟丝子、覆盆子、蒸五味子、盐车前子组成)。功能主治:补肾益精。用于肾气虚所致月经先期,症见月经周期提前,腰膝酸软,头晕耳鸣,面色晦暗或有暗斑,精神不振,夜尿频多,小便清长等。用法用量:口服。水蜜丸1次6g,1日2次。

(2) 培坤丸^(药典)[由炙黄芪、陈皮、炙甘草、炒白术、北沙参、茯苓、酒当归、麦冬、川芎、炒酸枣仁、酒白芍、砂仁、杜仲炭、核桃仁、盐胡芦巴、醋艾炭、龙眼肉、山茱萸(制)、制远志、熟地黄、五味子(蒸)组成]。功能主治:补气血,滋肝肾。用于妇女血亏,消化不良,月经不调,症见赤白带下,小腹冷痛,气血衰弱,久不受孕等。用法用量:用黄酒或温开水送服。小蜜丸1次9g,大蜜丸1次1丸,1日2次。

3. 阴虚血热证

〔**证候**〕**主症**:月经周期提前,量少,色鲜红,质稠;**次症**:手足心热,咽干口燥,两颧潮红,潮热盗汗,心烦不寐,口舌糜烂;**舌脉**:舌质红,少苔,脉细数。

〔**治则**〕养阴清热调经。

〔**方药**〕两地汤(《傅青主女科》)。

〔**中成药**〕(1) 固经丸^(药典)(由盐关黄柏、酒黄芩、麸炒椿皮、醋香附、炒白芍、醋龟甲组成)。功能主治:滋阴清热,固经止带。用于阴虚血热,月经先期,经血量多、色紫黑,赤白带下。用法用量:口服。1次6g,1日2次。

(2) 安坤颗粒^(指南推荐)(由牡丹皮、栀子、当归、白术、白芍、茯苓、女贞子、墨旱莲、益母草组成)。功能主治:滋阴清热,健脾养血。用于放环后引起的出血,月经提前、量多或月经紊乱,症见腰骶酸痛,下腹坠痛,心烦易怒,手足心热。用法用量:开水冲服,1次10g,1日2次。

4. 肝郁血热证

〔**证候**〕**主症**:月经周期提前,量或多或少,色深红或紫红,有血块,质稠,经行不畅;**次症**:烦躁易怒,胸胁胀满,乳房或少腹胀痛,善太息,口苦咽干;**舌脉**:舌质红,苔薄黄,脉弦数。

〔**治则**〕疏肝清热,凉血调经。

〔**方药**〕丹栀逍遥散(《内科摘要》)。

〔**中成药**〕(1)加味逍遥口服液^(药典)[由柴胡、当归、白芍、白术(麸炒)、茯苓、牡丹皮、栀子(姜炙)、薄荷、甘草、生姜组成]。功能主治:疏肝清热,健脾养血。用于肝郁血热月经先期,症见烦躁易怒,胸胁胀满,乳房或少腹胀痛,善太息,口苦咽干。用法用量:口服。1次1支,1日2次。

(2)红花逍遥片^(指南推荐)(由当归、白芍、白术、茯苓、红花、皂角刺、竹叶柴胡、薄荷、甘草组成)。功能主治:疏肝,理气,活血。用于肝气不舒,月经不调,症见胸胁胀痛,头晕目眩,食欲减退,乳房胀痛或伴见颜面黄褐斑。用法用量:口服。1次2~4片,1日3次。

5. 阳盛血热证

〔**证候**〕**主症:**月经周期提前,量多,色深红,质稠;**次症:**口渴,喜冷饮,面红唇赤,心烦,溲黄便结;**舌脉:**舌质红,苔黄,脉滑数。

〔**治则**〕清热凉血调经。

〔**方药**〕清经散(《傅青主女科》)。

〔**中成药**〕宫宁颗粒^(药典)(由茜草、蒲黄、三七、地榆、黄芩、地黄、仙鹤草、海螵蛸、党参、白芍、甘草组成)。功能主治:化瘀清热,固经止血。用于瘀热所致的月经先期、月经过多、经期延长等,症见面红唇赤,心烦,溲黄便结。用法用量:口服。1次1袋,1日3次,连服7日。月经过多者于经前2日或来经时开始服药,经期延长者于经期第3日开始服药。

四、单验方

1. 柴松岩(北京中医医院)验方——实热证方

止血方:生牡蛎20~30g,生地黄15g,黄芩10g,椿皮10g,仙鹤草12g,益母草6g,白芍10g,侧柏炭12g,柴胡5g。功效:清热凉血,固摄安冲。用于月经先期出血量多者。

平时调经方:柴胡6g,白芍12g,女贞子12g,白茅根12g,黄芩10g,墨旱莲12g,麦冬10g,香附10g。功效:清热凉血,固摄安冲。用于月经先期,经血量多如冲,或淋漓不断,口渴,烦热,溲赤便干。舌红绛少津,苔黄白相间,脉滑数而大。

2. 蔡小荪(上海市第一人民医院)验方——育肾固冲汤　生地黄12g,炙龟甲9g,煅牡蛎30g,牡丹皮炭9g,墨旱莲20g,白芍12g,党参12g,黑芥穗9g,生蒲黄(包)15g。功效:育肾滋阴,清热止崩。用于经期提前或经行量多色鲜如注,或月经淋漓日久不止。

3. 何子淮（杭州市中医院）验方——凉血清海汤 桑叶 10g，地骨皮 10g，牡丹皮 9g，生荷叶一角，槐米 10g，玄参 10g，紫草根 15g，白芍 30g，生地黄 12g，墨旱莲 10g，炒玉竹 12g，甘草 5g。功效：凉血止血。用于月经先期、月经过多，经期延长、崩漏等属血分实热证。

4. 徐志华（安徽中医药大学第一附属医院）验方——先期饮 当归 10g，白芍 10g，生地黄 10g，川芎 5g，黄芩 10g，黄连 5g，知母 10g，黄柏 10g，牡丹皮 10g，栀子 10g，地榆 10g。功效：清热凉血调经。用于血热所致月经先期，量多，色鲜红，质黏稠。

5. 盛国荣（厦门大学海外教育学院）验方——丹栀逍遥散加减 当归 9g，柴胡 6g，赤芍 9g，牡丹皮 6g，栀子 6g，炒穿山甲 6g，蒲公英 15g，香附 6g，甘草 3g，益母草 9g。功效：疏肝调经，清热散结。用于肝郁血热型月经先期。

6. 当归、黄芪、茯苓各 9g，乌骨鸡 1 只。将鸡洗净，把药放入鸡腹内用线缝合，放砂锅内煮烂，去药渣。调味后食肉喝汤，分 2 次服完，月经前每天 1 剂，连服 3~5 剂。适用于脾气虚弱证。

7. 参芪大枣瘦肉汤 黄芪 20g，党参 20g，大枣 8 枚，猪瘦肉适量，加适量水煎汤，吃参、枣、肉，喝汤。适用于脾气虚弱证。

8. 益母草、陈皮煮鸡蛋 益母草 50g，陈皮 10g，鸡蛋 2 个。加适量水共煮，蛋熟后去壳，再煮片刻，饮汤吃蛋。适用于血瘀证。

9. 党参 10g，黑豆、红糖各 30g，水煎服。适用于月经先期气不摄血证。

（黄淑媛 毛思思）

第二节 月经过多

月经过多是指月经量明显增多，超过 80ml，周期、经期正常。

本病中医病名国家标准称月经过多。亦属于"经水过多""月水过多"等范畴。中医认为本病的发生主要是冲任不固，经血失于制约。常由气虚、血热和血瘀所致。

西医学有排卵性异常子宫出血引起的月经过多，或子宫肌瘤、盆腔炎性疾病、子宫内膜异位症等疾病引起的月经过多，以及宫内节育器引起的月经过多等，可参照本病辨证治疗。

一、诊断要点

（一）病史

大病久病、精神刺激、饮食不节史；经期、产后感邪或不禁房事史；宫内节育器避孕史。

（二）症状

月经量明显增多，周期、经期正常。

（三）辅助检查

1. B超检查　排除子宫器质性病变。
2. 宫腔镜检查　了解子宫内膜情况，排除子宫器质性病变。
3. 诊断性刮宫　了解子宫内膜情况。
4. 血液学检查　排除凝血功能障碍。

（四）鉴别诊断

崩漏除月经过多外，其出血无周期性，同时伴有出血时间长，淋漓日久不能自止。结合病史及有关辅助检查可助鉴别。

二、西医治疗要点

（一）一般治疗

调畅情志，避免过度精神刺激；重视饮食调养，勿过食辛辣、生冷之品；保持经期个人卫生；出血期间避免重体力劳动，注意休息，忌性生活。

（二）西药治疗

1. 非激素药物治疗　于月经前3天口服氨甲环酸，1g，1日3次，或/和甲芬那酸500mg，1日3次，3个月后复查。适用于无需避孕者。

2. 复方口服避孕药治疗　连服3个周期，可减少经量50%；或使用释放孕激素的宫内避孕环，6个月复诊，经量可减少80%~90%。适用于需避孕的患者。

3. 其他药物治疗　如达那唑、促性腺激素释放激素激动剂（GnRH-α）等。

（三）手术治疗

1. 子宫内膜切除术　利用宫腔镜下金属套环、激光、滚动球电凝或热疗等方法，使子宫内膜组织凝固或坏死。适宜于经量多的绝经过渡期功能失调性子宫出血和激素治疗无效且无生育要求的生育期异常子宫出血。术前1个月可给予口服达那唑600mg，1日1次以减少切除的组织量，增加手术安全性。治疗优点是创伤小，可减少月经量，部分患者可达到闭经目的。缺点是组织受到热效应破坏而影响病理诊断。

2. 子宫切除术　对年龄较大、无生育要求者、久治不愈、反复发作、出血多、伴有严重贫血者,并了解所有治疗异常子宫出血的可行方法后,可以由患者和家属知情选择接受子宫切除术。

三、中成药应用

(一) 治疗原则

根据经期与平时的不同,采取不同的治疗方法。经期以辨证止血固冲为主。平时根据辨证结果,采用益气、清热、养阴、化瘀等法以治本。慎用温燥动血之品。

(二) 辨证分型使用中成药

月经过多常用中成药一览表

证型	常用中成药
气虚证	补中益气丸、八珍丸、妇良片
实热证	宫宁颗粒、宫血宁胶囊、断血流片
虚热证	葆宫止血颗粒、安坤颗粒、血美安胶囊
血瘀证	茜芷胶囊、女金胶囊、三七血伤宁胶囊

1. 气虚证

〔证候〕主症:月经量多,色淡红,质清稀;次症:面色㿠白,气短懒言,肢软无力,精神倦怠,小腹空坠,动则汗出,食少腹胀;舌脉:舌质淡,苔薄白,脉细弱。

〔治则〕补气摄血固冲。

〔方药〕举元煎(《景岳全书》)。

〔中成药〕(1) 补中益气丸^(药典)。见第 3 页。

(2) 八珍丸^(药典)(由党参、炒白术、茯苓、甘草、当归、白芍、川芎、熟地黄组成)。功能主治:补气益血。用于气血两虚,月经过多。症见面色萎黄,食欲不振,四肢乏力等。用法用量:口服。水蜜丸 1 次 6g,大蜜丸 1 次 1 丸,1 日 2 次。

(3) 妇良片^(药典)(由当归、熟地黄、续断、白芍、山药、白术、地榆炭、白芷、煅牡蛎、海螵蛸、阿胶珠、血余炭组成)。功能主治:补血健脾固经。用于血虚脾弱所致月经不调、带下病,症见月经过多、持续不断、崩漏色淡、经后少腹隐痛、头晕目眩、面色无华或带多清稀等。用法用量:口服。1 次 4~6 片,1 日 3 次。

2. 血热证

（1）实热证

〔证候〕**主症**：经来甚多，色深红，质黏稠；**次症**：口渴，心烦，面赤唇干，小溲短黄，大便燥结；**舌脉**：舌红，苔黄，脉滑数。

〔治则〕清热凉血，固冲止血。

〔方药〕保阴煎（《景岳全书》）。

〔中成药〕1）宫宁颗粒$^{（药典）}$。见第5页。

2）宫血宁胶囊$^{（药典）}$（由重楼组成）。功能主治：凉血止血，清热除湿，化瘀止痛。用于月经过多，崩漏下血，产后或流产后宫缩不良出血及功能失调性子宫出血属血热妄行证者，以及慢性盆腔炎之湿热瘀结所致的少腹痛、腰骶痛、带下增多。用法用量：用于月经过多或子宫出血期，口服，1次1~2粒，1日3次，血止停服。用于慢性盆腔炎，口服，1次2粒，1日3次，4周为1疗程。

3）断血流片$^{（药典）}$（由断血流组成）。功能主治：凉血止血。用于血热妄行所致的月经过多、崩漏、吐血、衄血、咯血、尿血、便血，血色鲜红或紫红。功能失调性子宫出血、子宫肌瘤出血及多种出血症、单纯性紫癜、原发性血小板减少性紫癜见上述证候者。用法用量：口服。1次3~6片，1日3次。

（2）虚热证

〔证候〕**主症**：经行量多，色鲜红，质稍稠；**次症**：颧红，潮热，咽干口燥，盗汗，腰膝酸软，心烦不寐，小便短赤；**舌脉**：舌质红，少苔，脉细数。

〔治则〕滋阴清热，止血调经。

〔方药〕两地汤（《傅青主女科》）。

〔中成药〕1）葆宫止血颗粒$^{（指南推荐）}$［牡蛎（煅）、白芍、侧柏叶（炒炭）、地黄、金樱子、柴胡（醋炙）、三七、仙鹤草、椿皮、大青叶组成］。功能主治：固经止血，滋阴清热。用于冲任不固、阴虚血热所致月经过多、经期延长，症见月经量多或经期延长，经色深红、质稠，或有小血块，腰膝酸软，咽干口燥，潮热心烦，舌红少津，苔少或无苔，脉细数；无排卵性异常子宫出血及上环后子宫出血见上述证候者。用法用量：开水冲服。1次1袋，1日2次。月经来后开始服药，14天为1个疗程，连续服用2个月经周期。

2）安坤颗粒$^{（指南推荐）}$。见第4页。

3）血美安胶囊$^{（药典）}$（由猪蹄甲、地黄、赤芍、牡丹皮组成）。功能主治：清热养阴，凉血活血。用于月经过多，症见口渴、烦热、盗汗等。用法用量：口服。1次6粒，1日3次，或遵医嘱。

3. 血瘀证

〔证候〕**主症**:经行量多,色紫黑,有血块,经行不畅,小腹疼痛拒按,血块排出后疼痛减轻;**次症**:可无明显全身症状,或胸胁胀满或刺痛,或面颊褐斑;**舌脉**:舌质紫暗,或有瘀点、瘀斑,脉弦涩或沉涩。

〔治则〕活血化瘀,固冲止血。

〔方药〕四物汤(《太平惠民和剂局方》)合失笑散(《太平惠民和剂局方》)加三七、茜草。

〔中成药〕(1) 茜芷胶囊^(指南推荐)(由川牛膝、三七、茜草、白芷组成)。功能主治:活血止血,祛瘀生新,消肿止痛。用于气滞血瘀所致月经过多,时间延长,淋漓不止,小腹疼痛,症见舌质紫暗,或有瘀点、瘀斑,脉弦涩或沉涩。用法用量:饭后温开水送服。1 次 5 粒,1 日 3 次,连服 9 天为 1 个疗程。

(2) 女金胶囊^(药典)。见第 3 页。

(3) 三七血伤宁胶囊^(药典)(由三七、重楼、制草乌、大叶紫珠、山药、黑紫藜芦、冰片组成)。功能主治:止血镇痛,祛瘀生新。用于血瘀所致月经过多,症见小腹疼痛拒按,舌暗红,有瘀点瘀斑,脉弦数。用法用量:用温开水送服,1 次 1 粒(重症者 2 粒),1 日 3 次,每隔 4 小时服 1 次,初服者若无副作用,可如法连服多次。

四、单验方

1. 刘炳凡(湖南省中医药研究所)验方——归经汤 党参 15g,白术 10g,茯苓 10g,炙甘草 5g,北黄芪 20g,当归 10g,大枣 5 枚,桂圆肉 12g,炙远志 3g,酸枣仁 10g,五灵脂炭 10g,蒲黄炭 10g,荆芥炭 5g。功效:益气宁神,化瘀止血。用于月经过多,形成崩漏,腹痛有凝块,淋漓不断,或经期延长出现气血两虚症状。

2. 柴松岩(北京中医医院)验方——实热证方

止血方:生牡蛎 20~30g,生地黄 15g,黄芩 10g,椿皮 10g,仙鹤草 12g,益母草 6g,白芍 10g,侧柏炭 12g,柴胡 5g。

平时调经方:柴胡 6g,白芍 12g,女贞子 12g,白茅根 12g,黄芩 10g,墨旱莲 12g,麦冬 10g,香附 10g。功效:清热凉血,固摄安冲。用于月经先期,经血量多如冲,或淋漓不断,口渴,烦热,溲赤便干。舌红绛少津,苔黄白相间,脉滑数而大。

3. 丁光迪(南京中医药大学)验方——举经汤 炒防风 10g,荆芥炭 10g,白芷 10g,藁本 10g,柴胡 5g,炒白芍 10g,炙黑甘草 5g,炒当归 10g,白术 10g,

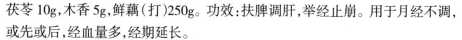

茯苓 10g,木香 5g,鲜藕(打)250g。功效:扶脾调肝,举经止崩。用于月经不调,或先或后,经血量多,经期延长。

4. 蔡小荪(上海市第一人民医院)验方——育肾固冲汤 生地黄 12g,炙龟甲 9g,煅牡蛎 30g,牡丹皮炭 9g,墨旱莲 20g,白芍 12g,党参 12g,黑芥穗 9g,生蒲黄(包)15g。功效:育肾滋阴,清热止崩。用于经期提前或经行量多色鲜如注,或月经淋漓日久不止。

5. 夏桂成(江苏省中医院)验方——化瘀止血汤 当归 10g,赤芍 10g,制香附 10g,山楂 10g,益母草 15g,茜草炭 10g,炒川续断 10g,五灵脂 10g,蒲黄 10g。功效:化瘀通脉,固经止血。用于瘀血内阻之月经过多,崩中漏下。

6. 何子淮(杭州市中医院)验方——凉血清海汤 桑叶 10g,地骨皮 10g,牡丹皮 9g,生荷叶一角,槐米 10g,玄参 10g,紫草根 15g,白芍 30g,生地黄 12g,墨旱莲 10g,炒玉竹 12g,甘草 5g。功效:凉血止血。用于月经先期、月经过多、经期延长、崩漏等属血分实热证。

7. 李振华(河南中医药大学)验方——清热调经汤 当归 9g,白芍 15g,生地黄 15g,山药 24g,茯苓 12g,牡丹皮 9g,地骨皮 12g,炒栀子 9g,广木香 6g,甘草 6g,黑地榆 12g。功效:清热凉血,调经止血。用于月经过多之血热妄行者,症见月经量多或过期不止,经色深红或紫红,质黏稠,腰腹胀痛,心烦急躁,口干欲冷饮,面红头晕,小便色黄,大便秘结。舌质红,苔薄黄,脉数有力。

8. 枫香树根 30g,瘦肉 50g,枫香树根切片盐水炒后炖肉,至肉烂。1 日 1 剂,分 2 次食肉喝汤,连服 3 剂。

9. 木芙蓉花、莲蓬壳各适量,共为末,用米汤送服,1 日 3 次。

10. 鲜半春子树根 120g,酒适量。洗尽泥沙,切片酒炒,水煎。1 日 1 剂,分 2 次服,连服 3 剂。

(黄淑媛 毛思思)

第三节 经期延长

经期延长是指月经周期正常,行经时间超过 7 天以上,甚或淋漓 2 周方净。

本病中医病名国家标准也称经期延长,亦属于"经事延长""月水不绝""月水不断"等范畴。中医认为本病的发生主要是冲任不固,经血失于制约。

常由气虚、虚热和血瘀所致。

西医学排卵性异常子宫出血的黄体萎缩延长者、盆腔炎症、子宫内膜炎等引起的经期延长,宫内节育器和输卵管结扎术引起的经期延长,均可参照本病辨证治疗。

一、诊断要点

(一)病史

饮食、起居、情志失调史;盆腔炎性疾病史;宫内节育器避孕史。

(二)症状

行经时间超过 7 天,甚至淋漓 2 周;月经周期正常,或伴有经量增多。

(三)体征

妇科检查功能失调性子宫出血者盆腔多无明显器质性病变。盆腔炎性疾病引起者,子宫等可有触痛。

(四)辅助检查

1. BBT 测定　BBT 呈双相型,但下降缓慢。

2. B 超检查　了解子宫有无器质性病变。

3. 诊断性刮宫　功能失调性子宫出血患者于月经第 5~6 日刮宫,子宫内膜组织学仍能见到呈分泌反应的内膜,且与出血期及增生期内膜并存。

4. 血液学检查　排除凝血功能障碍。

(五)鉴别诊断

崩漏经血淋漓不断,甚者延续数十日或数个月不净,同时伴有月经周期及经量的紊乱。

二、西医治疗要点

(一)一般治疗

治疗全身性疾病,提高机体体质,合理饮食,保持标准体重,精神安慰,消除精神紧张和焦虑。

(二)西药治疗

1. 孕激素或避孕药　孕激素通过调节下丘脑 - 垂体 - 卵巢轴的负反馈功能,使黄体及时萎缩,内膜按时完整脱落。自排卵后第 1~2 日或下次月经前 10~14 日开始,每日口服甲羟孕酮 10mg,共 10 日。有生育要求者,可用黄体酮注射液或口服天然微粒化黄体酮治疗。无生育要求者也可用口服避孕药,从月经第 5 天开始,1 日 1 片,连服 21 日为 1 个周期。

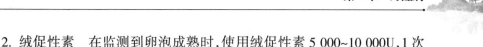

2. 绒促性素　在监测到卵泡成熟时,使用绒促性素5 000~10 000U,1次或分2次肌内注射;或在基础体温上升后开始,隔日肌内注射绒促性素1 000~2 000U,共5次。

三、中成药应用

(一)治疗原则

固冲止血调经,重在缩短经期。气虚者重在益气摄血;阴虚血热者宜滋阴清热,安冲宁血;瘀血阻滞者以通为止,不可概投固涩之剂,勿犯虚虚实实之戒。

(二)辨证分型使用中成药

经期延长常用中成药一览表

证型	常用中成药
气虚证	补中益气丸、当归调经颗粒、当归养血丸
阴虚血热证	葆宫止血颗粒、知柏地黄丸、固经丸
湿热蕴结证	金英胶囊
血瘀证	安宫止血颗粒、宫宁颗粒、益母草颗粒

1. 气虚证

〔**证候**〕**主症**:行经时间延长,量多,色淡,质清稀;**次症**:神倦嗜卧,气短懒言,肢软无力,小腹空坠,头昏眼花,面色㿠白,纳少便溏,心悸少寐;**舌脉**:舌质偏淡,苔薄白,脉缓弱。

〔**治则**〕补气和血,固冲调经。

〔**方药**〕举元煎(《景岳全书》)。

〔**中成药**〕(1)补中益气丸^(药典)。见第3页。

(2)当归调经颗粒^(药典)(由当归、熟地黄、川芎、党参、白芍、甘草、黄芪组成)。功能主治:补血助气,调经。用于月经不调,痛经以及贫血衰弱,病后、产后血虚。症见:神倦嗜卧,气短懒言,肢软无力,小腹空坠,头昏眼花,面色㿠白等。用法用量:口服。1次1袋,1日2~3次。

(3)当归养血丸^(药典)。见第3页。

2. 阴虚血热证

〔**证候**〕**主症**:行经时间延长,量少,色鲜红,质稍稠;**次症**:咽干口燥,手心灼热,潮热颧红,大便燥结;**舌脉**:舌质红,少津少苔,脉细数。

〔**治则**〕养阴清热,凉血调经。

〔**方药**〕两地汤(《傅青主女科》)合二至丸(《医方集解》)。

〔**中成药**〕(1)葆宫止血颗粒^(指南推荐)。见第9页。

(2)知柏地黄丸^(药典)[由知母、熟地黄、牡丹皮、茯苓、黄柏、山茱萸(制)、山药、泽泻组成]。功能主治:滋阴清热。用于阴虚火旺,潮热盗汗,口干咽痛,耳鸣遗精,小便短赤等。用法用量:口服。1次8丸,1日3次。

(3)固经丸^(药典)。

3. 湿热蕴结证

〔**证候**〕**主症**:行经时间延长,量多,色深红,混杂黏液,阴中灼热,或伴有阴痒,平素带下量多,色黄臭秽;**次症**:腰腹胀痛,四肢沉重,全身乏力;**舌脉**:舌质偏红,苔黄腻,脉滑数。

〔**治则**〕清热利湿,止血调经。

〔**方药**〕固经丸(《医学入门》)。

〔**中成药**〕金英胶囊^(指南推荐)[由金银花、关黄柏、蒲公英、紫花地丁、野菊花、苍术、赤芍、延胡索(醋制)、丹参、皂角刺组成]。功能主治:清热解毒,祛湿止带。用于慢性盆腔炎、中医辨证属湿热蕴结证,症见下腹、腰骶部胀痛不适,带下量多,色黄质稠,或伴低热起伏,神疲乏力,经前腹痛加重,月经量多或经期延长,小便黄赤,舌苔黄腻。用法用量:口服。1次4粒,1日3次。疗程4周。

4. 血瘀证

〔**证候**〕**主症**:月经淋漓,延期不净,经量时多时少,色暗有块,经行不畅,小腹疼痛拒按;**次症**:或面色晦暗,或面部褐斑;**舌脉**:舌质紫暗,舌边有瘀点,脉弦涩。

〔**治则**〕活血祛瘀,固冲调经。

〔**方药**〕桃红四物汤(《医宗金鉴》)合失笑散(《太平惠民和剂局方》)。

〔**中成药**〕(1)安宫止血颗粒^(药典)(由益母草、马齿苋组成)。功能主治:活血化瘀,清热止血。用于瘀热内蕴所致经期延长及恶露不净,症见恶露不止、小腹疼痛、口燥咽干;人工流产及产后子宫复位不全见上述证候者。舌质紫暗,舌边有瘀点,脉弦涩。用法用量:温开水冲服,1次4g(1袋),1日3次,7~10天为1疗程。

(2)宫宁颗粒^(药典)。见第5页。

(3)益母草颗粒^(药典)(由益母草组成)。功能主治:活血调经。用于血瘀所致的月经不调、产后恶露不绝,症见经水量少、淋漓不净、产后出血时间过长;产后子宫复旧不全见上述证候者,症见色暗有块,经行不畅,小腹疼痛拒按等。

用法用量:开水冲服。1次1袋,1日2次。

四、单验方

1. 刘炳凡(湖南省中医药研究所)验方——归经汤　党参15g,白术10g,茯苓10g,炙甘草5g,北黄芪20g,当归10g,大枣5枚,桂圆肉12g,炙远志3g,酸枣仁10g,五灵脂炭10g,蒲黄炭10g,荆芥炭5g。功效:益气宁神,化瘀止血。用于月经过多,形成崩漏,腹痛有凝块,淋漓不断,或经期延长出现气血两虚症状。

2. 丁光迪(南京中医药大学)验方——举经汤　炒防风10g,荆芥炭10g,白芷10g,藁本10g,柴胡5g,炒白芍10g,炙甘草5g,炒当归10g,白术10g,茯苓10g,木香5g,鲜藕(打)250g。功效:扶脾调肝,举经止崩。用于月经不调,或先或后,经血量多,经期延长。

3. 何子淮(杭州市中医院)验方——凉血清海汤　桑叶10g,地骨皮10g,牡丹皮9g,生荷叶一角,槐米10g,玄参10g,紫草根15g,白芍30g,生地黄12g,墨旱莲10g,炒玉竹12g,甘草5g。功效:凉血止血。用于月经先期、月经过多、经期延长、崩漏等属血分实热证。

4. 艾叶30g,鸡蛋2个,麻油适量。鸡蛋去壳,用麻油煎熟,与艾叶水煎,1日1剂,分2次服蛋及汤,连服3~5剂。适用于经期延长,续断不止的气虚证。

5. 百草霜15g,鸡蛋2个,百草霜水煎滤汁,煮鸡蛋,1日1剂,分2次服,连服3剂。适用于经期延长的阴虚血热证。

(黄淑媛　毛思思)

第四节　月经后期

月经后期是指月经周期延后7天以上,甚至3~5个月一行,经期正常,连续出现2个周期以上。

本病中医病名国家标准也称月经后期,亦属于"经行后期""经水过期""月经延后""月经缩后""月经落后""月经错后""经迟"等范畴。中医认为本病的发生主要是精血不足或邪气阻滞,血海不能按时满溢,遂致月经后期。由肾虚、血虚、血寒、气滞和痰湿所致。

西医学的月经稀发,可参照本病辨证治疗。

一、诊断要点

（一）病史

先天禀赋不足;工作压力较大或精神过度紧张;人工或药物流产史;减肥史;感寒饮冷等。

（二）症状

月经周期延后 7 天以上,甚至 3~5 个月一行,周期延后连续出现 2 个周期以上。

（三）体征

妇科检查了解子宫大小及排除妊娠等。

（四）辅助检查

1. BBT 测定　了解卵巢功能。

2. B 超检查　了解子宫情况。

3. 生殖内分泌激素测定　测定血清 E_2、P、FSH、黄体生成激素（LH）、催乳素（PRL）、睾酮（T）,以了解生殖内分泌功能。

4. 妊娠试验　排除妊娠。

（五）鉴别诊断

1. 胎漏　有停经史,阴道少量流血,时出时止,或淋漓不断,而无腰酸腹痛或小腹下坠,妊娠试验阳性。

2. 并月　女子无病而月经每 2 个月一至。

3. 早孕　有停经史和早孕反应,妊娠试验和 B 超检查可资鉴别。

二、西医治疗要点

（一）一般治疗

治疗全身性疾病,提高机体体质,合理饮食,保持标准体重,精神安慰,消除精神过度紧张和焦虑,降低工作压力,避免感寒饮冷等。

（二）西药治疗

1. 性激素替代治疗

（1）雌激素替代疗法:结合雌激素 0.625mg/d 或微粒化 17β- 雌二醇 1mg/d,连服 21 日,停药 1 周后重复给药。

（2）人工周期疗法:上述雌激素连服 21 日,最后 10 日加服甲羟孕酮 6~10mg/d。连续 3~6 个周期。

（3）孕激素替代疗法:Ⅰ度闭经,黄体酮 20mg,肌内注射,1 次 /d,连用 5

日;或甲羟孕酮6~10mg,1 次 /d,口服,连用 5 日,停药后 2~7 日可出现撤退性出血。

（4）雌、孕激素合并疗法：自月经第 5 日开始服用避孕药，每晚 1 次，连服 22 日停药，连续 3~6 个疗程。

2. 诱发排卵 适用于有生育要求的患者。

（1）氯米芬：最常用。适用于有一定内源性雌激素水平的无排卵者。月经第 5 日始，50~100mg/d，连用 5 日。

（2）促性腺激素：适用于低促性腺激素闭经及氯米芬促排卵失败者。HMG 或 FSH 75~150U/d，肌内注射，用药 3~5 日后根据雌激素反应调整用量，若雌激素水平未上升，可增加用量至 150~225U/d，自撤药性出血第 3~5 日开始，连续 7~12 日，待优势卵泡达到成熟标准时，再使用 HCG 5 000~10 000U 促排卵。

（3）促性腺激素释放激素（GnRH）：适用于下丘脑性闭经，用脉冲皮下注射或静脉给药。

3. 其他药物

（1）溴隐亭：单纯高催乳素血症者，2.5~5mg/d，多在服药的第 5~6 周恢复月经。垂体催乳素瘤者，5~7.5mg/d，敏感者服药 3 个月后肿瘤明显缩小。

（2）肾上腺皮质激素：适用于先天性肾上腺皮质增生引起的月经后期，一般用泼尼松或地塞米松。

（3）甲状腺素：如甲状腺片，适用于甲状腺功能减退所致的月经后期。

（三）手术治疗

1. 生殖器畸形 处女膜、阴道畸形发育，可手术切开或成形，宫颈发育不良若无法手术矫形，则应行子宫切除术。

2. 子宫粘连综合征 在宫腔镜下分离粘连，随后加用大剂量雌激素并放置宫腔内支撑 7~10 日。宫腔狭窄和粘连者，可通过宫颈扩张术治疗，并放置节育器以防再次粘连。

3. 肿瘤 卵巢肿瘤一经确诊应予手术治疗。催乳素瘤常用药物治疗，手术多用于药物治疗无效或巨大腺瘤产生压迫症状者。其他中枢神经系统肿瘤多采用手术和 / 或放疗。

三、中成药应用

（一）治疗原则

以调整周期为主。虚证治宜补肾养血，或温经养血，实证治宜理气行滞。

（二）辨证分型使用中成药

月经后期常用中成药一览表

证型	月经后期常用中成药
肾虚证	安坤赞育丸、春血安胶囊、复方滇鸡血藤膏
血虚证	乌鸡白凤丸、定坤丹、女金胶囊
虚寒证	艾附暖宫丸、培坤丸、痛经丸
实寒证	少腹逐瘀丸
痰湿证	二陈丸
气滞证	七制香附丸、妇科十味片、妇康宁片

1. 肾虚证

〔**证候**〕主症：月经周期延后，量少，色淡暗，质清稀；**次症**：面色晦暗或有暗斑，头晕耳鸣，腰膝酸软，夜尿频多；**舌脉**：舌淡暗，苔薄白，脉沉细。

〔**治则**〕补肾益气，养血调经。

〔**方药**〕当归地黄饮（《景岳全书》）。

〔**中成药**〕（1）安坤赞育丸^{指南推荐}[由香附（醋制）、鹿茸、阿胶、紫河车、白芍、当归、牛膝、川牛膝、北沙参、没药（醋制）、天冬、补骨脂（盐制）、龙眼肉、茯苓、黄柏、龟甲、锁阳、杜仲（盐制）、秦艽、鳖甲（醋制）、艾叶（炭）、白薇、延胡索（醋制）、山茱萸（酒制）、鹿尾、枸杞子、鸡冠花、黄芪、乳香（醋制）、赤石脂（煅）、鹿角胶、菟丝子、肉苁蓉（酒制）、鸡血藤、桑寄生、琥珀、甘草、人参、乌药、丝棉（炭）、血余炭、白术（麸炒）、西红花、地黄、砂仁、沉香、酸枣仁（炒）、续断、陈皮、橘红、川芎、泽泻、黄芩、青蒿、远志（制）、肉豆蔻（煨）、藁本、红花、柴胡、木香、紫苏叶、熟地黄、丹参组成]。功能主治：益气补肾。用于气肾亏虚所致的月经不调、崩漏、带下病，症见闭经、月经量少、或淋漓不净、月经错后、神疲乏力、腰腿酸软、白带量多等。用法用量：口服，1次1丸，1日2次。

（2）春血安胶囊^{药典}[由熟地黄、盐车前子、茯苓、柴胡、牛膝、五味子（酒蒸）、肉桂、泽泻、三七、附片（黑顺片）、山药、黄连、牡丹皮组成]。功能主治：益肾固冲，调经止血。用于肝肾不足，冲任失调所致的月经失调、崩漏、痛经，症见经行错后、经水量多或淋漓不净、经行小腹冷痛、腰部疼痛；青春期功能失调性子宫出血、上节育环后出血见上述证候者。用法用量：口服。1次4粒，1日3次；或遵医嘱。

（3）复方滇鸡血藤膏^{药典}（由滇鸡血藤膏粉、川牛膝、续断、红花、黑豆组成）。功能主治:活血养血,益肾。用于瘀血阻络、肾失所养所致的月经不调,症见经水后错、经量少、有血块,腰酸、小腹下坠、手足麻木、关节酸痛。用法用量:将膏研碎,用水、酒各半炖化服。1 次 6~10g,1 日 2 次。

2. 血虚证

〔证候〕**主症:**月经周期延后,量少,色淡红,质稀;**次症:**面色苍白或萎黄,头晕眼花,心悸失眠,小腹绵绵作痛;**舌脉:**舌淡红,苔薄,脉细弱。

〔治则〕补血养营,益气调经。

〔方药〕人参养荣汤(《太平惠民和剂局方》)。

〔中成药〕(1) 乌鸡白凤丸^(药典)[由乌鸡(去毛爪肠)、鹿角胶、醋鳖甲、煅牡蛎、桑螵蛸、人参、黄芪、当归、白芍、醋香附、天冬、甘草、地黄、熟地黄、川芎、银柴胡、丹参、山药、芡实(炒)、鹿角霜组成]。功能主治:补气养血,调经止带。用于气血两虚,月经后期、闭经,崩漏、带下等。症见身体瘦弱,腰膝酸软,头晕眼花,心悸失眠等。用法用量:口服。小蜜丸 1 次 1 丸,1 日 2 次。

(2) 定坤丹^(药典)(由红参、鹿茸、西红花、三七、白芍、熟地黄、当归、白术、枸杞子、黄芩、香附、茺蔚子、川芎、鹿角霜、阿胶、延胡索等组成)。功能主治:滋补气血,调经舒郁。用于治疗月经不调,行经腹痛,崩漏下血,赤白带下,贫血衰弱,血晕血脱,产后诸虚,骨蒸潮热。用法用量:口服。1 次半丸至 1 丸,1 日 2 次。

(3) 女金胶囊^(药典)。见第 3 页。

3. 血寒证

(1) 虚寒证

〔证候〕**主症:**月经周期延后,量少,色淡,质清稀;**次症:**小腹冷痛,喜暖喜按,腰酸无力,小便清长,大便溏薄;**舌脉:**舌淡,苔白,脉沉迟无力。

〔治则〕温经扶阳,养血调经。

〔方药〕温经汤(《金匮要略》)。

〔中成药〕1) 艾附暖宫丸^(药典)[由艾叶(炭)、醋香附、制吴茱萸、肉桂、当归、川芎、白芍(酒炒)、地黄、炙黄芪、续断组成]。功能主治:理气养血,暖宫调经。用于血虚气滞、下焦虚寒所致的月经不调、痛经,症见行经后错、经量少、有血块、小腹疼痛、经行小腹冷痛喜热、腰膝酸痛。用法用量:口服。小蜜丸 1 次 9g,大蜜丸 1 次 1 丸,1 日 2~3 次。

2) 培坤丸^(药典)。见第 4 页。

3) 痛经丸^(药典)[由当归、白芍、川芎、熟地黄、醋香附、木香、青皮、山楂(炭)、延胡索、炮姜、肉桂、丹参、茺蔚子、红花、益母草、五灵脂(醋炒)组成]。功能主治:温经活血,调经止痛。用于下焦寒凝血瘀所致的痛经、月经不调,症见经行错后、经量少有血块、行经小腹冷痛、喜暖。用法用量:口服。1次6~9g,1日1~2次,临经时服用。

（2）实寒证

〔**证候**〕**主症**:月经周期延后,量少,色暗黑,夹有血块;**次症**:小腹冷痛拒按,畏寒肢冷;**舌脉**:舌暗,苔白,脉沉紧。

〔**治则**〕温经散寒,活血调经。

〔**方药**〕少腹逐瘀汤(《医林改错》)。

〔**中成药**〕少腹逐瘀丸^(药典)[由当归、蒲黄、五灵脂(醋炒)、赤芍、小茴香(盐炒)、延胡索(醋制)、没药(炒)、川芎、肉桂、炮姜组成]。功能主治:温经活血,散寒止痛。用于寒凝血瘀所致的月经后期、痛经、产后腹痛,症见行经后错、行经小腹冷痛、经血紫暗、有血块、产后小腹疼痛喜热、拒按。用法用量:温开水送服。1次3粒,1日3次,或遵医嘱。

4. 痰湿证

〔**证候**〕**主症**:月经周期延后,量少,经血夹杂黏液;**次症**:平素带下量多,形体肥胖,脘闷呕恶,腹满便溏;**舌脉**:舌淡胖,苔白腻,脉滑。

〔**治则**〕燥湿化痰,活血调经。

〔**方药**〕苍附导痰丸(《叶天士女科诊治秘方》)。

〔**中成药**〕二陈丸^(药典)[由陈皮、半夏(制)、茯苓、甘草组成]。功能主治:燥湿化痰,理气和胃。用于痰湿停滞导致的闭经、月经后期,症见胸脘胀满,恶心呕吐等。用法用量:口服。1次9~15g,1日2次。

5. 气滞证

〔**证候**〕**主症**:月经周期延后,量少,色暗红,或夹有小血块;**次症**:小腹胀痛,或胸胁、乳房胀痛;**舌脉**:舌淡红,苔薄白,脉弦。

〔**治则**〕理气行滞,活血调经。

〔**方药**〕乌药汤(《兰室秘藏》)。

〔**中成药**〕(1) 七制香附丸^(药典)[由醋香附、地黄、茯苓、当归、熟地黄、川芎、炒白术、白芍、益母草、艾叶(炭)、黄芩、酒萸肉、天冬、阿胶、炒酸枣仁、砂仁、醋延胡索、艾叶、粳米、盐小茴香、人参、甘草组成]。功能主治:疏肝理气,养血调经。用于气滞血虚所致的月经后期、痛经、月经量少、闭经,症见胸胁胀痛、经行量少、行经小腹胀痛、经前双乳胀痛、经水数月不行。用法用量:口服。1次6g,1日2次。

（2）妇科十味片^(药典)(由醋香附、川芎、当归、醋延胡索、白术、甘草、大枣、白芍、赤芍、熟地黄、碳酸钙组成)。功能主治:养血疏肝,调经止痛。用于血虚肝郁所致月经不调、痛经、月经前后诸证,症见行经后错,经水量少、有血块,行经小腹疼痛,血块排出痛减,经前双乳胀痛、烦躁、食欲不振。用法用量:口服。1次4片,1日3次。

(3)妇康宁片^(药典)(由白芍、香附、当归、三七、醋艾炭、麦冬、党参、益母草组成)。功能主治:养血理气,活血调经。用于血虚气滞所致的月经不调,症见月经周期后错、经水量少、有血块、经期腹痛。用法用量:口服。1次8片,1日2~3次;或经前4~5天服用。

四、单验方

1. 李培生(湖北中医药大学)验方——清热止崩汤 黄芩10g,白芍10g,生地黄15g,牡丹皮9g,白茅根15g,墨旱莲15g,海螵蛸10g,血余炭6g,茜草根6g。上药除白茅根、墨旱莲用鲜者外(干品亦可),黄芩、白芍、海螵蛸宜微炒用,茜草根、牡丹皮炒炭用。功效:清热凉血止血。用于血大下如崩,或淋漓不止;月经不调或经期错后,或经来不断。对症见血色较鲜,心烦口干,夜眠不安,舌质红,苔黄等阳盛阴虚及血热偏重的患者最为适宜。

2. 蔡小荪(上海市第一人民医院)验方——温阳止血汤 潞党参12g,生黄芪30g,炒当归9g,熟附块9g,水牛角9g,生地黄炭20g,炮姜炭3g,白芍12g,煅牡蛎30g,蒲黄炒阿胶9g。功效:补肾健脾,温阳止血。用于月经周期延后,甚至二三个月一行,量多如崩,血色淡红,质稀薄,经期延长,面色㿠白,头晕气短,乏力畏寒,或兼大便不实,神疲肢软。舌质淡红或嫩红,舌苔薄,脉细软或虚。

3. 王大增(上海中医药大学附属龙华医院)验方——归芪调经汤 当归30g,炙黄芪30g,生姜3片,大枣10枚,淫羊藿15g,菟丝子30g。上药水煎后制成糖浆500ml。功效:补肾益气,养血。用于血虚型月经后期。症见月经周期延后、量少、色红质薄,渐至月经停闭,神疲肢倦,头晕眼花,心悸气短,面色萎黄;舌质淡,苔薄,脉沉缓或细弱。

4. 许玉山(山西著名中医临床大家)验方——祛寒通经汤 当归12g,川芎9g,吴茱萸6g,桂枝6g,红花8g,牡丹皮9g,赤芍10g,川牛膝10g,鸡血藤12g,泽兰叶12g,甘草5g,生姜4片。功效:祛寒温经通经。用于实寒型月经后期。症见月经周期延后、色暗红而量少,小腹胀痛,得热痛减,面色青白,肢冷畏寒,脉见沉迟而紧。

5. 徐志华(安徽中医药大学第一附属医院)验方——艾附暖宫丸 炒艾叶3g,香附10g,当归10g,白芍10g,熟地黄15g,川芎5g,黄芪10g,吴茱萸3g,

肉桂 3g,川续断 10g。功效:扶阳祛寒调经。用于阳虚里寒所致月经延后,量少色淡,质稀无块。

6. 参芪羊肉汤 羊肉 500g,黄芪、党参、当归各 25g,生姜 5g。将羊肉、生姜洗净切块,药物用布包好,同放砂锅内加水适量,武火煮沸后再以文火煮 2 小时,去药渣,调味服食。月经后,每天 1 次,连服 3~5 天,适用于气血两虚证。

7. 当归生姜羊肉汤 当归 10g,生姜 15g,羊肉 250g。上 3 味加水稍煮,加黄酒少量去其膻气,加适量食盐,佐料。1 日 1 次。适用于血虚偏寒证。

8. 糖水山楂 山楂 50g,红糖 30g。将山楂煎水去渣,冲红糖温服,1 日 2 次。适用于血寒瘀滞证。

9. 白芷鱼头汤 鱼头 1 个,川芎 9~15g,白芷 9~12g,生姜适量。将药物用布包好,与上料共放砂锅内加水适量炖至烂熟,去药渣,食肉喝汤。月经前隔天 1 次,连服 3~5 次。适用于血虚气滞证。

(黄淑媛 毛思思)

第五节 月经过少

月经过少是指月经周期正常,经量明显减少,不足 30ml,或行经时间不足 2 天,甚或点滴即净。

本病中医病名国家标准也称月经过少,亦属于"经水涩少""经量过少"等范畴。中医认为本病的发生主要是精亏血少,冲任气血不足,或寒凝瘀阻,冲任气血不畅,血海满溢不多。常由肾虚、血虚、血寒和血瘀所致。

西医学的子宫发育不良、子宫内膜结核、子宫内膜炎、卵巢早衰等出现的月经过少,可参照本病辨证治疗。

一、诊断要点

(一)病史

口服避孕药史;人工或药物流产史;宫内节育器取放史;宫腔内冷冻、电凝术史;工作压力大或精神过度紧张;结核病及与其患者接触史等。

(二)症状

月经周期正常,月经量较常量明显减少;行经时间缩短,甚至点滴即净。

（三）体征

妇科检查了解子宫大小及排除妊娠等。

（四）辅助检查

1. BBT 测定　了解卵巢功能。

2. B 超检查　了解子宫情况。

3. 生殖内分泌激素测定　测定血清 E_2、P、FSH、LH、PRL、T，以了解生殖内分泌功能。

4. 妊娠试验　排除妊娠。

（五）鉴别诊断

1. 激经　受孕初期仍按月行经，无其他症状，又无损于胎儿，待胎儿渐长，其经自停，妊娠试验阳性。

2. 胎漏　有停经史，阴道少量流血，时出时止，或淋漓不断，而无腰酸腹痛或小腹下坠，妊娠试验阳性。

3. 异位妊娠　妊娠后常有不规则少量阴道流血，可伴有腹痛。血 β-HCG 测定及 B 超检查可助鉴别。

二、西医治疗要点

（一）一般治疗

注意休息、减少疲劳，加强营养，增强体质；应尽量控制剧烈的情绪波动，避免强烈的精神刺激，保持心情愉快。

（二）病因治疗

1. 子宫发育不良　激素治疗，如戊酸雌二醇片 1mg 自月经周期第 5 天起连服 20 天，停药 5~7 天月经来潮。宫腔粘连者应分离粘连后放置节育器，并给予一定时间的雌孕激素序贯治疗，预防再粘连。

2. 子宫内膜结核　应抗结核治疗。

3. 子宫内膜炎　慢性子宫内膜炎在治疗上应祛除原因，如在产后、剖宫产后、人工流产后疑有胎膜胎盘残留者，如无急性出血，可给予抗生素 3~5 日后做刮宫术；如因宫内避孕器而致病者，可取出宫内避孕器；如有黏膜下息肉、肌瘤或内膜腺癌者，可作相应处理。有学者对老年患者患病时主张给予戊酸雌二醇片 0.5mg，1 日 1 次，口服 1 个月，一般认为慢性子宫内膜炎是可以治愈的。如合并有输卵管炎、卵巢炎等，则应作相应处理。

4. 卵巢早衰　雌、孕激素替代治疗。

（三）西药治疗

1. 雌激素替代疗法　结合雌激素 0.625mg/d 或微粒化 17β- 雌二醇 1mg/d，连服 21 日，停药 1 周后重复给药。

2. 人工周期疗法　上述雌激素连服 21 日，最后 10 日加服甲羟孕酮 6~10mg/d，连续 3~6 个周期。

3. 孕激素替代疗法　黄体酮 20mg，肌内注射，1 次 /d，连用 5 日；或甲羟孕酮 6~10mg，1 次 /d，口服，连用 5 日，停药后 2~7 日可出现撤退性出血。

4. 雌、孕激素合并疗法　自月经第 5 日开始服用避孕药，每晚 1 次，连服 22 日停药，连续 3~6 个疗程。

（四）手术治疗

子宫粘连综合征　在宫腔镜下分离粘连，随后加用大剂量雌激素并放置宫腔内支撑 7~10 日。宫腔狭窄和粘连者，可通过宫颈扩张术治疗，并放置节育器以防再次粘连。

三、中成药应用

（一）治疗原则

虚者补肾养血，实者活血调经。

（二）辨证分型使用中成药

月经过少常用中成药一览表

证型	常用中成药
肾虚证	六味地黄丸、大补阴丸、左归丸
血虚证	定坤丹、乌鸡白凤丸、复方阿胶浆
血瘀证	血府逐瘀胶囊、女金胶囊、七制香附丸
痰湿证	二陈丸

1. 肾虚证

〔证候〕主症：经量渐少，甚至点滴即净，色淡暗，质稀薄；次症：面色晦暗或有暗斑，头晕耳鸣，腰膝酸软，小便频数；舌脉：舌淡，苔薄，脉沉弱。

〔治则〕补肾益精，养血调经。

〔方药〕归肾丸（《景岳全书》）。

〔中成药〕（1）六味地黄丸^{（药典）}（由熟地黄、酒萸肉、牡丹皮、山药、茯苓、泽泻组成）。功能主治：滋阴补肾。用于肾阴亏损，头晕耳鸣，腰膝酸软，骨蒸潮热,盗汗遗精,消渴等。用法用量:口服。水丸 1 次 5g,水蜜丸 1 次 6g,小蜜丸 1 次 9g,大蜜丸 1 次 1 丸,1 日 2 次。

（2）大补阴丸^(药典)（由熟地黄、盐知母、盐黄柏、醋龟甲、猪脊髓组成）。功能主治:滋阴降火。用于阴虚火旺,潮热盗汗,咳嗽咯血,耳鸣。用法用量:口服。1 次 9g,1 日 3 次。

（3）左归丸^{《指南推荐》}（由熟地黄、山药、枸杞子、山茱萸、川牛膝、菟丝子、鹿角胶、龟甲胶组成）。功能主治:滋阴补肾,填精益髓。用于肝肾不足所致的闭经、月经量少,用法用量:口服。1 次 9g,1 日 2 次。

2. 血虚证

〔证候〕**主症**:月经量少,色淡,质稀;**次症**:面色萎黄,皮肤不润,头晕眼花,心悸失眠,小腹绵绵作痛;**舌脉**:舌质淡,苔薄白,脉细无力。

〔治则〕补血益气调经。

〔方药〕滋血汤（《证治准绳》）。

〔中成药〕（1）定坤丹^(药典)。见第 19 页。

（2）乌鸡白凤丸^(药典)。见第 19 页。

（3）复方阿胶浆^(药典)（由阿胶、红参、熟地黄、党参、山楂组成）。功能主治:补气养血。用于气血两虚,头晕目眩,心悸失眠,食欲不振及白细胞减少症和贫血。用法用量:口服。1 次 20ml,1 日 3 次。

3. 血瘀证

〔证候〕**主症**:月经量少,色紫暗,夹有血块;**次症**:小腹刺痛拒按,血块排出腹痛减轻,胸胁胀痛;**舌脉**:舌紫暗,有瘀点或斑,脉弦涩。

〔治则〕活血化瘀调经。

〔方药〕桃红四物汤（《医宗金鉴》）。

〔中成药〕（1）血府逐瘀胶囊^(药典)（由柴胡、当归、地黄、赤芍、红花、炒桃仁、麸炒枳壳、甘草、川芎、牛膝、桔梗组成）。功能主治:活血祛瘀,行气止痛。用于气滞血瘀所致的胸痹、头痛日久、痛如针刺而有定处、内热烦闷、心悸失眠、急躁易怒。用法用量:口服。1 次 6 粒,1 日 2 次,1 个月为 1 疗程。

（2）女金胶囊^(药典)。见第 3 页。

（3）七制香附丸^(药典)。见第 20 页。

4. 痰湿证

〔证候〕**主症**:月经量少,质黏稠;**次症**:平素带下量多,色白质稠,形体肥胖,胸脘满闷,呕恶痰多;**舌脉**:舌淡胖,苔白腻,脉滑。

〔治则〕化痰燥湿调经。

〔**方药**〕苍附导痰丸（《叶天士女科诊治秘方》）

〔**中成药**〕二陈丸^(药典)。见第20页。

四、单验方

1. 丁启后（贵州中医药大学第一附属医院）验方——益气活血抑乳方 黄芪 30g,丹参 15g,当归 12g,川芎 12g,大枣 10 个,橘核 12g,泽兰 12g,刘寄奴 12g,桃仁 12g,鸡内金 12g,虎杖 12g,红花 12g,川牛膝 12g,月季花 12g,生麦芽 60~100g。功效:益气养血,通利胞脉,退乳消胀。用于高催乳素血症,症见月经量少或稀发,月经色暗,有小块,乳房胀痛,经前加重,胀甚时有乳汁自溢,乳汁淡黄清稀,可扪及乳房有结节或包块。

2. 王成荣（四川省中医药研究院）验方——滋活汤 女贞子 20g,枸杞子 20g,菟丝子 20g,补骨脂 20g,当归 15g,川芎 15g,鸡血藤 30g,桃仁 10g。功效:滋养活血。用于月经量减少属冲任虚瘀者。

3. 钱伯煊（中国中医科学院西苑医院）验方——香附调经汤 制香附 12g,熟地黄 12g,炒当归 9~12g,炒白芍 9~12g,川芎 6~10g,白术 9~10g,泽兰 9~12g,陈皮 6~10g,炙甘草 3~5g。功效:养血行气,调和血脉。用于血虚气滞之经行腹痛、月经后期、月经过少等病症。

4. 益经汤 熟地黄 10~12g,当归 10~12g,炒白芍 12~15g,党参 9~15g,炒白术 9~12g,桑椹 9~12g,女贞子 9~15g,茯苓 9~12g,枸杞子 9~12g,山药 12g,山茱萸 6~10g,莲子肉 6~12g。功效:补虚,益血,调经。用于冲任虚损,虚劳血枯的月经病。

5. 徐志华（安徽中医药大学第一附属医院）验方——养血八珍汤 黄芪 10g,山药 10g,枸杞子 10g,何首乌 10g,当归 10g,白芍 10g,川芎 5g,熟地黄 10g,白术 10g,茯苓 10g,党参 10g,甘草 5g。功效:益气养血,补肾调经。用于因营血亏少所致月经过少,舌淡红,脉细者。

6. 月季花 12 朵,当归适量。用法:水煎。1 日 1 剂,分 2 次服用。用于月经过少属血虚证者。

7. 丹参 60g,黄酒 500ml。用法:水煎,共煎汁 250ml,黄酒冲。1 日 1 剂,分 2 次服。用于月经过少属血瘀证者。

（黄淑媛　毛思思）

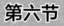

第六节　月经先后无定期

月经先后无定期是指月经周期时或提前或延后 1~2 周,连续出现 3 个周期以上。

本病中医病名国家标准也称月经先后无定期,亦属于"经行或前或后""经乱""月经愆期""经水先后无定期""经行先后无定期"等范畴。中医认为本病的发生主要是冲任气血不调,血海蓄溢失常。常由肾虚、脾虚和肝郁所致。

西医学有排卵性异常子宫出血病的月经不规则,可参照本病辨证治疗。

一、诊断要点

(一) 病史

七情内伤史;房劳多产史。

(二) 症状

月经周期提前或延后 1~2 周,经期、经量正常,连续出现 3 个周期以上。

(三) 体征

妇科检查　了解子宫大小及排除妊娠等。

(四) 辅助检查

1. BBT 测定　了解卵巢功能。

2. B 超检查　排除子宫器质性病变。

3. 生殖内分泌激素测定　测定血清 E_2,P、FSH、LH、PRL、T,以了解生殖内分泌功能。

4. 妊娠试验　排除妊娠。

(五) 鉴别诊断

1. 月经先期　月经周期提前 1~2 周,并连续出现 2 个月经周期以上,无周期延后。

2. 月经后期　月经周期延后 7 天以上,至 3~5 个月一行,并连续出现 2 个周期以上,无周期提前。

二、西医治疗要点

（一）一般治疗

避免强烈的精神刺激，保持心情舒畅，以利气血畅达和肝之疏泄功能正常；实行计划生育，避免劳累，节制房事，以利肾之封藏施泄功能正常，治疗全身性疾病；提高机体体质，合理饮食，应该减少刺激性食物，多食水果蔬菜，保持标准体重。

（二）西药治疗

1. 卵泡早期 FSH 分泌相对不足

（1）雌激素：卵泡期使用低剂量雌激素，小剂量雌激素能协同 FSH 促进优势卵泡发育，可于月经第 5 日起 1 日服妊马雌酮 0.625mg 或戊酸雌二醇片 1mg，连续 5~7 日。

（2）枸橼酸氯米芬：为首选的促排卵药，可通过与内源性雌激素受体竞争性结合而促使垂体释放 FSH 和 LH，达到促进卵泡发育的目的。可在月经第 5 日开始口服枸橼酸氯米芬 50mg，1 日 1 次，共 5 日。

2. 绒促性素　在监测到卵泡成熟时，使用绒促性素 5 000~10 000U，1 次或分 2 次肌内注射，以加强月经中期 LH 排卵峰，促进 LH 峰形成，达到不使黄体过早衰退和提高其分泌孕酮的功能；在基础体温上升后开始，隔日肌内注射绒促性素 1 000~2 000U，共 5 次，可以使血浆孕酮明显上升，延长黄体期（黄体功能刺激疗法）。

3. 黄体功能替代疗法　一般选用天然黄体酮制剂，自排卵后开始 1 日肌内注射黄体酮 10mg，共 10~14 日，以补充黄体分泌孕酮的不足。适用于 LH 分泌值不高，致使排卵后黄体发育不全，过早衰退，月经提前而至。

4. 月经周期中不能形成 LH/FSH 高峰，不排卵月经紊乱，表现为月经先后不定。

（1）雌激素替代疗法：结合雌激素 0.625mg/d 或微粒化 17β- 雌二醇 1mg/d，连服 21 日，停药 1 周后重复给药。

（2）人工周期疗法：上述雌激素连服 21 日，最后 10 日加服甲羟孕酮 6~10mg/d，连续 3~6 个周期。

（3）雌、孕激素合并疗法：自月经第 5 日开始服用避孕药，每晚 1 次，连服 22 日停药，连续 3~6 个疗程。

三、中成药应用

(一)治疗原则

补肾调肝,调理冲任。

(二)辨证分型使用中成药

月经先后无定期常用中成药一览表

证型	常用中成药
肾虚证	安坤赞育丸、千金止带丸、妇科再造胶囊
肝郁证	道遥丸、加味逍遥口服液、妇科调经片

1. 肾虚证

〔**证候**〕**主症**:月经周期先后不定,量少,色暗,质清稀;**次症**:头晕耳鸣,腰膝酸软,小便清长,夜尿频多;**舌脉**:舌淡,苔白,脉沉细。

〔**治则**〕补肾调经。

〔**方药**〕固阴煎(《景岳全书》)。

〔**中成药**〕(1)安坤赞育丸[指南推荐]。见第18页。

(2)千金止带丸[药典][由白术、党参、小茴香、杜仲、当归、鸡冠花、椿根皮、川芎、牡蛎、青黛、补骨脂(盐炒)、砂仁、木香、杜仲(盐炒)、延胡索(醋制)、续断、香附(醋制)组成]。功能主治:健脾补肾,调经止带。用于脾肾两虚所致的月经不调、带下病,症见月经先后无定期、量多或淋漓不净、色淡无块,或带下量多、色白清稀、神疲乏力、腰膝酸软。用法与用量:口服。1次6~9g,1日2~3次。

(3)妇科再造胶囊[指南推荐][由当归(酒炙)、香附(醋炙)、白芍、熟地黄、阿胶、茯苓、党参、黄芪、山药、白术、女贞子(酒炙)、龟甲(醋炙)、山茱萸、续断、杜仲(盐炙)、肉苁蓉、覆盆子、鹿角霜、川芎、丹参、牛膝、益母草、延胡索、三七(油酥)、艾叶(醋炙)、小茴香、藁本、海螵蛸、地榆(酒炙)、益智、泽泻、荷叶、秦艽组成]。功能主治:养血调经,补益肝肾,暖宫止痛。用于月经先后无定期,症见带经月久、淋漓出血、痛经、带下等症。用法用量:口服。1次6粒,1日2次,1个月经周期为1个疗程,经前1周开始服用。

2. 肝郁证

〔**证候**〕**主症**:月经周期先后不定,经量或多或少,色暗红,有块,经行不畅;**次症**:胸胁、乳房、少腹胀痛,脘闷不舒,时欲叹息;**舌脉**:舌质正常,苔薄白或薄黄,脉弦。

〔**治则**〕疏肝调经。

〔**方药**〕逍遥散(《太平惠民和剂局方》)。

〔**中成药**〕(1)逍遥丸^(药典)(由柴胡、当归、白芍、炒白术、茯苓、炙甘草、薄荷组成)。功能主治:疏肝健脾,养血调经。用于肝郁脾虚所致的郁闷不舒、胸胁胀痛、头晕目眩、食欲减退、月经不调。用法用量:口服。1次6~9g,1日1~2次。

(2)加味逍遥口服液^(药典)。见第5页。

(3)妇科调经片^(药典)(由当归、川芎、醋香附、麸炒白术、白芍、赤芍、醋延胡索、熟地黄、大枣、甘草组成)。功能主治:养血柔肝,理气调经。用于肝郁血虚所致的月经不调、经期前后不定、行经腹痛,症见少腹胀痛,脘闷不舒,时欲叹息等。用法与用量:口服。1次4片,1日4次。

四、单验方

1. 李振华(河南中医药大学)验方——益肾调经汤 熟地黄15g,山茱萸15g,山药24g,枸杞子12g,菟丝子24g,巴戟天9g,怀牛膝12g,肉桂3g,艾叶3g,丹参15g,党参15g,炙甘草9g。功效:补肾培元,调和冲任。用于月经先后无定期之肾气不固者,症见经期或先或后,量少色淡红,腰部困痛,少腹有空坠感,形寒畏冷,神疲易倦,头晕,夜尿增多,舌质淡,苔薄白,脉沉细弱。

2. 徐志华(安徽中医药大学第一附属医院)验方——益母胜金丹加柴胡 益母草10g,白术10g,香附10g,丹参10g,当归10g,白芍10g,川芎5g,生地黄15g,柴胡5g。功效:疏肝解郁,和血调经。用于肝郁血乱所致经行或先或后,经量或多或少,色暗有块,少腹胀痛。

3. 许玉山(山西著名中医临床大家)验方——疏肝正经汤 白芍12g,当归12g,香附12g,白术10g,茯苓10g,薄荷8g,延胡索10g,牡丹皮8g,陈皮8g,炮姜5g,甘草5g。功效:疏肝和血调经。用于月经紊乱,前后无定期,以肝气不疏,气机逆乱者多见。

4. 王云铭(淄博市中医院)验方

固肾培元法:熟地黄30g,干山药15g,山茱萸15g,牡丹皮9g,茯苓9g,泽泻9g,当归9g,黄芪30g,菟丝子15g,远志9g,砂仁3g,甘草9g。功效:补肾益气,养血。用于月经先后无定期肾虚者,症见经期先后不定,量少色淡,质清稀,头晕耳鸣,腰部酸软,小腹空坠,舌苔薄白,脉象沉弱。

疏肝解郁养血法:当归15g,白芍15g,熟地黄15g,菟丝子20g,山药15g,茯苓9g,炒芥穗6g,柴胡6g。功效:疏肝解郁养血。适用于月经先后无定期肝气郁滞之证,症见经期先后不定,量或多或少,经前小腹两侧痛,经行不畅,情志抑郁,善太息,口苦,脉象弦涩。

5. 柴胡 10g,白芍 10g,合欢花 10g。将 3 味加水 500ml,煎水代茶喝,月经前连服 5~7 天。适用于肝气失调证。

6. 月季花 9g,桃核仁 30g,红糖 60g,甜酒 60ml。前 3 味加水适量煎汤,冲甜酒服用。经前 1 日 1 次,连服 5~7 天。适用于肾气虚损证。

7. 黄芪蒸乌骨鸡　黄芪 50g,乌骨鸡 1 只,味精、食盐、料酒、生姜片、葱段适量。将黄芪置于鸡肚内,用线缝合,置于笼内蒸 1~2 小时,以鸡肉熟烂为度。适用于脾气虚弱证。

（黄淑媛　毛思思）

第七节　经间期出血

经间期出血是指两次月经中间,即氤氲乐育之时,出现周期性的阴道出血,或者赤白带下。

本病中医病名国家标准也称经间期出血,亦属于"排卵期出血"的范畴。中医认为本病的发生主要为月经中期是冲任阴精充实,阳气渐长,由阴盛向阳盛转化的生理阶段,若肾阴不足,脾气虚弱,湿热扰动或瘀血阻遏,使阴阳转化不协调,遂发生本病。

西医学排卵期出血、盆腔炎性疾病引起的经间期出血可参考本病辨证治疗。

一、诊断要点

（一）病史

月经不调史;手术流产史。

（二）症状

两次月经中间,出现规律的阴道出血,其量少于经量,出血持续数小时或2~3 日,呈周期性发作。有的伴有明显腰酸,少腹作胀作痛,带下增多,色白质黏如蛋清,或呈赤白带下。

（三）体征

妇科检查　常无明显阳性体征,宫颈液透明呈拉丝状夹有血丝。

（四）辅助检查

1. BBT测定　多见低、高相交替时出血。

2. 生殖内分泌激素测定　月经中期血清E_2、P测定水平偏低。

3. B超检查　排除盆腔器质性病变。

（五）鉴别诊断

1. 月经先期　经量正常或时多时少，BBT由高温下降至低温时开始出血。

2. 月经过少　周期正常，仅月经量少，甚或点滴而下。

3. 赤带　赤带排出无周期性，持续时间较长，或反复发作，可有接触性出血史，妇科检查常见宫颈糜烂、赘生物或子宫、附件区压痛明显。

二、西医治疗要点

（一）一般治疗

避免强烈的精神刺激，保持心情舒畅，提高机体体质，合理饮食，应该减少刺激性食物，忌油腻，忌饮酒，忌海鲜，忌腥荤及发物，多食水果蔬菜，保持标准体重。

（二）西药治疗

雌激素治疗　在卵泡中期，即周期第8日左右加用雌激素，连用7~10日。

三、中成药应用

（一）治疗原则

出血极少，无其他症者，可暂不予治疗并注意调护。若调护未愈，则须按临床表现，虚者补之，热者清之，湿者除之，瘀者化之。本病出血量较少，以滋肾养血为主，佐以利湿化瘀。平时未出血时，宜根据经间期生理特点，滋阴固本，使阴阳平和，气血调匀，以防止出血。

（二）辨证分型使用中成药

经间期出血常用中成药一览表

证型	常用中成药
肾阴虚证	二至丸、六味地黄丸
湿热证	止血灵胶囊
血瘀证	调经丸

1. 肾阴虚证

〔证候〕**主症**:经间期出血,量少或稍多,色红无血块;**次症**:头昏腰酸,夜寐不宁,便艰溲黄;**舌脉**:舌质偏红,脉细数。

〔治则〕滋阴补肾,清热止血。

〔方药〕二至丸(《医方集解》)合六味地黄丸(《小儿药证直诀》)。

〔中成药〕(1) 二至丸^(药典)(由酒女贞子、墨旱莲组成)。功能主治:补益肝肾,滋阴止血。用于肝肾阴虚型出血,症见眩晕耳鸣,咽干鼻燥,腰膝酸痛,月经量多。用法用量:口服。1 次 9g,1 日 2 次。

(2) 六味地黄丸^(药典)。见第 24 页。

2. 湿热证

〔证候〕**主症**:经间期出血,量稍多,色红质黏稠,或赤白带下,质黏腻,或有臭气;**次症**:神疲乏力,周身酸楚,胸闷烦躁,纳食较差,小便短赤,少腹胀痛;**舌脉**:舌质红,苔黄白厚腻,脉细弦数。

〔治则〕清热利湿,益肾止血。

〔方药〕清肝止淋汤(《傅青主女科》)

〔中成药〕止血灵胶囊^(专病用药)(由扶芳藤、蒲公英、黄芪、地榆组成)。功能主治:清热,解毒,止血。用于子宫肌瘤出血、恶露不净、经间出血、放环出血、痔疮出血、鼻出血等症,症见舌质红,苔黄白厚腻,脉细弦数。用法用量:口服。1 次 2~3 粒,1 日 3 次。大出血症用量可加倍。

3. 血瘀证

〔证候〕**主症**:经间期出血,量多少不一,色紫暗有血块;**次症**:少腹胀痛或痛,胸闷烦躁,口干不欲饮;**舌脉**:舌质暗红,边有瘀点,脉细弦。

〔治则〕化瘀和络,益肾止血。

〔方药〕逐瘀止血汤(《傅青主女科》)。

〔中成药〕调经丸^(药典)(由当归、酒白芍、川芎、熟地黄、醋艾炭、醋香附、陈皮、清半夏、茯苓、甘草、炒白术、制吴茱萸、盐小茴香、醋延胡索、醋没药、益母草、牡丹皮、续断、酒黄芩、麦冬、阿胶组成)。功能主治:理气活血,养血调经。用于气滞血瘀所致月经不调、痛经,症见月经延期、经期腹痛、经血量少、或有血块,或见经前乳胀、烦躁不安、崩漏带下。用法用量:口服。水蜜丸 1 次 6g,大蜜丸 1 次 1 丸,1 日 2 次。

四、单验方

1. 夏桂成(江苏省中医院)验方——逐瘀止血汤加减　生地黄 10g,大黄

6g,当归尾 9g,赤芍 10g,牡丹皮 10g,炒枳壳 6g,炙龟甲 15g(先煎),五灵脂 10g,山楂 10g。功效:活血化瘀。用于经间期出血属血瘀证。

2. 夏桂成(江苏省中医院)验方——清肝止淋汤加味　炒当归 10g,赤、白芍各 10g,生地黄 10g,牡丹皮 10g,黄柏 10g,薏苡仁 15g,泽泻 10g,赤小豆 10g,碧玉散 10g(包煎),茯苓 15g,大、小蓟各 15g。功效:清热祛湿,调经止血。用于经间期出血属湿热证。

3. 徐志华(安徽中医药大学第一附属医院)验方——奇效四物汤　当归 10g,白芍 10g,生地黄 10g,黄柏 5g,墨旱莲 10g,女贞子 10g,阿胶 10g,续断 10g,大、小蓟各 10g,炒地榆 10g。功效:滋阴清热凉血。用于经间期出血属阴虚血热证。

4. 猪皮 1 000g,白糖 250g,将猪皮去毛、洗净、切碎,浓煎,加黄酒、白糖调匀,冷却备用。1 次用 20g,以开水冲化温服。适用于阴虚证。

5. 乌梅肉 15g,红糖适量。将乌梅肉、红糖放入瓦罐内,加水 500ml,煎至 300ml,去渣分 2 次服,1 日 2 次。适用于肝经郁火证。

(黄淑媛　毛思思)

第八节　崩漏

崩漏是指妇女经血非时暴下不止或淋漓不尽,前者称"崩中"或"经崩",后者称"漏下"或"经漏"。

本病中医病名国家标准也称崩漏,亦属于"无排卵性异常子宫出血"的范畴。中医认为本病主要为冲任损伤,不能制约经血。常由肾虚、脾虚、血热和血瘀所致。

西医学无排卵性异常子宫出血,盆腔炎性疾病及其后遗症和某些生殖器良性肿瘤引起的非经期不规则阴道出血,可参照本病辨证治疗。

一、诊断要点

(一) 病史

详细了解发病时间、阴道出血类型、病程,出血前有无停经史。注意年龄、月经史、产育史、避孕措施、激素类药物使用史、七情内伤史、生活失度史及全身有无相关疾病史等。

（二）症状

月经周期紊乱,出血时间长短不定,血量或多或少,行经时间超过半个月以上,甚或数个月不止,亦有停闭数个月突然暴下不止或淋漓不尽者,可伴有不同程度贫血。

（三）体征

妇科检查无明显器质性病变。

（四）辅助检查

1. 诊断性刮宫　根据病情需要选做,以明确子宫内膜病理诊断。

2. B超检查　了解子宫大小、形状、宫腔有无赘生物、子宫内膜厚度等。

3. 宫腔镜检查　排除宫腔病变。

4. BBT测定　了解卵巢功能。

5. 生殖内分泌激素测定　经前测定血清P值,若为卵泡期水平为无排卵;血清PRL与甲状腺功能测定以排除其他内分泌疾病。

6. 妊娠试验　排除妊娠及妊娠相关疾病。

7. 宫颈细胞学检查　排除宫颈癌及癌前病变。

8. 血液学检查　血常规检查了解贫血情况;凝血功能检查了解血小板计数,出血时间,凝血酶原时间,活化部分凝血酶原时间等。

（五）鉴别诊断

1. 月经病　如月经先期、月经先后无定期、月经过多、经期延长,经间期出血。鉴别参考具体章节。

2. 胎产出血　如胎漏、胎动不安、异位妊娠,行妊娠试验及B超检查可鉴别。恶露不绝根据其发病时间发生在产后进行鉴别。

3. 生殖器官肿瘤　如生殖器官良、恶性肿瘤,通过妇科检查或结合B超、MRI检查或诊断性刮宫可资鉴别。

4. 生殖器官炎症　如子宫内膜炎、子宫肌炎等,行妇科检查或诊断性刮宫或宫腔镜检查以助鉴别。

5. 激素类药物应用不当及宫内节育器引起的子宫不规则出血。

6. 全身性疾病　如血液病、肝肾衰竭、甲状腺功能亢进症或减退症等。通过血液学检查等进行鉴别。

二、西医治疗要点

（一）止血

根据出血量选择合适的制剂和使用方法。对大量出血患者,应在8小时内明显见效,24~48 小时内出血基本停止;若在 96 小时以上仍不止血,应考虑有器质性病变存在的可能。

1. 性激素治疗

(1) 雌、孕激素联合用药:性激素联合用药的止血效果优于单一药物。对出血量不太多并有轻度贫血的青春期异常子宫出血患者,在月经第 1 日即口服低剂量复方炔诺酮片,共 21 日,停药 7 日,共 28 日为 1 周期。对急性大出血者,可以采用复方单相口服避孕药去氧孕烯炔雌醇片(每片含去氧孕烯 150μg,炔雌醇 30μg),每 6~8 小时 1 片,血止后,每 3 日递减 1/3 量直至维持量(1 日 1 片),共 20 日停药。也可在雌、孕激素联合的基础上加用雄激素,达到加速止血的目的。常用的有三合激素注射液(黄体酮 12.5mg,苯甲酸雌二醇 1.25mg,丙酸睾酮 25mg)2ml 肌内注射,每 8~12 小时 1 次,血止后逐渐减至维持量(每 3 日 1 次),共 20 日停药。

(2) 单纯雌激素:应用大剂量雌激素可使子宫内膜迅速生长,短期内修复创面而止血。急性大出血时宜用大剂量雌激素止血法。可选用妊马雌酮 2.5mg,每 6 小时 1 次,血止后每 3 日递减 1/3 量直至维持量 1.25mg/d,从血止日算起第 20 日停药;也可用戊酸雌二醇 1~2mg,每 6~8 小时 1 次,血止后每 3 日递减 1/3 量,维持在 1mg/d,至下次月经周期前 2~3 日即停药。大剂量口服雌激素时,患者常有胃肠道反应如恶心、呕吐等症状,可同时服用维生素 B_1、维生素 B_6。如症状不能缓解,反应严重者,可改用苯甲酸雌二醇注射液 2~4mg 肌内注射,1 日 1~2 次,血止后减量至 1mg/d,维持 22 日。应用雌激素最后 7~10 日加用孕激素,可加甲羟孕酮片 10mg,1 日 1 次,停药后出血量会较多,一般于 7 日内血止。需要注意的是,大剂量雌激素止血禁忌对存在血液高凝或有血栓性疾病史的患者使用。

(3) 单纯孕激素:孕激素的止血作用机制是使雌激素作用下持续增生的子宫内膜转化为分泌期,从而达到止血效果。停药后子宫内膜脱落较完全,可起到药物刮宫的作用。适用于体内已有一定雌激素水平的异常子宫出血患者。合成孕激素分成两类,常用的为 17- 羟孕酮衍生物(甲羟孕酮、甲地孕酮)和 19- 去甲基睾酮(炔诺酮等)。以炔诺酮(妇康片)治疗出血较多者为例,首剂量 5mg,每 8 小时 1 次,2~3 日血止后每隔 3 日递减 1/3 量,直至维持量 2.5~5.0mg/d,持续用到血止后 20 日停药,停药后 3~7 日发生撤药性出血。用药期间若有突破性出血,可配伍应用戊酸雌二醇 1mg,1 日 1 次。出血量多者亦可口服短效避孕药,1 次 1 丸,1 日 4 次,血止后减至维持量,1 日 1 丸,共 20 日停药。若服药仍不能按期止血者则应进一步查明原因。

（4）单纯雄激素：雄激素有对抗雌激素、抑制子宫内膜生长，增加子宫平滑肌及子宫血管张力的作用，从而改善盆腔出血，减少出血。本法适用于绝经过渡期出血不多者，大出血者单独使用效果不佳。常用药物丙酸睾酮注射液25~50mg，1日1次，肌内注射，连续3~5日后改为每3日1次，1个月为1疗程，连续2~3个疗程。

2. 其他　非甾体抗炎药和其他止血药物，如选用肾上腺色腙注射液、酚磺乙胺片等减少微血管通透性，氨基己酸、氨甲苯酸、氨甲环酸等可抑制纤维蛋白溶酶，有减少出血量的辅助作用，不能控制子宫内膜的剥脱过程，因此不能赖以止血。

（二）调整月经周期

使用性激素后必须调整月经周期。青春期及生育期无排卵性异常子宫出血患者，需恢复正常的内分泌功能，以建立月经周期；对绝经过渡期患者调整周期，可起到控制出血、预防子宫内膜增生症发生的作用。

1. 雌孕激素序贯用药法　即人工周期，通过模拟自然周期中卵巢的内分泌变化，将雌孕激素序贯运用，使子宫内膜发生相应变化，引起周期性的脱落。适宜青春期功能失调性子宫出血或生育期功能失调性子宫出血内源性雌激素水平较低者。自撤药性月经第5日始用药，生理替代全量是妊马雌酮1.25mg或戊酸雌二醇片2mg，每晚1次，连服20日，在服用雌激素以后的10日加用甲羟孕酮片1日10mg，连续使用3个周期，作为1疗程。若正常月经仍未建立，应重复上述序贯疗法。如果患者体内有一定的雌激素水平，则雌激素可采用半量或1/4量。

2. 雌、孕激素联合法　开始即用孕激素以限制雌激素的促内膜生长作用，使撤药性出血逐步减少，其中雌激素可以预防孕激素的突破性出血。适应于生育期功能失调性子宫出血内源性雌激素水平较高者或绝经过渡期异常子宫出血。用口服避孕药自血止周期撤药性出血的第5日起每晚1次，连服3周，1周为撤药性出血的间隔，连续3个周期为1疗程。停药后若仍未建立正常月经周期者，应重复上述联合疗法。

3. 后半周疗法　适应于青春期或绝经过渡期功能失调性子宫出血患者。可在月经周期后半周（撤药性出血的第16~25日）服用甲羟孕酮1日10mg，连用10日为1疗程，连续3个周期为1疗程。

4. 宫内孕激素释放系统　通过在宫内放置含孕酮或炔诺酮的宫内节育器（UD），使孕激素在局部直接作用于子宫内膜，有减少经量的作用。在接触放置含左炔诺孕酮的宫内节育器12个月后，可使月经量减少97%。

（三）促排卵治疗

青春期异常子宫出血患者经上述调整周期药物治疗几个疗程后，通过雌、孕激素对中枢的反馈调节作用，部分患者可以恢复自发排卵。青春期一般不提倡使用促排卵药物，有生育要求的无排卵不孕患者，可根据病因采取促排卵方案。

1. 枸橼酸氯米芬　适用于有一定内源性雌激素水平的无排卵者，是最常用的促排卵药物。一般在月经第5日（或撤退性出血第5日）开始，每晚50~100mg，连用5日。诱发排卵成功率可达80%左右，多数服药在第1~3个月即出现排卵，若服药1个月左右仍无体温上升者则是无效；撤退出血后服用第2疗程或再继续服用1疗程。若2~3周期仍无效，则加大剂量，可达1日100mg，连服5日。其作用机制可能是通过竞争性结合下丘脑细胞内的雌激素受体，以阻断内源性雌激素对下丘脑的副反馈作用，促进下丘脑分泌更多的促性腺激素释放激素及垂体促性腺激素。

2. 促性腺激素　适用于低促性腺激素及枸橼酸氯米芬排卵失败者。促卵泡发育的机制有：尿促性素；卵泡刺激素，包括尿提取的卵泡刺激素、纯化卵泡刺激素、基因重组卵泡刺激素。促成熟卵泡排卵的制剂为绒促性素。常用尿促性素/绒促性素联合用药促排卵。尿促性素或卵泡刺激素一般1日剂量75~150U，于撤药性出血3~5日开始，连续7~12日待优势卵泡达成熟标准时，再使用绒促性素5 000~10 000U促排卵。并发症为多胎和卵巢过度刺激综合征（OHSS）。

3. 促性腺激素释放激素　利用其天然制品促排卵是用脉冲皮下注射或静脉给药，适用于下丘脑性无排卵。

（四）手术治疗

1. 刮宫术　最常用，适宜于急性大出血或存在子宫内膜癌高危因素的异常子宫出血患者。

2. 子宫内膜切除术　利用宫腔镜下金属套环、激光、滚动球电凝或热疗等方法，使子宫内膜组织凝固或坏死。适宜于经量多的绝经过渡期异常子宫出血和激素治疗无效且无生育要求的生育期异常子宫出血。术前1个月可给予口服达那唑600mg，1日1次以减少切除的组织量，增加手术安全性。治疗优点是创伤小，可减少月经量，部分患者可达到闭经目的。缺点是组织受到热效应破坏，影响病理诊断。

3. 子宫切除术　对年龄较大、无生育要求者、久治不愈、反复发作、出血多、伴有严重贫血者，并了解所有治疗异常子宫出血的可行方法后，可以由患者和家属知情选择接受子宫切除术。

三、中成药应用

(一) 治疗原则

根据发病的缓急、出血的新久和病情的轻重,本着"急则治其标,缓则治其本"的原则,灵活掌握和运用塞流、澄源、复旧三法。

塞流:即是止血,用于暴崩之际,急当塞流,止血防脱。

澄源:即正本清源。亦是求因治本,是治疗崩漏的重要阶段。一般用于出血减缓后的辨证论治。

复旧:即固本善后,是巩固崩漏治疗的重要阶段。根据不同的年龄阶段选择不同治法。

崩漏治疗,应当根据出血期和止血后的不同时期进行辨证论治。出血期以塞流、澄源为主,止血后以复旧为主,结合澄源。对因出血导致的严重贫血应输血。

(二) 辨证分型使用中成药

崩漏常用中成药一览表

证型	常用中成药
脾虚证	归脾丸、妇良片、乌鸡白凤丸
肾气虚证	妇科止血灵片、安坤赞育丸、妇科金丹
肾阴虚证	二至丸、养血安胶囊、安坤颗粒
肾阳虚证	妇科再造胶囊、茸坤丸
虚热证	固经丸、葆宫止血颗粒
实热证	宫血宁胶囊、断血流片
血瘀证	云南白药、独一味片(胶囊)

1. 脾虚证

〔**证候**〕**主症**:经血非时暴下不止,或淋漓日久不尽,色淡,质稀;**次症**:神疲乏力,气短懒言,面色㿠白,倦怠嗜卧,小腹空坠,面浮肢肿,纳呆便溏;**舌脉**:舌淡胖,边有齿痕,苔薄白,脉细弱或缓弱。

〔**治则**〕补气摄血,固冲止崩。

〔**方药**〕固本止崩汤(傅青主女科》)。

〔**中成药**〕(1)归脾丸[药典][由党参、炒白术、炙黄芪、炙甘草、茯苓、制远志、炒酸枣仁、龙眼肉、当归、木香、大枣(去核)组成]。功能主治:益气健脾,养血安神。用于心脾两虚型月经不调,症见气短心悸,失眠多梦,头昏头晕,肢倦乏力,食欲不振。用法用量:口服。1次8~10丸,1日3次。

(2) 妇良片^(药典)。见第8页。

(3) 乌鸡白凤丸^(指南推荐)。见第19页。

2. 肾气虚证

〔证候〕**主症:**经血非时而下,量多或淋漓日久不尽,色淡红或淡暗,质清稀;**次症:**面色晦暗,目眶暗黑,腰膝酸软,头晕耳鸣,精神不振,小便频数;**舌脉:**舌淡暗,苔白润,脉沉弱。

〔治则〕补肾益气,固冲止血。

〔方药〕固阴煎(《景岳全书》)。

〔中成药〕(1) 妇科止血灵片^(指南推荐)[由熟地黄、五味子、杜仲(炭)、续断、白芍、山药、牡蛎(煅)、海螵蛸、地榆(炒)、蒲黄(炭)、槲寄生组成]。功能主治:补肾敛阴,固冲止血。用于肾气虚型妇女子宫异常出血,症见面色晦暗,目眶暗黑,腰膝酸软,头晕耳鸣,精神不振等。用法用量:口服。1次5片,1日3次。

(2) 安坤赞育丸^(指南推荐)。见第18页。

(3) 妇科金丹^(专病用药)[由延胡索、生黄芪、人参、生阿胶、白薇、生白芍、甘草、茯苓、制没药、当归、黄柏、生鹿角、制松香、制乳香、杜仲炭(盐炒)、补骨脂(盐炒)、益母草膏、锁阳、小茴香(盐炒)、菟丝子、血余炭、艾炭、红白鸡冠花、生山药、川芎、牡丹皮、熟地黄、白芷、白术(麸炒)、藁本、黄芩、红花、陈皮、砂仁、广木香、续断、青蒿、肉桂(去粗皮)、紫苏叶、益母草、煅赤石脂组成]。功能主治:调经活血。用于肾气亏虚所致的崩漏,症见阴道出血量多,或淋漓不断,血色鲜红或紫暗,头晕耳鸣,腰膝酸软,舌质红或淡,脉细或细数无力等。用法用量:口服。1次1丸,1日2次。

3. 肾阴虚证

〔证候〕**主症:**经乱无期,量多或淋漓日久不尽,色鲜红,质稍稠;**次症:**头晕耳鸣,五心烦热,腰膝酸痛,潮热颧红,夜寐不安;**舌脉:**舌红,少苔,脉细数。

〔治则〕滋补肾阴,固冲止血。

〔方药〕左归丸(《景岳全书》)合二至丸(《医方集解》)。

〔中成药〕(1) 二至丸^(药典)。见第33页。

(2) 春血安胶囊^(药典)。见第18页。

(3) 安坤颗粒^(指南推荐)。见第4页。

4. 肾阳虚证

〔证候〕主症:经血非时而下,量多或淋漓日久不尽,色淡暗,质稀;次症:肢冷畏寒,腰膝酸软,面色晦暗或有暗斑,精神不振,小便清长,夜尿频多,肢肿便溏;舌脉:舌淡暗,苔白润,脉沉迟无力。

〔治则〕温肾助阳,固冲止血。

〔方药〕右归丸(《景岳全书》)去肉桂。

〔中成药〕(1)妇科再造胶囊(指南推荐)。见第29页。

(2)茸坤丸(专病用药)(由鹿茸、党参、白术、茯苓、甘草、当归、白芍、川芎、地黄、熟地黄、阿胶、乌药、木香、香附、紫苏、沉香、橘红、益母草、琥珀、黄芩、川牛膝、砂仁组成)。功能主治:补肾养血,疏肝调经。用于肾阳虚兼气滞型崩漏,症见月经淋漓不断,头晕耳鸣或白带清冷,量多,腰膝酸软,舌淡苔白,脉细缓无力或沉迟。用法用量:口服。1次1~2丸,1日3次。

5. 虚热证

〔证候〕主症:经乱无期,量多或淋漓日久不尽,色鲜红,质稠;次症:两颧潮红,烦热少寐,咽干口燥,潮热盗汗,大便干结;舌脉:舌红,少苔,脉细数。

〔治则〕滋阴清热,固冲止血。

〔方药〕保阴煎(《景岳全书》)。

〔中成药〕(1)固经丸(药典)。见第4页。

(2)葆宫止血颗粒(指南推荐)。见第9页。

6. 实热证

〔证候〕主症:经乱无期,量多如注,或淋漓日久不尽,色深红,质稠;次症:烦热口渴,喜冷饮,面红唇赤,小便短黄,大便干结;舌脉:舌红,苔黄,脉滑数。

〔治则〕清热凉血,固冲止血。

〔方药〕清热固经汤(《简明中医妇科学》)。

〔中成药〕(1)宫血宁胶囊(药典)。见第9页。

(2)断血流片(药典)。见第9页。

7. 血瘀证

〔证候〕主症:经乱无期,量时多时少,时出时止,经行不畅,色紫暗有块;次症:小腹疼痛拒按,面色晦暗,胸胁胀满或刺痛;舌脉:舌质紫或有瘀斑,脉涩。

〔治则〕活血化瘀,固冲止血。

〔方药〕逐瘀止崩汤(《安徽中医验方选集》)。

〔中成药〕(1)云南白药(药典)。功能主治:化瘀止血,活血止痛,解毒消肿。

用于跌打损伤,瘀血肿痛,吐血、咳血、便血、痔血、崩漏下血,手术出血,疮疡肿毒及软组织挫伤,闭合性骨折,支气管扩张及肺结核咳血,溃疡病出血,以及皮肤感染性疾病。用法用量:口服。1次0.25~0.5g,1日4次。注意:孕妇忌用;服药1日内,忌食蚕豆、鱼类及酸冷食物。

(2)独一味片(胶囊)^(药典)(由独一味组成)。功能主治:活血止痛,化瘀止血。用于多种外科手术后的刀口疼痛、出血,外伤骨折,筋骨扭伤,风湿痹痛以及崩漏、痛经、牙龈肿痛、出血。用法用量:口服。1次3片,1日3次。7日为1疗程;或必要时服。

止血后治疗

崩漏止血后,应根据患者的不同年龄阶段给予相应的治疗:对青春期及生育期患者,以调整月经周期,建立或恢复排卵功能为主;生育期因崩漏导致不孕者,应调经种子;对绝经过渡期患者,以预防子宫内膜病变为治疗原则。

四、单验方

1. 李培生(湖北中医药大学)验方——寒凉止崩汤 黄芩10g,白芍10g,生地黄15g,牡丹皮9g,白茅根15g,海螵蛸10g,墨旱莲15g,血余炭6g,茜草根6g。上药除白茅根、墨旱莲用鲜者外(干品亦可),黄芩、白芍、海螵蛸宜微炒用,茜草根、牡丹皮炒炭用。功效:清热凉血止血。用于血大下如崩,或淋漓不止;月经不调或经期错后,或经来不断。对症见血色较鲜、心烦口干、夜眠不安、舌质红、苔黄等阳盛阴虚及血热偏重的患者最为适宜。

2. 韩百灵(黑龙江中医药大学)验方

调气活血汤:当归15g,白芍15g,牡丹皮15g,川楝子15g,枳实15g,柴胡10g,川牛膝15g,生地黄15g,青皮15g,甘草10g。功效:调气活血。用于崩漏气滞血瘀证。

益气养血汤:人参15g,黄芪15g,熟地黄20g,白芍25g,当归15g,茯苓15g,五味子15g,远志15g,甘草10g。功效:气血双补,助肾纳气。用于崩漏气血两虚证。

3. 柴松岩(北京中医医院)验方——气滞血瘀证方 柴胡3g,益母草10g,香附10g,仙鹤草12g,茜草炭10g,阿胶珠12g。功效:化瘀止血,固本生新。用于胞宫瘀阻,新血不安,经乱无期,离经之血时瘀时流。产后余血未尽,感受寒湿,气结不畅,乃致成瘀。邪阻冲任,血不归经,发为崩漏。

4. 裘笑梅(浙江省中医院)验方——生地龙牡汤 生地黄30g,煅龙骨15g,煅牡蛎30g,墨旱莲12g,冬桑叶30g,蒲黄炭9g。功效:养阴清热,固涩止血。用于崩漏日久伤阴。

5. 夏桂成（江苏省中医院）验方——四草汤 马鞭草 30g,鹿衔草 30g,茜草 15g,益母草 15g。功效：化瘀、清热、利湿。用于血瘀挟血热性崩漏,对围绝经期崩漏尤为常用。

6. 炒荆芥穗 用法：1 次 25g,清水煎服。用于血崩血热证。

7. 鲜苎麻根 用法：1 次 30g,清水煎服,1 日 1 剂,连服 2 日。用于治疗血热型崩漏。

8. 五倍子 用法：将半生半熟的五倍子等分研末,冷水调 6g 空腹服。用于治疗崩漏出血。

9. 鲜益母草 用法：1 次 50g,捣烂绞汁服,或口嚼烂吞服其汁。用于崩漏血瘀证。

10. 香附 用法：250g,炒黑,研末,热酒适量调匀服,1 日 2 次,1 次 10g,连服 10 日。用于漏下腹胀而痛属气滞证者。

11. 艾叶 用法：艾叶醋炒 5g,鸡蛋黄 2 个,艾叶煎汤去渣,和鸡蛋黄,饭前温服。用于月经淋漓不断属阳虚证者。

12. 铁板醋 用法：醋 30g,铁板 100g,将铁板煅红后放入醋中泡 30 分钟,去渣服醋。用于崩漏。

13. 血余炭 用法：120g,研极细末,1 次服药面 1.5~3g,日 3 次,凡月经第 2 日开始服,连服 3~5 日。用于血崩。

14. 灶心土 60g,姜炭 30g。用法：将上药与 2 杯水同煮,一直到剩 1 杯的水量后,将残渣沥出,饮其汁液。用于崩漏属脾虚证者。

（林洁）

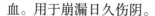 **第九节 闭经**

闭经是指女子年逾 16 周岁月经尚未来潮；或月经周期建立后又中断 6 个月以上,或月经停闭超过既往月经 3 个周期以上。前者为原发性闭经,后者为继发性闭经。原发性闭经占闭经总数的 5%,继发性闭经中大约 15% 属于功能性下丘脑闭经,多发生于年轻妇女。卵巢早衰的发病率在闭经中占 2%~10%,在一般人群中占 1%~3%。

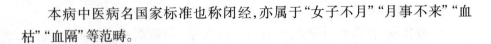

本病中医病名国家标准也称闭经,亦属于"女子不月""月事不来""血枯""血隔"等范畴。

一、诊断要点

(一) 病史

对于原发性闭经患者,应详细了解先天身体状况及后天生长发育过程中健康状况,有无严重慢性消耗性疾病、营养不良、甲状腺疾病、肾上腺疾病、结核病及家族遗传同类疾病等。

对于继发性闭经患者,应询问闭经前的月经情况,是否服用避孕药物,或接触化学药物,有无精神过度刺激或生活环境改变,有无产后出血、多次流产、反复刮宫及放化疗等病史。

(二) 症状

女子年逾 16 周岁月经尚未来潮,或已建立正常月经周期后又停经 6 个月以上,或停闭超过既往月经 3 个周期以上。

(三) 体征

1. 全身检查 观察患者的营养、发育、精神等状况,检查第二性征的发育程度,如全身毛发多少、分布及乳房的发育情况,同时注意有无溢乳及体重变化。

2. 妇科检查 检查内、外生殖器发育情况,有无生殖器官畸形、盆腔肿物(外阴、阴道、子宫、卵巢、腹部)。

(四) 辅助检查

1. 影像学检查 B 超检查、子宫输卵管造影、宫腔镜检查、腹腔镜检查,了解子宫、卵巢、输卵管等情况。疑似有下丘脑、垂体、蝶鞍区病变时,可选择 CT、MRI 检查。

2. 子宫功能检查 诊断性刮宫及子宫内膜活检,多用于已婚妇女,以了解宫颈及子宫内膜病变;雌、孕激素试验,用于了解体内雌、孕激素水平。

3. 卵巢功能检查 B 超检查、BBT 测定、宫颈黏液试验、生殖内分泌激素测定,以了解卵巢功能。

4. 垂体功能检查 血清 FSH、LH、PRL 放射免疫测定,用于了解闭经和高催乳素血症患者的垂体或更高中枢的功能情况。

5. 垂体兴奋试验 当患者血清 FSH 与 LH 含量均降低时,应用此法以区别病变在垂体或在下丘脑部。

(五) 鉴别诊断

1. 青春期前停经 少女月经初潮后,可有一段时间月经停闭,此属正常现象。

2. 妊娠期停经　有早孕反应,尿妊娠试验阳性,B超检查可见孕囊或胎心搏动,脉多滑数。

3. 哺乳期停经　产后正值哺乳期,或哺乳日久,月经未潮,妊娠试验阴性,妇科检查子宫正常大小。

4. 围绝经期停经　女子七七之年出现月经紊乱,继而停闭不行,伴有烘热汗出、心烦不宁、心悸失眠等一系列围绝经期症状。妇科检查子宫大小正常或稍小,尿妊娠试验阴性。

5. 特殊月经生理　避年,月经一年一行,无不适感,不影响受孕;暗经是终身无月经,但有生育能力。

6. 其他　排除生殖器发育异常,与甲状腺、肾上腺疾病及其他原因引起的内分泌疾病鉴别。

二、西医治疗要点

(一) 一般治疗

治疗全身性疾病,提高机体体质,合理饮食,保持标准体重,精神安慰,消除精神紧张和焦虑。

(二) 病因治疗

1. 子宫性闭经　先天性无阴道、无子宫患者择时行阴道成形术。子宫内膜结核应抗结核治疗。宫腔粘连者应分离粘连后放置节育器,并给予一定时间的雌孕激素序贯治疗,预防再粘连。

2. 卵巢性闭经　有肿瘤者应切除肿瘤。

3. 垂体性闭经　垂体催乳素肿瘤以溴隐亭治疗为首选,瘤体较大、引起视野缺失者可考虑手术治疗减压,术后服用溴隐亭。希恩综合征根据病情补充雌激素、孕激素、甲状腺素、肾上腺皮质激素。空蝶鞍综合征无高催乳素血症可不予处理。

4. 下丘脑性闭经　下丘脑肿瘤应手术治疗。由于运动过度、精神刺激或环境改变、体重过低所致者,应减少运动量,调整心理,注意劳逸结合,增加体重。神经性厌食者应改变进食习惯,必要时鼻饲高营养物质,以增加体重。因避孕药引起者应停药观察。

(三) 西药治疗

1. 性激素替代治疗

(1) 雌激素替代疗法:结合雌激素 0.625mg/d 或微粒化 17β-雌二醇 1mg/d,

连服 21 日,停药 1 周后重复给药。适用于无子宫者。

(2) 人工周期疗法:上述雌激素连服 21 日,最后 10 日加服甲羟孕酮 6~10mg/d。连续 3~6 个周期。

(3) 孕激素替代疗法:Ⅰ度闭经,黄体酮 20mg 肌内注射,1 次 /d,连用 5 日;或甲羟孕酮 6~10mg 口服,1 次 /d,连用 5 日,停药后 2~7 日可出现撤退性出血。

(4) 雌、孕激素合并疗法:卵巢颗粒细胞瘤引起的闭经,自月经第 5 日开始服用避孕药,每晚 1 次,连服 22 日停药,连续 3~6 个疗程。

2. 诱发排卵 适用于有生育要求的患者。

(1) 氯米芬:最常用。适用于有一定内源性雌激素水平的无排卵者。月经第 5 日始,1 日 50~100mg,连用 5 日。

(2) 促性腺激素:适用于低促性腺激素闭经及氯米芬促排卵失败者。HMG 或 FSH 75~150U/d,肌内注射,用药 3~5 天后根据雌激素反应调整用量,若雌激素水平未上升,可增加用量至 150~225U/d,自撤药性出血第 3~5 日开始,连续 7~12 日,待优势卵泡达到成熟标准时,再使用 HCG 5 000~10 000U 促排卵。

(3) 促性腺激素释放激素(GnRH):适用于下丘脑性闭经,用脉冲皮下注射或静脉给药。

3. 其他药物

(1) 溴隐亭:单纯高催乳素血症者,2.5~5mg/d,多在服药的第 5~6 周恢复月经。垂体催乳素瘤者,5~7.5mg/d,敏感者服药 3 个月后肿瘤明显缩小。

(2) 肾上腺皮质激素:适用于先天性肾上腺皮质增生引起的闭经,一般用泼尼松或地塞米松。

(3) 甲状腺素:如甲状腺片,适用于甲状腺功能减退所致的闭经。

(四) 手术治疗

1. 生殖器畸形 处女膜闭锁、阴道横隔或阴道闭锁,可手术切开或成形,宫颈发育不良若无法手术矫形,则应行子宫切除术。

2. 子宫粘连综合征 在宫腔镜下分离粘连,随后加用大剂量雌激素并放置宫腔内支撑 7~10 日。宫腔狭窄和粘连者,可通过宫颈扩张术治疗,并放置节育器以防再次粘连。

3. 肿瘤 卵巢肿瘤一经确诊应予手术治疗。催乳素瘤常用药物治疗,手术多用于药物治疗无效或巨腺瘤产生压迫症状者。其他中枢神经系统肿瘤多采用手术和 / 或放疗。

三、中成药应用

(一)治疗原则

根据虚实的不同,虚证采用"虚则补之"的原则,以滋养肝肾,补气养血为主;实证采用"泻而通之"的原则,以行气活血,温通经脉,祛痰除湿为主。虚实夹杂者,要补中有通,攻中有养,灵活化裁。因他病而致经闭者,当先治他病,或治病调经并用。

(二)辨证分型使用中成药

闭经常用中成药一览表

证型	常用中成药
肝肾不足证	杞菊地黄丸、大补阴丸、左归丸
肾气亏损证	金匮肾气丸、安坤赞育丸
气血虚弱证	人参养荣丸、阿胶当归合剂、乌鸡白凤丸
阴虚血燥证	百合固金丸、知柏地黄丸、坤泰胶囊
气滞血瘀证	丹莪妇康煎膏、桂枝茯苓胶囊、血府逐瘀胶囊、大黄䗪虫丸
痰湿阻滞证	二陈丸
寒凝血瘀证	少腹逐瘀丸、艾附暖宫丸

1. 肝肾不足证

〔证候〕**主症**:年满16周岁尚未行经,或初潮较晚,月经量少,经期延后,渐至闭经;**次症**:腰膝酸软,神疲倦怠,头晕耳鸣,两目干涩,面色少华;**舌脉**:舌质淡黄,苔少,脉沉细或细涩。

〔**治则**〕滋补肝肾,养血调经。

〔**方药**〕育阴汤(《百灵妇科·临床经验方》)去海螵蛸、牡蛎,加当归、菟丝子。

〔**中成药**〕(1)杞菊地黄丸^(药典)(由枸杞子、菊花、熟地黄、酒山萸萸、牡丹皮、山药、茯苓、泽泻组成)。功能主治:滋肾养肝。用于肝肾阴亏的眩晕、耳鸣、目涩畏光、视物昏花。用法用量:口服。大蜜丸1次1丸,1日2次。

(2)大补阴丸^(药典)。见第25页。

(3)左归丸^{《指南推荐》}。见第25页。

2. 肾气亏损证

〔证候〕**主症**:女子年逾16岁尚未行经,或月经初潮偏迟,时有月经停闭,或月经周期建立后,出现月经周期延后、经量减少渐至月经停闭;**次症**:全身发育欠佳,第二性征发育不良,腰腿酸软,头晕耳鸣,倦怠乏力,夜尿频多,性欲淡漠,面色晦暗,眼眶暗黑;**舌脉**:舌淡润,苔薄白,脉沉弱。

〔**治则**〕补肾益气,养血调经。

〔**方药**〕加减苁蓉菟丝子丸(《中医妇科治疗学》)加淫羊藿、紫河车。

〔**中成药**〕(1)金匮肾气丸^(指南推荐)[由地黄、山药、山茱萸(酒炙)、茯苓、牡丹皮、泽泻、桂枝、附子(制)、牛膝(去头)、车前子(盐炙)组成]。功能主治:温补肾阳,化气行水。用于闭经肾气不足证,症见腰膝酸软,小便不利,畏寒肢冷等。用法用量:口服。1次20~25粒(4~5g),1日2次。

(2)安坤赞育丸^(指南推荐)。见第18页。

3. 气血虚弱证

〔**证候**〕**主症**:月经周期延迟,量少,色淡红,质稀薄,渐至经闭不行;**次症**:神疲肢倦,头晕眼花,心悸气短,面色萎黄;**舌脉**:舌淡,苔薄,脉沉缓或细弱。

〔**治则**〕益气养血调经。

〔**方药**〕人参养荣汤(《太平惠民和剂局方》)。

〔**中成药**〕(1)人参养荣丸^(药典)[由人参、白术(土炒)、茯苓、炙甘草、当归、熟地黄、白芍(麸炒)、炙黄芪、陈皮、远志(制)、肉桂、五味子(酒蒸)组成]。功能主治:温补气血。用于心脾不足,气血两亏,形瘦神疲,食少便溏,病后虚弱。用法用量:口服。1次1丸,1日2次。

(2)阿胶当归合剂^(指南推荐)(由当归、阿胶、白芍、熟地黄、川芎、党参、炙黄芪、茯苓、炙甘草组成)。功能主治:补养气血。用于气血亏虚所致闭经。用法用量:口服。1次3粒,1日2次。

(3)乌鸡白凤丸^(药典)。见第19页。

4. 阴虚血燥证

〔**证候**〕**主症**:月经周期延后,经量少,色红,质稠,渐至月经停闭不行;**次症**:五心烦热,颧红唇干,咽干口燥,盗汗甚至骨蒸劳热,干咳或咳嗽唾血,大便燥结;**舌脉**:舌红,苔少,脉细数。

〔**治则**〕滋阴清热,养血调经。

〔**方药**〕加减一阴煎(《景岳全书》)加丹参、黄精、女贞子、制香附。

〔**中成药**〕(1)百合固金丸^(药典)(由百合、地黄、熟地黄、麦冬、玄参、川贝母、当归、白芍、桔梗、甘草组成)。功能主治:养阴润肺,化痰止咳。用于阴虚燥热闭经,症见闭经伴燥咳少痰,痰中带血,咽干喉痛。用法用量:口服。水蜜丸1次6g,大蜜丸1次1丸,1日2次。

（2）知柏地黄丸^{（药典）}。见第 14 页。

（3）坤泰胶囊^{（药典）}（由熟地黄、黄连、白芍、黄芩、阿胶、茯苓组成）。功能主治:滋阴清热,安神除烦。用于闭经后卵巢功能减退,围绝经期综合征见阴虚燥热者,症见潮热面红、自汗盗汗,心烦不宁,失眠多梦,头晕耳鸣,腰膝酸软,手足心热。用法用量:口服。1 次 4 粒,1 日 3 次,2~4 周为 1 疗程,或遵医嘱。

5. 气滞血瘀证

〔证候〕主症:月经停闭;次症:胸胁及乳房胀满,小腹胀痛拒按,精神抑郁,烦躁易怒,嗳气叹息;舌脉:舌紫暗,有瘀点,脉沉弦。

〔治则〕理气活血,祛瘀通经。

〔方药〕血府逐瘀汤(《医林改错》)。

〔中成药〕（1）丹莪妇康煎膏^{（指南推荐）}（由紫丹参、莪术、竹叶柴胡、三七、赤芍、当归、三棱、香附、延胡索、甘草组成）。功能主治:活血化瘀,疏肝理气,调经止痛,软坚化积。用于妇女瘀血阻滞所致闭经,痛经,经期不适、癥瘕积聚,以及盆腔子宫内膜异位症见上述症状者。用法用量:口服。1 次 10~15g,1 日 2 次。自月经前 10~15 天开始,连服 10~15 天为 1 疗程,经期可不停药。

（2）桂枝茯苓胶囊^{（药典）}（由桂枝、茯苓、牡丹皮、桃仁、白芍组成）。功能主治:活血、化瘀、消癥。用于妇人瘀血阻络所致癥块、经闭、痛经、产后恶露不尽;子宫肌瘤,慢性盆腔炎包块,痛经,子宫内膜异位症,卵巢囊肿见上述证候者;也可用于女性乳腺囊性增生病属瘀血阻络证,症见乳房疼痛、乳房肿块、胸胁胀闷;或用于前列腺增生属瘀阻膀胱证,症见小便不爽、尿细如线、或点滴而下,小腹胀痛者。用法用量:口服。1 次 3 粒,1 日 3 次,饭后服。

（3）血府逐瘀胶囊^{（药典）}。见第 25 页。

（4）大黄䗪虫丸^{（药典）}[由熟大黄、土鳖虫(炒)、水蛭(制)、虻虫(去翅足,炒)、蛴螬(炒)、干漆(煅)、桃仁、炒苦杏仁、黄芩、地黄、白芍、甘草组成]。功能主治:活血破瘀,通经消癥。用于瘀血内停所致的癥瘕、闭经,症见腹部肿块、肌肤甲错、目眶黯黑、潮热羸瘦、经闭不行,慢性乙型活动性肝炎。用法用量:口服。水蜜丸 1 次 3g,1 日 1~2 次;小蜜丸 1 次 3~6 丸;大蜜丸 1 次 1~2 丸,1 日 1~2 次。

6. 痰湿阻滞证

〔证候〕主症:月经延后,经量少,色淡,质黏稠,渐至月经停闭;次症:形体肥胖,神疲倦怠,胸闷呕恶,面浮肢肿,带下量多,色白质稠,头晕目眩,心悸气短;舌脉:苔白腻,脉滑。

〔治则〕健脾燥湿化痰,活血调经。

〔**方药**〕苍附导痰丸(《叶天士女科诊治秘方》)。

〔**中成药**〕二陈丸[药典]。见第20页。

7. 寒凝血瘀证

〔**证候**〕主症:月经停闭;次症:小腹冷痛拒按,得热痛缓,形寒肢冷,面色青白,小便清长;舌脉:舌紫暗,苔白,脉沉紧。

〔**治则**〕温经散寒,活血调经。

〔**方药**〕温经汤(《金匮要略》)。

〔**中成药**〕(1)少腹逐瘀丸[药典]。见第20页。

(2)艾附暖宫丸[药典]。见第19页。

四、单验方

1. 蔡小荪(上海市第一人民医院)验方——育阴养血方　炒当归9g,生地黄、熟地黄各9g,川芎9g,熟女贞子9g,淫羊藿12g,肉苁蓉9g,狗脊9g,山茱萸9g,制黄精12g,河车大造丸(吞服)。功效:滋肾养血。用于原发性闭经。

2. 裘笑梅(浙江省中医院)验方——养血补肾助阳饮　当归12g,丹参15g,白芍9g,熟地黄30g,菟丝子9g,肉苁蓉9g,巴戟天9g,淫羊藿12g,仙茅9g,鹿角胶(烊化)6g,阿胶(烊化)12g,紫河车粉(分吞)3g。功效:补督脉,壮元阳,养血液,生精髓。用于闭经属产后脱血,肾阳虚损者或希恩综合征。

3. 戴德英(上海中医药大学附属曙光医院)验方——温肾通经方　肉苁蓉10g,巴戟天10g,黄芪20g,熟地黄15g,当归12g,川芎10g,鸡血藤20g,芍药10g,磁石(先煎)30g,阿胶(烊化)10g,鹿角片(先煎)10g,泽兰叶12g,紫河车粉(分吞)6g。功效:温肾,填精,通络。用于希恩综合征,闭经。

4. 王大增(上海中医药大学附属龙华医院)验方——归芪调经汤　当归30g,炙黄芪30g,生姜3片,大枣10枚,淫羊藿15g,菟丝子30g。上药水煎后制成糖浆500ml。功效:补肾益气,养血。用于气血两虚型闭经。症见月经周期延后、量少、色红质薄,渐至月经停闭,神疲肢倦,头晕眼花,心悸气短,面色萎黄;舌质淡,苔薄,脉沉缓或细弱。

5. 许润三(中日友好医院)验方——鹿角露饮　鹿角霜20g,白术20g,生黄芪25g,当归20g,川芎10g,香附10g,半夏10g,枳壳20g,昆布15g,益母草15g。功效:温阳,利水,通经。用于闭经后肾虚痰湿者。症见经闭时间较久,形体肥胖,或有水肿,胸胁满闷,恶心痰多,神疲倦怠,怕冷,性欲淡漠;舌质淡或胖嫩,苔薄白,脉象沉弱。

6. 刘奉五(北京中医医院)验方——四二五合方　当归9g,白芍9g,川芎

3g,熟地黄 12g,覆盆子 9g,菟丝子 9g,五味子 9g,车前子 9g,牛膝 12g,枸杞子15g,仙茅 9g,淫羊藿 12g。功效:养血益阴,补肾生精。用于血虚肾亏所引起的经闭或希恩综合征。

7. 鳖甲 50g,白鸽 1 只。用法:先将白鸽洗净,再将鳖甲打碎,放入白鸽腹内,共置瓦锅内加水适量,炖熟后调味服食。隔日 1 次,每个月连服 5~6 次。用于闭经属肝肾亏虚证者。

8. 当归、黄芪各 30g,生姜 65g,羊肉 250g。用法:将羊肉洗净切块,生姜切丝,当归和黄芪用纱布包好,共放瓦锅内加水适量炖至烂熟,去药渣,调味服食。1 日 1 次,每个月连服 5~7 日。用于闭经属气血虚弱证者。

9. 鸡蛋 2 个,川芎 9g,红糖适量。用法:加水同煮,鸡蛋熟后去壳再煮片刻,去药渣,加红糖调味吃蛋喝汤。1 日 1 剂,每个月服 5~7 剂。用于闭经属气滞血瘀证。

10. 鲜姜黄 21g,黄酒 50ml,鸡蛋 2 枚。用法:先将鸡蛋煮熟去壳,再入姜黄同煮 20 分钟即成。弃汤,用黄酒送服鸡蛋,1 日 1 次,连服 4~5 日。用于寒凝经闭或气滞血瘀的闭经。

11. 云苓 50g,红花 6g,红糖 100g。用法:前两味水煎取汁,冲化红糖温服。1 日 1 剂,每个月连服 5~7 剂。用于闭经属痰湿阻滞证者。

12. 丁香、硫黄各 10g,鸡蛋 1 枚。用法:将上 2 味药共研为细末,鸡蛋打一小孔,将药末放入鸡蛋中,湿纸封口蒸熟,空腹时用米酒 10ml 送服。如月经仍不行,可连服 2~3 次,1 日 1 次。用于肾阳不足所引起的闭经。

(雷磊)

第十节 痛经

痛经是指妇女正值经期或经行前后出现周期性下腹部疼痛,或伴腰骶酸痛,影响正常工作及生活,包括西医的原发性痛经和继发性痛经。前者是指生殖器无器质性病变的痛经;后者系由于盆腔器质性疾病如子宫内膜异位症、盆腔炎、宫颈狭窄或膜样排经等所引起的痛经。痛经是妇科最常见症状之一,发病率约为 33.1%,原发性痛经占 36.6%,严重影响工作者占 13.59%。原发性痛经以青少年女性多见,继发性痛经则常见于育龄期妇女。由于宫颈内口或宫颈管狭窄,子宫过度后倾后屈,经血流通不畅,而使子宫肌发生痉挛性收缩以利经血排出。若子宫平滑肌过度收缩历时较长,造成子宫供血不足,导致厌氧代谢物贮积,刺激疼痛神经元而发生痛经。

本病中医病名国家标准亦称痛经,亦属于"经行腹痛"范畴。中医认为本病的发生主要是由于经期及经期前后受到致病因素的影响,导致冲任瘀阻或寒凝经脉使气血运行不畅,胞宫经血流通受阻,以致不通则痛;或冲任、胞宫失于濡养,不荣则痛。其病位在冲任、胞宫,变化在气血,表现为痛症。其病性有虚实之别,虚证以气血虚弱、肝肾亏损为主,实证以气滞、血瘀、湿阻为多。

一、诊断要点

(一)症状

原发性痛经多见于青春期少女,初潮后 1~2 年内发病。继发性痛经多见于育龄期妇女。

正值经期或经期前后 7 日内下腹疼痛明显,以致影响正常工作、生活。疼痛多呈阵发性、痉挛性,或呈胀痛或下坠感。疼痛常可放射至腰骶部、肛门、阴道及大腿内侧。痛甚者可伴面色苍白,出冷汗,手足发凉,恶心呕吐,甚至晕厥等。

疼痛程度的判定方法:视觉模拟标度尺(VAS 法)。

用 0~100mm 的刻度尺量化患者的主观疼痛程度,VAS 指数 0mm 代表无痛,100mm 代表无法忍受的剧痛。VAS 指数 1~3 为轻度,4~6 为中度,7~10 为重度。

(二)体征

下腹部有轻压痛,无肌紧张,无反跳痛。原发性痛经在发作时做双合诊或肛腹诊检查可有子宫压痛,但无严重的宫颈举痛和附件增厚、压痛。

(三)辅助检查

1. B 超检查 有助于原发性痛经与继发性痛经的鉴别。

2. 腹腔镜检查 必要时可行此项检查,以明确诊断子宫内膜异位症等疾病。

(四)鉴别诊断

1. 卵巢囊肿带扭转 常有卵巢囊肿病史,经期或经行前后突发一侧下腹绞痛,B 超检查有助于诊断。

2. 异位妊娠 有停经史或月经量少,若输卵管妊娠破裂出血,则伴发下腹部剧烈疼痛拒按,肌紧张,血 β-HCG 及 B 超检查有助于诊断。

3. 急性阑尾炎 经期或经行前后发生的急性阑尾炎可出现下腹部疼痛,

伴发热,麦氏点压痛、反跳痛、肌紧张,血常规示白细胞计数增高。

4. 膀胱炎 经期或经行前后发生的膀胱炎出现下腹部疼痛,伴发热,尿急,尿频,尿痛,尿常规异常。

5. 结肠炎 经期或经行前后发生的结肠炎除下腹部疼痛外,常伴大便溏稀,次数增加,便常规、结肠镜、钡剂灌肠等有助于诊断。

二、西医治疗要点

(一) 一般治疗

精神安慰,解除顾虑,疼痛难以忍受时应适当应用镇痛、镇静、解痉药。

(二) 西医常规用药方案

1. 前列腺素合成酶抑制剂

(1) 苯基丙酸类:通过抑制前列腺素合成酶,减少前列腺素(PG)的生成,防止出现过强或痉挛性子宫收缩。如布洛芬 200~400mg,1 日 3~4 次,或酮洛芬 50mg,1 日 3~4 次。

(2) 灭酸类:为前列腺素合成酶抑制剂,通过如氟芬那酸 200mg,1 日 3 次,或甲芬那酸 250mg,1 日 3 次,均于月经来潮即开始服用,连续 2~3 日。

2. 口服避孕药疗法 通过抑制子宫内膜生长,减少月经量,抑制排卵,减少月经血中 PG,主要适用于要求避孕的痛经妇女。避孕药Ⅰ号(复方炔诺酮片)或Ⅱ号(复方醋酸甲地孕酮片),于月经周期第 5 日始,每晚口服 1~1.5 片,连服 22 日。

3. 钙通道阻滞药 硝苯地平(心痛定)片剂,10mg/片。用法:10mg,每 6~12 小时口服 1 次。

4. 其他 对于用上述方法治疗后效果仍不佳者,可于月经来潮时服用氢可酮或可待因。

(三) 西医特殊用药方案

1. 经皮电神经刺激 可用于药物治疗无效,或有副作用,或不愿接受药物治疗的患者。

2. 腹腔镜下子宫神经部分切除术 过去对药物等方法治疗无效的顽固性痛经患者,选用骶前神经节切除术。

三、中成药应用

(一) 治疗原则

痛经的治疗应当分为两个阶段,即经期治标止痛,根据证加用具有止痛作用的中药,一般用药时间为疼痛发生前 3~5 天,用至痛止;平时治疗审证求因。需连续治疗 3 个月经周期以上。

(二)辨证分型使用中成药

痛经常用中成药一览表

证型	常用中成药
气滞血瘀证	元胡止痛片、血府逐瘀胶囊、田七痛经胶囊
寒凝血瘀证	少腹逐瘀丸、痛经宝颗粒、二益丸
湿热瘀阻证	散结镇痛胶囊、金英胶囊、调经益母丸
气血虚弱证	女金胶囊、复方阿胶浆、八珍益母丸
肝肾亏损证	春血安胶囊、妇科再造胶囊

1. 气滞血瘀证

〔证候〕主症:经前或经期小腹胀痛拒按,经行不畅,色紫暗,有血块,块下痛减;次症:经前乳房胀痛;舌脉:舌暗红或有瘀点、瘀斑,苔薄白,脉弦。

〔治则〕理气活血,化瘀止痛。

〔方药〕膈下逐瘀汤(《医林改错》)加生蒲黄、血竭粉。

〔中成药〕(1)元胡止痛片[药典](由醋延胡索、白芷组成)。功能主治:理气,活血,止痛。主气滞血瘀所致的胃痛,胁痛,头痛及痛经。症见经行不畅,色紫暗,有血块,块下痛减等。用法用量:口服,1 次 4~6 片,1 日 3 次,或遵医嘱。

(2)血府逐瘀胶囊[药典]。见第 25 页。

(3)田七痛经胶囊[指南推荐](由三七、五灵脂、蒲黄、延胡索、川芎、木香、小茴香、冰片组成)。功能主治:通调气血,止痛调经。用于经期腹痛及因寒所致的月经失调。用法用量:口服,经期或经前 5 天 1 次 3~5 粒,1 日 3 次,经后可继续服用,1 次 3~5 粒,1 日 2~3 次。

2. 寒凝血瘀证

〔证候〕主症:经前或经期小腹冷痛,得热痛减,色暗,有血块;次症:平素带下量多,质清稀,畏寒肢冷;舌脉:舌暗或有瘀点、瘀斑,苔白或腻,脉沉紧。

〔治则〕温经散寒,化瘀止痛。

〔方药〕少腹逐瘀汤(《医林改错》)加乌药、制附子。

〔中成药〕(1)少腹逐瘀丸[药典]。见第 20 页。

(2)痛经宝颗粒[药典][由红花、当归、肉桂、三棱、莪术、丹参、五灵脂、木香、延胡索(醋制)组成]。功能主治:温经化瘀,理气止痛。用于寒凝气滞血瘀,妇女痛经,症见少腹冷痛,月经不调,经色暗淡。用法用量:颗粒,每包10g,开水冲服。1日2次,1次1包,病重者加倍。于经前约1周开始服用,持续至经来3天停服,3个月经周期为1疗程,或遵医嘱。经期注意保暖,避免情绪紧张。

(3)二益丸^(指南推荐)[由肉豆蔻、山柰、砂仁(盐水炙)、海螵蛸、附子(黑顺片)、橘红、蛇床子、木香、甘草(蜜制)、白芷、龙骨、肉桂、吴茱萸、当归(酒浸)、花椒、丁香、细辛、母丁香、檀香、豆蔻、枯矾、朱砂组成]。功能主治:调经止带,温肾暖宫。用于经脉不调,行经腹痛,瘀血痨症,下元虚寒,腰膝酸痛,赤白带下等。用法用量:黄酒或温开水送服。1次1~2丸,1日2次。

3. 湿热瘀阻证

〔证候〕**主症**:经前或经期小腹疼痛或胀痛拒按,有灼热感,或痛连腰骶,色暗红,质稠,或夹较多黏液;**次症**:平素带下量多,色黄,质稠,有异味,或低热起伏,小便黄赤;**舌脉**:舌红,苔黄腻,脉弦数或滑数。

〔治则〕清热除湿,化瘀止痛。

〔方药〕清热调血汤(《古今医鉴》)加蒲公英、连翘、生薏苡仁。

〔中成药〕(1)散结镇痛胶囊^(药典)(由龙血竭、三七、浙贝母、薏苡仁组成)。功能主治:软坚散结,化瘀定痛。用于痰瘀互结兼气滞所致的继发性痛经、月经不调、盆腔包块、不孕;子宫内膜异位症见上述证候者。用法用量:口服。1次4粒,1日3次。于月经来潮第一天开始服药,连服3个月经周期为一疗程。

(2)金英胶囊^(指南推荐)。见第14页。

(3)调经益母丸^(专病用药)(由益母草、丹参、冰糖草组成)。功能主治:清热散瘀调经。用于湿热瘀阻型痛经,症见经前腹痛,甚则剧痛难忍,随月经周期持续发作,口渴心烦,两乳胀痛,经色黑紫或量少如油膏,舌质暗或有瘀斑,脉沉弦或弦涩等。用法用量:口服。水丸,1次20~30粒,1日3次;片剂,1日5~8片,1日2~3次,温开水或黄酒送服。

4. 气血虚弱证

〔证候〕**主症**:经期或经后小腹隐隐坠痛,喜按,或小腹及阴部空坠,月经量少,色淡,质清稀;**次症**:面色无华,神疲乏力;**舌脉**:舌淡,苔薄白,脉细无力。

〔治则〕补气养血,调经止痛。

〔方药〕八珍汤(《正体类要》)加鸡血藤、阿胶、三七。

〔中成药〕(1)女金胶囊^(药典)。见第3页。

(2)复方阿胶浆^(药典)。见第25页。

（3）八珍益母丸^{（药典）}（由益母草、党参、炒白术、茯苓、甘草、当归、酒白芍、川芎、熟地黄组成）。功能主治：益气养血，活血调经。用于气血两虚兼有血瘀所致的月经不调，症见月经周期错后、行经量少、精神不振、肢体乏力等。用法用量：口服。1次6g，1日2次。

5. 肝肾亏损证

〔**证候**〕**主症**：经期或经后小腹绵绵作痛，伴腰骶部酸痛，月经量少，色淡暗，质稀；**次症**：头晕耳鸣，失眠健忘，或伴潮热；**舌脉**：舌淡红，苔薄白，脉细弱。

〔**治则**〕补养肝肾，调经止痛。

〔**方药**〕调肝汤（《傅青主女科》）加肉苁蓉、桑寄生、菟丝子、杜仲、川续断。

〔**中成药**〕（1）春血安胶囊^{（药典）}。见第18页。

（2）妇科再造胶囊^{（指南推荐）}。见第29页。

四、单验方

1. 蔡小荪（上海市第一人民医院）验方——温经散寒汤　当归12g，川芎10g，赤芍15g，白术10g，紫石英15g，胡芦巴10g，五灵脂10g，川楝子10g，延胡索12g，制香附12g，小茴香10g，艾叶10g。功效：温经散寒，活血止痛。用于寒凝血瘀型痛经。

2. 裘笑梅（浙江省中医院）验方——调经定痛散　当归9g，白芍9g，川芎4.5g，生地黄15g，川楝子9g，延胡索9g，木香9g，乌药9g，乳香4.5g，没药（去油）4.5g。功效：疏肝理气，活血化瘀。用于气滞血瘀型痛经，以经前或经期少腹胀痛为主症。

3. 杨鉴冰（陕西中医药大学附属医院）验方——止痛快　当归、益母草各15g，川芎6g，细辛5g，白芍、泽兰、延胡索、山药、白芷各10g。功效：活血化瘀，理气止痛。用于痛经。

4. 何子淮（杭州市中医院）验方——温胞汤　附子、肉桂、干姜、艾叶、淡吴茱萸、延胡索、香附、广木香、炒当归、炒川芎。功效：理气活血，散寒止痛。用于寒湿凝滞型痛经。症见经前小腹骤痛，经行量少难下，色如黑豆汁，手足不温，痛剧冷汗自流，或呕吐便泄，面色㿠白，唇青紫。

5. 蔡小荪（上海市第一人民医院）验方——炎症痛经方　当归9g，川芎4.5g，赤芍9g，牛膝9g，桂枝2.5g，牡丹皮9g，败酱草30g，柴胡梢4.5g，延胡索9g，制香附9g，红藤30g，生甘草3g。功效：行血清热止痛。用于痛经。

6. 蒲辅周（中国中医科学院广安门医院）验方——痛经Ⅱ方　当归50g，

生艾叶25g,红糖100g。功效:温阳活血止痛。用于经行腹痛、下腹凉,手足不温,属血寒者。

7. 夏桂成(江苏省中医院)验方:补肾促排卵汤 当归10g,赤、白芍各10g,怀山药、山茱萸、熟地黄、牡丹皮、茯苓、川续断、菟丝子、紫石英(先煎)各10g,红花6g。功效:滋阴助阳,调气活血。用于功能性痛经,经间排卵期交替发作疼痛。

8. 白芍20g,三七、延胡索各5g。用法:水煎服,1日1剂,上、下午各服1次。用于血瘀型痛经。

9. 桂皮6g,山楂肉9g,红糖50g。用法:月经来前水煎温服,1日1剂,连服2~3日。适宜于寒凝血瘀型痛经。

10. 生姜6g,红枣10g,红糖60g。用法:加水适量煎汤服,经前1日1次连服3~5日。用于虚寒型痛经。

11. 丹参60g,党参30g,白酒500ml,红糖适量。用法:将前2味浸入白酒中泡30日,于经前加糖调服,1日10~20ml,1日2~3次,连服3~4日。用于气血虚弱型痛经。

12. 益母草30~60g,延胡索20g,鸡蛋2个。用法:加水同煮,鸡蛋熟后取出再煮片刻,去药渣,吃鸡蛋饮汤。1日1剂,水煎2次分服,于经前连服5~7日。用于痛经属气滞血瘀证者。

13. 肉苁蓉,大米,羊肉各适量。用法:选用肉苁蓉嫩者,刮去鳞,用酒洗,煮熟后切薄片,与大米、羊肉同煮粥,调味服食。用于寒性通经。

(李慧芳)

第十一节 经行乳房胀痛

经行乳房胀痛指妇女连续2个月经周期以上出现经前或经期乳房作胀,甚则胀满疼痛,或伴乳头痒痛者。多伴随着月经周期而发,发生在经前3~7日,于经前2~3日达高峰,经水一来后乳胀明显消退。

本病中医病名国家标准也称经前乳房胀痛,属月经前后诸症,本病与月经不调、不孕症等有一定联系。

一、诊断要点

(一) 病史

长期精神紧张或抑郁不舒。

(二) 症状

经前或经期出现乳房胀痛,或乳头胀痒,乳胀的程度不一,大多以乳房胀痛、乳头疼痛为主,严重者出现不可触衣的病变,有部分患者有乳头痒或可触及界限不甚清楚的结块,经行后乳房胀痛明显减轻甚至消退。

(三) 体征

双侧乳房胀满,扪诊时乳房敏感或刺痛,多无明显结块。

(四) 辅助检查

1. 影像学检查　乳腺红外线检查、彩色多普勒超声(彩超)检查无明显器质性病变。

2. 生殖内分泌激素检查　可有血清 PRL 水平升高或 P 水平偏低,E_2 水平相对偏高。

3. 妇科检查　盆腔器官无异常。

4. 体格检查　经行前双侧乳房胀满,可有触痛,但无肿块,皮色不变,经后消失。

(五) 鉴别诊断

1. 乳癖(乳腺增生症)乳房中出现形状、大小、数量不一的硬结肿块,肿块常为多发性,呈串珠状,结节状,肿块与皮肉不相连,经前或恼怒时增大,经后可缩小,但不消失,并常伴有经行乳房胀痛。

2. 乳核(乳腺纤维腺瘤)　临床上以无痛性乳房肿块为主要症状,肿块往往发生于一侧,其形状似丸卵,表面较硬而光滑边界清楚,活动度好,可移动,生长速度比较缓慢,腋下无淋巴结肿大。乳房红外线扫描或彩超检查有助于诊断。

3. 乳岩(乳腺癌)　初起虽可有乳房疼痛,但无周期性发作特点,乳房扪及肿块,可有压痛,病变晚期常伴有乳头内陷、溢血、乳房皮肤橘皮样改变,腋下可触及肿大淋巴结。乳房 X 线、彩超、红外线检查等有助于诊断,必要时可行细胞学检查、活组织病理检查等。

二、西医治疗要点

(一) 一般治疗

治疗全身性疾病,提高机体体质,清淡低脂饮食,教育与情感支持,适当运

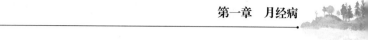

动,自我放松,消除精神紧张和焦虑。

（二）西药治疗

1. 抗焦虑药　用于有明显焦虑的患者。阿普唑仑经前用药,用至月经来潮第2~3日。另外抗焦虑药副作用发生率高且有成瘾的可能。因此,阿普唑仑被推荐为二线治疗药物。

2. 抗抑郁药　用于有明显抑郁的患者。本品是经前期综合征患者的首选治疗药物。

3. 醛固酮受体竞争性抑制剂　黄体期液体潴留常见,因此利尿药治疗经前紧张征非常广泛,应用最多的是噻嗪类利尿药及螺内酯。对改善神经症状、水肿,尤其是乳房胀痛方面的疗效更明显。

4. 抑制排卵　口服避孕药能缓解症状,并可减轻水潴留症状。尤其第三代避孕药具有抗雄激素的作用,可以稳定波动的内源性激素,对改善经前期综合征的临床表现有重要意义。

5. 溴隐亭　为多巴胺受体激动剂,通过作用于垂体上的多巴胺受体,释放多巴胺来抑制催乳素的合成和释放。但停药后,乳房疼痛等症状会复发,因此不宜作为常规应用。

6. 前列腺素抑制剂　能减轻经前紧张征的许多症状。包括乳房胀痛、头痛等。常见的副作用有消化道症状、神经症状等。

7. 达那唑　是一种人工合成雄激素,作用机制是对丘脑 - 垂体促性腺激素具有抑制作用,减少雌激素对乳腺的刺激,对消极情绪、疼痛及行为改变比安慰剂效果好。

（三）手术治疗

子宫及双侧卵巢切除术能有效地根治经前期综合征,主要是阻断的卵巢激素可能参与经前期综合征发生的作用机制,但一般只用于严重病情及无生育要求的患者,其安全性与实用性仍有待研究。

三、中成药应用

（一）治疗原则

经行乳房胀痛,有虚实之分,治疗上以疏肝养肝,通络止痛为大法。根据虚实的不同,虚证采用"虚则补之"的原则,以滋养肝肾,补气养血为主,并注意平时调治;实证采用"泻而通之"的原则,以疏肝理气通络为主,常于经前开始用药。一般须连续治疗3个月经周期。

（二）辨证分型使用中成药

经行乳房胀痛常用中成药一览表

证型	常用中成药
肝郁气滞证	逍遥丸、越鞠丸
肝郁化火证	加味逍遥口服液
肝肾阴虚证	六味地黄丸＋逍遥丸

1. 肝郁气滞证

〔**证候**〕**主症**:经前、经期乳房乳头胀痛,甚或结节成块,痛而不能触衣;**次症**:胸闷胁胀,忧郁寡言,喜叹息或心烦易怒,口苦咽干;**舌脉**:舌暗红,苔薄白,脉弦细。

〔**治则**〕疏肝理气,和胃通络。

〔**方药**〕柴胡疏肝散(《景岳全书》)。

〔**中成药**〕(1)逍遥丸^(药典)。见第30页。

(2)越鞠丸^(药典)〔由香附(醋制)、川芎、栀子(炒)、苍术(炒)、六神曲(炒)组成〕。功能主治:理气解郁,宽中除满。用于胸脘痞闷,腹中胀满,饮食停滞,嗳气吞酸。用法用量:口服。1次6~9g,1日2次。

2. 肝郁化火证

〔**证候**〕**主症**:经前、经期乳房胀满疼痛,或乳头痒痛,痛甚不可触衣,疼痛拒按;**次症**:月经先期,量多,色红,质稠,有血块,心烦易怒,或两胁胀痛,口苦咽干,尿黄便结;**舌脉**:舌红,苔黄,脉弦数。

〔**治则**〕清肝泻火,散瘀止痛。

〔**方药**〕丹栀逍遥散(《内科摘要》)。

〔**中成药**〕加味逍遥口服液^(药典)。见第5页。

3. 肝肾阴虚证

〔**证候**〕**主症**:经期乳房胀痛,按之柔软无块;**次症**:月经量少,色淡,腰膝酸软,两目干涩,咽干口燥,五心烦热;**舌脉**:舌红,苔薄或少,脉细数。

〔**治则**〕滋肾养肝,通络止痛。

〔**方药**〕一贯煎(《续名医类案》)。

〔**中成药**〕(1)六味地黄丸^(药典)。见第24页。

(2)逍遥丸^(药典)。见第30页。

四、单验方

1. 张翼宙(浙江省中医院)验方——蒺麦散加减 白蒺藜 12g,大麦芽 15g,小青皮 9g,延胡索、川楝子各 6g,橘核、橘络各 4.5g,蒲公英 15g,生地黄、麦冬各 12g。功效:疏肝理气,通络止痛,滋补肝肾。用于经行乳房胀痛属肝郁气滞证者。

2. 许子春(浙江中医药大学附属第三医院)验方——逍遥散合蒺麦汤加味 软柴胡 6g,薄荷 3g,炒当归 12g,酒赤芍 12g,玫瑰花 5g,广郁金(杵)12g,潼蒺藜、白蒺藜、预知子各 12g,生麦芽 30g,制香附 10g,炒乌药 6g,紫苏梗 6g,炙甘草 3g。功效:疏肝解郁,理气消胀,宣通乳络。用于经行乳房胀痛属肝郁证者。

3. 郭志强(北京中医药大学)验方——养血舒肝煎 当归 15g,熟地黄 15g,白芍 15g,黄精 15g,炒白术 25g,生何首乌 25g,枸杞子 15g,橘叶 12g,山慈菇 12g,川楝子 10g。功效:养血柔肝,理气解郁。用于经前乳房胀痛属血虚肝郁证者。

4. 刘金星(山东省中医院)验方——自拟通络饮加减 北柴胡 12g,炒白芍 12g,青皮 12g,陈皮 12g,炒王不留行 15g,路路通 12g,醋香附 12g,皂角刺 15g,地龙 12g,醋莪术 12g,醋三棱 12g,麸炒枳壳 12g,巴戟天 18g,橘叶 9g,制延胡索 18g。功效:疏肝解郁,理气通络。用于经行乳房胀痛属肝郁气滞证者。

5. 谢佑宁(南京市中医院)验方——二皮橘核蜜饮 青皮 10g,陈皮 10g,橘核 15g,枳壳 10g,郁金 10g,蜂蜜 30g。功效:疏肝解郁,理气通络。用于经行乳房胀痛属肝气郁结证者。

6. 生麦芽 200g。制法:水煎服。用法:1 日 3 次。功效:疏肝解郁。用于经行乳房胀痛属肝郁气滞证者。

7. 橘核 15g,青皮 10g,橘皮 10g,郁金 10g,枳壳 10g,蜂蜜 30g。制法:先将以上 5 味药洗净晒干后切碎,同放入砂锅,加入清水浸泡透,煎煮 20 分钟,然后用洁净纱布过滤,去渣,收取滤汁放入容器,待其温热时,加入蜂蜜,拌和均匀。用法:早晚 2 次服用,温服,隔日煎服 1 剂,经前连服 7 天。功效:疏肝解郁,健脾消食。用于经前乳房胀痛属肝郁脾虚证者。

8. 香附 10g,粳米 50g,红糖适量。制法:将香附煎取药汁,另粳米加入 500ml 清水煮为粥。加入香附汁,煮成稠粥,加入适量红糖即成。用法:1 日早晚 2 次温服。功效:疏肝解郁,补气养血。用于经前乳房胀痛属肝郁气滞证者。

9. 陈皮 10g,茯苓粉 20g,糯米粉 300g,白糖 100g,红糖 100g。制法:上述材料同放入盆中,加清水适量,充分搅拌均匀,倒入盘中,用大火隔水蒸熟,取下冷却后切成小块。用法:可当点心食用,1日数次。功效:疏肝解郁。用于经行乳房胀痛属肝郁气滞证者。

10. 玫瑰花 6g,金橘饼 1/2 块。制法:将玫瑰花洗净烘干,与切碎的金橘饼一同放入有盖杯中,用刚煮沸水冲泡,拧紧杯盖,闷放 15 分钟即成。用法:当茶频频饮用,一般可冲泡 3~5 次,玫瑰花瓣、金橘饼也可以一并嚼服,平时隔日服用 1 剂,经前连服 7 日。功效:疏肝解郁。用于经行乳房胀痛属肝郁气滞证者。

11. 红枣 10 枚、山楂肉 15g,酸枣仁 20g。制法:上 3 味加水煎汤。用法:1日 1 剂。功效:疏肝解郁。用于经行乳房胀痛属肝郁气滞证者。

12. 佛手 10g,白芍 12g,川芎 5g,鸡肉 150g。制法:先将鸡肉洗净,斩块,其余用料洗净。将全部用料放入锅内,加清水适量,文火煮 1~2 小时,加食盐,味精调料。用法:喝汤吃肉,分次食用,1 日之内用完。功效:活血行气解郁。用于乳房胀痛属气郁血瘀证者。

13. 海带 60g,鲜山楂 30g,鲜橘皮 30g。制法:将海带泡发,洗净切块,与山楂、橘皮同煮熟,加调料即成。用法:佐餐当菜,随量食用。功效:活血化瘀,祛湿散结。用于经前乳房胀痛属痰湿凝滞证者。

（林洁）

第十二节　经行头痛 ●

经行头痛属于"内伤头痛"的范畴,为中医妇科学中月经前后诸症。亦称经行头痛。经期紧张征中的月经性偏头痛可按经行头痛论治。

一、诊断要点

（一）病史
有久病体弱、长期情志不畅、精神过度刺激史。

（二）症状
头痛随月经周期发作,经后自止。连续 2 个月经周期以上。

疼痛程度的判定方法:量化患者的主观疼痛程度,VAS 指数 0 代表无痛,100mm 代表无法忍受的剧痛。VAS 指数 1~3 为轻度,4~6 为中度,7~10 为重度。

（三）体征

头颅大小形态正常,无肿块及压痛,无疖、皮肤红肿破溃等。

（四）辅助检查

1. 影像学检查　可行头颅 CT 检查排除颅脑占位性病变。

2. 妇科检查　无异常。

（五）鉴别诊断

1. 经期外感　经期或行经前后偶感风寒或风热,出现头痛,其发病与月经周期无关,伴恶寒发热,鼻塞,流涕,咽痒等。

2. 高血压　经期或经行前后血压升高引起头痛,查体测量血压高于 140/90mmHg。

3. 颅内占位性病变　因颅内占位性病变引起头痛,其发病与月经周期无关,伴恶心、呕吐、视物模糊等,行头颅 CT 检查有助于诊断。

4. 鼻窦炎　经期或经行前后发生鼻窦炎,出现头痛,其发病与月经周期无关,伴鼻塞,流脓涕等,必要时可摄 X 线片协助诊断。

二、西医治疗要点

（一）一般治疗

1. 心理治疗　保持心情愉悦,缓解精神压力,比如说静思法、想象放松法、芳香精油疗法等可有效缓解经前期综合征（PMS）症状。教育与情感支持,适当运动,自我放松,消除精神紧张和焦虑。

2. 饮食治疗　于月经黄体期多摄取高糖类、低蛋白质以及富含维生素 B_6 的饮食,少摄取盐、烟酒、咖啡等,可有效缓解 PMS 症状。治疗全身性疾病,提高机体体质,清淡低脂饮食。

（二）西药治疗

1. 激素治疗　给予炔睾酮的衍生物达那唑。达那唑可抑制排卵,从而减缓 PMS 症状,但长时间服用可引起肥胖、多毛、痤疮等雄激素样副反应。给予促性腺激素释放激素激动剂,抑制垂体促性腺激素的分泌,使机体内雌激素处于较低水平,可有效缓解 PMS 症状。但由于雌激素水平较低,近乎于绝经期水平,常引起如骨质疏松等类似于绝经期综合征的不良反应。给予患者外源性雌激素、孕激素,改善血清中雌、孕激素水平,改善二者比例失衡导致的经前期身体及行为等方面的变化。现多用口服避孕药（OCP）治疗 PMS,较为常用的是第三代 OCP,如去氧孕烯炔雌醇片、复方孕二烯酮片、屈螺酮炔雌醇片等,主要成分是炔雌醇和合成孕激素。

2. 抗炎镇痛药　如索米痛、阿司匹林、布洛芬、塞来昔布、吲哚美辛等,能减轻经前紧张征的许多症状,包括乳房胀痛、头痛等。然而,这类药物可引起消化系统、心血管系统、肾功能损害等。

3. 血管收缩剂　麦角胺制剂,其主要是对平滑肌的直接收缩作用,或与5-HT 受体结合有关,使脑动脉血管的过度扩张与搏动恢复正常,从而减轻头痛。副作用可见恶心呕吐,腹痛腹泻,肌肉无力及胸区疼痛。

4. 钙通道阻滞药　如氟桂利嗪、尼莫地平等,可抑制去甲肾上腺素、5-HT、钾等所引起的脑血管收缩。

5. 选择性 5- 羟色胺受体激动药　如曲普坦类药物,但此类药物的副作用有心悸、焦虑、恶心、呕吐、烦躁等。缺血性心脏病和椎基底动脉缺血患者禁止使用。

6. 其他　激动多巴胺受体,抑制催乳素分泌的溴隐亭;拮抗醛固酮受体,减轻水肿的螺内酯;抗抑郁药阿普唑仑等均可缓解经期头痛不适。

（三）手术治疗

严重的 PMS 患者可选用手术切除双侧卵巢,同时配合外源性给予雌、雄激素等以保持机体正常功能。

三、中成药应用

（一）治疗原则

本病以伴随月经周期出现头痛为辨病依据,临床上有虚实之分,按疼痛时间、疼痛性质辨其虚实;大抵实者多痛于经前或经期,且多呈胀痛或刺痛,虚者多在经后或行经将净时作痛,多为头晕隐痛。治法以调理气血,通经活络为主,使气顺血和,清窍得养,则头痛自止。

（二）辨证分型使用中成药

经行头痛常用中成药一览表

证型	常用中成药
气血虚弱证	八珍颗粒、四物合剂
气滞血瘀证	血府逐瘀口服液
肝阳上亢证	天麻钩藤颗粒
肝肾阴虚证	杞菊地黄丸、六味地黄丸
肝郁化热证	加味逍遥口服液、龙胆泻肝丸

1. 气血虚弱证

〔证候〕**主症**:经期或者经后头部隐痛或者空痛,劳累后加重,或月经延后,量少,色淡红,质清稀;**次症**:面色萎黄,唇舌色淡,头晕眼花,神疲乏力,气短懒言,心悸失眠;**舌脉**:舌淡,苔薄白,脉细弱。

〔治则〕补气养血。

〔方药〕八珍汤(《正体类要》)。

〔中成药〕(1) 八珍颗粒^(药典)(由熟地黄、当归、党参、炒白术、炒白芍、茯苓、川芎、炙甘草组成)。功能主治:补气益血。用于气血两虚,面色萎黄,食欲不振、四肢乏力、月经过多。用法用量:开水冲服。1 次 1 袋,1 日 2 次。

(2) 四物合剂^(药典)(由当归、川芎、白芍、熟地黄组成)。功能主治:养血调经。用于血虚所致面色萎黄、头晕眼花、心悸气短及月经不调。用法用量:口服。1 次 10~15ml,1 日 3 次。

2. 气滞血瘀证

〔证候〕**主症**:经前、经期头部刺痛或胀痛,或头痛剧烈,痛如锥刺,经色紫黑,有血块;**次症**:小腹疼痛拒按,面色晦暗或有暗斑;**舌脉**:舌边尖有瘀点、瘀斑,脉弦涩。

〔治则〕理气活血,化瘀止痛。

〔方药〕通窍活血汤(《医林改错》)。

〔中成药〕血府逐瘀口服液^(药典)(由柴胡、当归、地黄、赤芍、红花、桃仁、麸炒枳壳、甘草、川芎、牛膝、桔梗组成)。功能主治:活血化瘀,行气止痛。用于瘀血内阻,头痛或胸痛,内热憋闷,失眠多梦,心悸怔忡,急躁善怒。用法用量:空腹服。1 次 2 支,1 日 3 次。

3. 肝阳上亢证

〔证候〕**主症**:经前或经期巅顶部胀痛或掣痛,月经色红;**次症**:心烦易怒,头晕目赤;**舌脉**:舌红,苔黄,脉弦数。

〔治则〕平肝潜阳,息风止痛。

〔方药〕羚角钩藤汤(《通俗伤寒论》)。

〔中成药〕天麻钩藤颗粒^(药典)(由天麻、钩藤、石决明、栀子、黄芩、牛膝、盐杜仲、益母草、桑寄生、首乌藤、茯苓组成)。功能主治:平肝息风,清热安神。用于肝阳上亢,高血压等所引起的头痛、眩晕、耳鸣、眼花、震颤、失眠;高血压见上述证候者。用法用量:开水冲服。1 次 1 袋,1 日 3 次,或遵医嘱。

4. 肝肾阴虚证

〔证候〕**主症**:经期或经后头部隐痛,月经量少;**次症**:腰膝酸软,头晕眼花,咽干口燥,颧红,手足心热;**舌脉**:舌红,少苔,脉细数。

〔**治则**〕滋阴补肾,养肝止痛。

〔**方药**〕杞菊地黄丸(《医级》)。

〔**中成药**〕(1)杞菊地黄丸^(药典)。见第47页。

(2)六味地黄丸^(药典)。见第24页。

5. 肝郁化热证

〔**证候**〕**主症**:经前或经期头部灼痛,颧侧明显,或月经提前,经量偏多,色红,质黏稠;**次症**:心烦易怒,胸胁胀闷,善太息,口苦咽干,溲赤便结;**舌脉**:舌红,苔黄,脉弦数。

〔**治则**〕疏肝解郁,清热止痛。

〔**方药**〕丹栀逍遥散(《内科摘要》)。

〔**中成药**〕(1)加味逍遥口服液^(药典)。见第5页。

(2)龙胆泻肝丸^(药典)[由龙胆、柴胡、黄芩、栀子(炒)、泽泻、木通、盐车前子、酒当归、地黄、炙甘草组成]。功能主治:清肝胆,利湿热。用于肝胆湿热,头晕目赤,耳鸣耳聋,胁痛口苦,尿赤,湿热带下。用法用量:口服。1次3~6g,1日2次。

四、单验方

1. 张翼宙(浙江省中医院)验方——自拟方加减　天麻9g,石决明30g,钩藤12g,炒白芍15g,生地黄、延胡索各12g,川楝子9g,郁金、预知子各12g,小青皮、焦栀子各9g,牡丹皮12g,香附9g,乳香3g,制狗脊12g,川续断9g。功效:滋养肝肾,调畅气血。用于经行头痛属肝肾亏虚证者。

2. 李颖(河南省第二人民医院)验方——疏肝养血止痛方　当归10g,川芎10g,白芷10g,细辛5g,石决明30g,枸杞子20g,远志15g,柴胡10g,郁金10g,生甘草15g。功效:疏肝解郁,补血调经。用于经行头痛属血虚肝郁证者。

3. 刘瑞芬(山东中医药大学)验方——加减杞菊地黄汤方　枸杞子12g,菊花12g,山药15g,山茱萸12g,茯苓12g,牡丹皮9g,泽泻9g,炙黄芪30g,当归12g,川芎15g,白芷12g,香附12g,延胡索18g,麦冬15g,炙甘草6g。功效:疏肝解郁,滋补肝肾。用于经行头痛属肝郁肾虚证者。

4. 韩延华(黑龙江中医药大学附属第一医院)验方——百灵育阴汤加减　熟地黄15g,当归20g,白芍15g,丹参20g,怀牛膝20g,续断20g,槲寄生20g,生杜仲20g,山茱萸20g,女贞子20g,柴胡15g,枳实15g,川楝子15g,香附20g,瓜蒌10g,延胡索20g,青皮10g,炙甘草10g。功效:补肾填精,养血柔肝。

用于经行头痛属肾虚肝郁证者。

5. 刘金星(山东省中医院)验方——活血汤加味　熟地黄 12g,当归 12g,白芍 12g,川芎 12g,桃仁 12g,红花 12g,香附 12g,枳壳 12g,土鳖虫 9g,乌药 9g,僵蚕 9g,全蝎 9g,川牛膝 18g,益母草 18g,制延胡索 18g,防风 6g,白附子 6g。功效:活血化瘀止痛,祛风化痰通络。用于经行头痛属痰瘀互结证者。

6. 凌霞(吉林省中医院)验方——自拟滋肾养肝止痛中药方　女贞子 25g,石决明 15g,麦冬 15g,合欢皮 15g,川牛膝 15g,黄芩 15g,牡丹皮 15g,黄精 15g,菊花 15g,藁本 10g,羌活 10g,川芎 10g。功效:补益肝肾,滋阴止痛。用于经行头痛属肝肾阴虚证者。

7. 谢佑宁(南京市中医院)验方——桑菊蒺藜饮　桑叶 10g,菊花 6g,蒺藜 10g,钩藤(后下)10g,枸杞子 10g,炒黄芩 6g,白芷 5g。功效:补益肝肾,滋阴止痛。用于经行头痛属肝肾阴虚、肝阳上亢证者。

8. 生地黄、墨旱莲、菊花各 15g,枸杞子、葛根各 12g,大米 60g,白糖适量。制法:前 3 味水煎,取汁,入大米煮化,加入枸杞子煮成粥,加入葛根末、白糖和匀稍煮即可。用法:月经前数天开始,1 日 1 剂,分 2 次服用,直至月经止。功效:滋肾养阴,养血平肝。用于经行头痛属阴虚肝旺证者。

9. 天麻、栀子、夏枯草各 12g,野菊花 10g,粳米 60g,冰糖适量。制法:前 4 味水煎取汁,入粳米煮成粥,将成时加入冰糖融化调味即可。用法:月经前数天开始,1 日 1 剂,分 2 次服用,直至月经止。功效:清肝泻火,柔肝息风。用于经行头痛属肝火上攻证者。

10. 川芎、桃仁、白芷各 10g,茯苓末 6g,薏苡仁、大米各 60g,白糖适量。制法:前 3 味水煎,取汁,入薏苡仁、大米煮成粥,将成时加入茯苓末、白糖和匀煮粥即可。用法:月经前数天开始,1 日 1 剂,分 2 次服用,直至月经止。功效:活血祛瘀,涤痰通络。用于经行头痛属痰瘀阻络证者。

11. 柴胡、陈皮各 10g,玫瑰花、菊花各 3g,红糖适量。制法:各味入杯,冲入沸水,加盖闷 15 分钟即可。用法:月经前数天开始,1 日 1 剂,代茶饮用,冲淡为止,直至月经干净。功效:疏肝解郁,理气止痛。用于经行头痛属肝郁气滞证者。

12. 延胡索、青皮、山楂各 12g,三棱、莪术、三七各 10g,大米 60g,红糖适量。制法:前 6 味水煎,取汁,入大米煮成粥,将成时加红糖调味即可。用法:月经前数天开始,1 日 1 剂,分 2 次服用,直至月经止。功效:调气活血,化瘀通络。用于经行头痛属气滞血瘀证者。

13. 炙黄芪 20g,当归、丹参各 15g,大枣 10 枚,白米 60g,红糖适量。制法:

前 3 味水煎,取汁,入大枣、大米煮成粥,将成时加红糖调味即可。用法:月经前数天开始,1 日 1 剂,分 2 次服用,直至月经止。功效:益气养血。用于经行头痛属气血两虚证者。

(李慧芳)

第十三节　经行泄泻

经行泄泻是指每值经期或行经前后,出现周期性大便溏薄,甚或水泻,日解数次,经净自止的一类周期性发作的疾病,属于西医的"经前期综合征"。经前期综合征是指月经前周期性发生的影响妇女日常生活和工作、涉及躯体精神及行为的综合征,月经来潮后可自然消失。由于本病的病因及发病机制尚不清楚,多见于 30~40 岁的妇女。

本病中医病名国家标准也称经行泄泻,属于月经前后诸症。

一、诊断要点

(一)病史

过度劳累、情志不舒、贪凉饮冷、感寒史等。

(二)症状

便质稀薄,便次颇多,随月经周期发作,连续 2 个月经周期以上。

(三)辅助检查

大便常规正常。

(四)鉴别诊断

内科泄泻　如胃肠炎,吸收不良综合征;偶可正值经期发病,但无随月经周期反复发作的特点。

二、西医治疗要点

目前还缺乏特异的规范治疗方案,主要是对症治疗。

(一)一般治疗

1. 心理治疗　保持心情愉悦,缓解精神压力,比如说静思法、想象放松法、芳香精油疗法等可有效缓解 PMS 症状。教育与情感支持,适当运动,自我放松,消除精神紧张和焦虑。

2. 饮食治疗　于月经黄体期多摄取高糖类、低蛋白质以及富含维生素 B$_6$的饮食,少摄取盐、烟酒、咖啡等,可有效缓解 PMS 症状。治疗全身性疾病,提高机体体质,清淡低脂饮食。

(二)西药治疗

1. 抗抑郁药　可选用选择性 5- 羟色胺再摄取抑制剂,对有明显疗效的一线药物,如氟西汀,可整个月经周期服用。

2. 抗焦虑药　用于明显焦虑及易怒的患者,如阿普唑仑。

3. 前列腺素抑制剂　可选用吲哚美辛,可缓解头痛、痛经。25mg,1 日 1次,至经行第 1 日停药,连续 5 个月经周期,治疗效果满意。

4. 促性腺激素释放激素类似物　通过抑制垂体促性腺激素分泌,造成低促性腺激素、低雌激素状态。可缓解症状,有一定副作用,不宜长期应用,且费用较高。

三、中成药应用

(一)治疗原则

经前止泻治标,平时求因治本。经行泄泻有脾虚、肾虚之分,辨证时应着重观察大便的性状及泄泻时间,参见兼证辨之。若大便溏薄,脘腹胀满,多为脾虚之候;若大便清稀如水,每在天亮前而泻,畏寒肢冷者,多为肾气虚寒。本病的治疗以健脾、温肾为主,调经为辅。健脾除湿,肾气得固,则泄泻自止。

(二)辨证分型使用中成药

经行泄泻常用中成药一览表

证型	常用中成药
脾虚证	参苓白术丸、人参健脾丸、补中益气丸
肾虚证	金匮肾气丸、右归丸、附子理中丸
肝郁脾虚证	逍遥丸

1. 脾虚证

〔证候〕主症:经期或经行前后,大便溏薄,劳累后加重,进食后可加重,月经量多,色淡,质薄;次症:脘腹胀满,神疲肢软,面浮肢肿,纳呆;舌脉:舌淡胖,苔白,脉濡缓。

〔治则〕健脾益气,化湿止泻。

〔**方药**〕参苓白术散(《太平惠民和剂局方》)。

〔**中成药**〕(1) 参苓白术丸^(药典)[由人参、白术(麸炒)、茯苓、山药、薏苡仁(炒)、莲子、白扁豆(炒)、砂仁、桔梗、甘草组成]。功能主治:健脾,益气。用于体倦乏力,食少便溏。用法用量:口服。1 次 6g(1 袋),1 日 3 次。

(2) 人参健脾丸^(药典)[由人参、白术(麸炒)、茯苓、山药、陈皮、木香、砂仁、炙黄芪、当归、酸枣仁(炒)、远志(制)组成]。功能主治:健脾益气,和胃止泻。用于脾胃虚弱所致的饮食不化、脘闷嘈杂、恶心呕吐、腹痛便溏、不思饮食、体弱倦怠。用法用量:口服。1 次 2 丸,1 日 2 次。

(3) 补中益气丸^(药典)。见第 3 页。

2. 肾虚证

〔**证候**〕**主症**:经期或经行前后,五更泄泻,便质清稀如水,月经量少,色淡暗,质稀;**次症**:腰膝酸软,头晕耳鸣,畏寒肢冷,腹部喜暖;**舌脉**:舌淡,苔白,脉沉迟。

〔**治则**〕温肾健脾,固涩止泻。

〔**方药**〕健固汤(《傅青主女科》)合四神丸(《证治准绳》)。

〔**中成药**〕(1) 金匮肾气丸^(指南推荐)。见第 48 页。

(2) 右归丸^(药典)(由熟地黄、炮附片、肉桂、山药、酒萸肉、菟丝子、鹿角胶、枸杞子、当归、盐杜仲组成)。功能主治:温补肾阳,填精止遗。用于肾阳不足,命门火衰,腰膝酸冷,精神不振,怯寒畏冷,阳痿遗精,大便溏薄,尿频而清。用法用量:口服。1 次 4 粒,1 日 3 次。

(3) 附子理中丸^(药典)[由附子(制)、党参、炒白术、干姜、甘草组成]。功能主治:温中健脾。用于脾胃虚寒,脘腹冷痛,呕吐泄泻,手足不温。用法用量:口服。大蜜丸,1 次 1 丸,1 日 2~3 次。

3. 肝郁脾虚证

〔**证候**〕**主症**:经前、经期腹痛即泻,泻后痛减,情绪诱因明显,月经先后无定期,经行少腹胀痛;**次症**:胸胁乳房胀痛,嗳气不舒,烦闷抑郁,纳呆食少;**舌脉**:舌淡红,苔薄白,脉弦细。

〔**治则**〕抑肝扶脾,理气止泻。

〔**方药**〕痛泻要方(《丹溪心法》)。

〔**中成药**〕逍遥丸^(药典)。见第 30 页。

四、单验方

1. 魏绍斌(成都中医药大学附属医院)验方——健固四逆散　南沙参

20g,炒白术15g,茯苓15g,薏苡仁20g,巴戟天10g,柴胡15g,枳壳10g,白芍15g,甘草6g。功效:健脾温肾,疏肝除湿,暖土固肠。用于经行泄泻属脾肾阳虚证者。

2. 顾映玉(广东省潮州市中医医院)验方——柴归合方　柴胡12g,桂枝9g,干姜9g,瓜蒌根12g,黄芩9g,牡蛎(熬)6g,甘草(炙)6g,当归6g,川芎6g,白芍12g,泽泻12g,茯苓12g,白术24g。功效:疏肝解郁、健脾化湿。用于经行泄泻属肝郁脾虚证者。

3. 谢佑宁(南京市中医院)验方——二术苡仁厚朴汤　苍术、白术各15g,炒薏苡仁15g,厚朴10g,焦山楂、神曲各10g,山药15g,炙甘草3g。功效:健脾化湿,理气调经。用于经行泄泻属脾气虚弱证者。

4. 党参30g,白术、茯苓各12g,桔梗10g,薏苡仁、大米各30g,白糖适量。制法:前4味水煎,取汁,入薏苡仁、大米煮成粥,加入白糖和匀调味即可。用法:月经前数天开始,1日1剂,分2次服用,直至经行腹泻止。功效:健脾益气,升阳除湿。用于经行泄泻属脾失健运证者。

5. 黄芪30g,芡实、白术各10g,白扁豆、粳米各30g,白糖适量。制法:前3味水煎取汁,入白扁豆煮开,加入粳米煮成粥,将成时加入白糖调味即可。用法:月经前数天开始,1日1剂,分2次服用,直至经行腹泻止。功效:健脾益气,升阳除湿。用于经行泄泻属脾失健运证者。

6. 黄芪20g,五味子、肉桂各10g,芡实、糯米各30g,红糖适量。制法:前3味水煎,取汁,入芡实、糯米煮成粥,加红糖调味即可。用法:月经前数天开始,1日1剂,分2次服用,直至经行腹泻止。功效:温肾健脾,涩肠止泻。用于经行泄泻属脾肾阳虚证者。

(雷磊)

第十四节　经行水肿

经行水肿是指每逢经行前后或正值经期,出现颜面、四肢水肿,经净则水肿渐消的疾病,属于西医的"经前期综合征"。经前期综合征是指月经前周期性发生的影响妇女日常生活和工作、涉及躯体精神及行为的综合征,月经来潮后可自然消失。由于本病的病因及发病机制尚不清楚,多见于30~40岁的妇女。

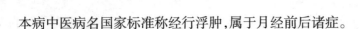

本病中医病名国家标准称经行浮肿,属于月经前后诸症。

一、诊断要点

(一) 病史
过度劳累或七情内伤史。

(二) 症状
正值经期或经期前后出现颜面、四肢水肿,经净则水肿渐消,连续 2 个月经周期以上。

(三) 体征
水肿程度一般较轻,多出现在颜面、四肢。

(四) 辅助检查
生殖内分泌激素血清 E_2、PRL 水平可见增高,或 E_2 与 P 比值失调。

(五) 鉴别诊断
1. 心源性水肿　经期或经行前后发生的心源性水肿可有心功能减退、心率快、呼吸困难、颈静脉怒张、肝大。

2. 肝源性水肿　经期或经行前后发生的肝源性水肿多有肝病、肝功能异常史,多在肝病晚期出现,常有腹水伴水肿,无周期性。

3. 肾源性水肿　经期或经行前后发生的肾源性水肿有肾功能不全病史,水肿程度较重,无周期性。

4. 甲状腺功能减退　甲状腺功能减退者多表现为面部虚肿,反应迟钝,疲劳,四肢无力,低血压,通过甲状腺功能检查可以鉴别。

5. 营养不良性水肿　多属全身性水肿,有营养不良病史伴低蛋白血症。

二、西医治疗要点

西医认为经行水肿发病有可能是一种一过性高醛固酮的表现,系由于经前期雌激素水平偏高,直接作用于肾脏或间接作用于血管紧张素 - 醛固酮系统,然后使水钠潴留,出现水肿,目前还缺乏规范的治疗方案,主要是对症治疗。

(一) 一般治疗
1. 心理治疗　保持心情愉悦,缓解精神压力,比如说静思法、想象放松法、芳香精油疗法等可有效缓解 PMS 症状。教育与情感支持,适当运动,自我放松,消除精神紧张和焦虑。

2. 饮食治疗　于月经黄体期多摄取高糖类、低蛋白质以及富含维生素 B_6 的饮食,少摄取盐、烟酒、咖啡等,可有效缓解 PMS 症状。治疗全身性疾病,提高机体体质,清淡低脂饮食。

（二）西药治疗

1. 抗抑郁药　可选用选择性 5- 羟色胺再摄取抑制剂,对有明显疗效的一线药物,如氟西汀,可在整个月经周期服用。

2. 抗焦虑药　用于明显焦虑及易怒的患者,如阿普唑仑。

3. 前列腺素抑制剂　可选用吲哚美辛,可缓解头痛、痛经。25mg,1 日 1 次,至经行第 1 日停药,连续 5 个月经周期,治疗效果满意。

4. 促性腺激素释放激素类似物　通过抑制垂体促性腺激素分泌,造成低促性腺激素、低雌激素状态。可缓解症状,有一定副作用,不宜长期应用,且费用较高。

三、中成药应用

（一）治疗原则

本病重在辨其虚实。若经行面肢水肿,按之没指,为脾肾阳虚之证;若经行肢体肿胀,按之随手而起,则为肝郁气滞。证有虚实,论治有异。虚者,治以温肾健脾化湿,化气行水消肿;实者,治以行气活血,利水消肿。临床往往以虚证多见,治疗多以温补取效。经期治标消肿,平时审证求因。一般需连续治疗 3 个月经周期。

（二）辨证分型使用中成药

经行水肿常用中成药一览表

证型	常用中成药
气滞血瘀证	血府逐瘀胶囊、四制香附丸
脾肾阳虚证	五苓散、参苓白术散、附桂八味丸

1. 气滞血瘀证

〔**证候**〕**主症**:经期或经行肢体肿胀,月经量少,色暗有块;**次症**:胸胁乳房胀痛,善太息;**舌脉**:舌紫暗,苔白,脉弦。

〔**治则**〕理气行滞,活血调经。

〔**方药**〕八物汤(《中医妇科学》)合血府逐瘀汤(《医林改错》)。

〔**中成药**〕(1) 血府逐瘀胶囊[药典]。见第 25 页。

(2) 四制香附丸[药典][由香附、熟地黄、当归(炒)、川芎、炒白芍、炒白术、泽兰、陈皮、关黄柏、炙甘草组成]。功能主治:理气和血,补血调经。用于血虚气滞,月经不调,胸腹胀痛。用法用量:口服。1次9g,1日2次。

2. 脾肾阳虚证

〔证候〕**主症**:经期或经行面肢水肿,晨起颜面肿甚,月经色淡,质薄;**次症**:腹胀纳减,腰膝酸软,畏寒肢冷,大便溏薄;**舌脉**:舌淡,边有齿痕,脉缓。

〔**治则**〕温肾化气,健脾利水。

〔**方药**〕肾气丸(《金匮要略》)合苓桂术甘汤(《伤寒论》)。

〔**中成药**〕(1)五苓散^(药典)(由茯苓、泽泻、猪苓、肉桂、炒白术组成)。功能主治:温阳化气,利湿行水。用于阳不化气、水湿内停所致的水肿,症见小便不利、水肿腹胀、呕逆泄泻、渴不思饮。用法用量:口服。1次6~9g,1日2次。

(2)参苓白术散^(药典)[人参、茯苓、白术(炒)、山药、白扁豆(炒)、莲子、薏苡仁(炒)、砂仁、桔梗、甘草组成]。功能主治:补脾胃,益肺气。用于脾胃虚弱,食少便溏,气短咳嗽,肢倦乏力。用法用量:口服。1次6~9g,1日2~3次。

(3)附桂八味丸^(指南推荐)(由附子、肉桂、熟地黄、山药、山茱萸、泽泻、茯苓、牡丹皮组成)。功能主治:肾阳不足,腰膝酸痛,下肢冷感,少腹拘急,水肿,小便不利或频数,阳痿,遗尿,以及痰饮咳喘、消渴、脚气等证候。用法用量:口服。1次9g,1日2~3次。

四、单验方

1. 谢佑宁(南京市中医院)验方——二仙二苓汤　仙茅10g,淫羊藿10g,猪苓、茯苓各15g,补骨脂10g,益智仁10g,泽泻10g,车前子(包)10g,炙甘草3g。功效:温肾化气,健脾利水。用于经行水肿属脾肾阳虚证者。

2. 金季玲(天津中医药大学第一附属医院)验方——五皮饮合五苓散加减　桑白皮、党参、大腹皮、炙黄芪、茯苓各15g,白术、泽泻、桂枝、猪苓、小通草、防己、柴胡、香附各10g,木香6g。功效:健脾祛湿,疏肝理气。用于经行水肿属脾虚气滞证者。

3. 党参30g,桂枝、生姜各10g,猪肾(剖开洗净切成片)1个,黄酒、食盐各适量。制法:前3味水煎,取汁,再煮沸,加入后3味煮熟调味即可。用法:1日1剂,分2次服用,从经行水肿开始,直至经行水肿消失。功效:温肾助阳,健脾利水。用于经行水肿属脾肾阳虚证者。

4. 巴戟天、茯苓各10g,鲫鱼片50g,薏苡仁、赤小豆各30g,黄酒适量,食盐少许。制法:前2味水煎取汁,入薏苡仁、赤小豆煮化,加入其余各味煮成粥即可。用法:1日1剂,分2次服用,从经行水肿开始,直至经行水肿消失。功效:温肾助阳,健脾利水。用于经行水肿属脾肾阳虚证者。

5. 当归、益母草各 15g,川芎、木香、泽泻各 12g,红糖适量。制法:前 5 味水煎,取汁,入白米煮成粥,加红糖调味即可。用法:1 日 1 剂,分 2 次服用,从经行水肿开始,直至经行水肿消失。功效:养血活血,健脾利水。用于经行水肿属气滞血瘀证者。

(林洁)

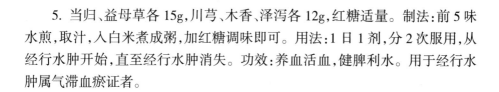

第十五节　经行吐衄

经行吐衄是指每值经期前后或正值经期出现有规律的吐血或衄血,古又称"倒经""逆经",相当于现代医学的代偿性月经,为临床常见疾病之一,以青春期少女多见,亦可见于育龄期妇女。现代医学认为经行吐衄属于子宫内膜异位症范畴,指具有生长功能的子宫内膜,在子宫被覆面以外的地方生长繁殖而形成的一种妇科疾病。

本病中医病名国家标准称"倒经""逆经"。

一、诊断要点

(一)病史

精神刺激或过食辛辣史。

(二)症状

每逢月经来潮前 1~2 日,或正值经期出现吐血或衄血,经净后即止,多伴有月经量减少,甚则无月经,连续发生 2 个月经周期以上。

(三)体征

1. 体格检查　检查鼻、咽部以及气管、支气管、肺、胃等黏膜有无病变,必要时出血部位做活检,以排除恶性肿瘤或炎症所致出血。

2. 妇科检查　多无异常。

(四)辅助检查

1. 实验室检查　血常规、凝血四项、肝功能等检查以排除血液病及肝硬化引起的出血。

2. 胸部 X 线、纤维内镜检查　以排除鼻、咽部(鼻镜、喉镜检查)以及气管、支气管、肺、胃(胃镜、气管镜、支气管镜)等器质性病变。

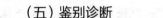

（五）鉴别诊断

1. 气管、支气管肺炎引起的咯血　与月经周期无关,结合病史及纤维内镜(气管镜、支气管镜)检查鉴别。

2. 肺癌引起的咯血　与月经周期无关,可有咳嗽症状,结合 CT、MRI 及活检进行鉴别。

3. 急慢性胃炎、胃及十二指肠溃疡引起的吐血　与月经周期无关,溃疡病多有胃痛,结合病史及胃镜检查结果进行鉴别。

4. 鼻炎、急慢性咽炎引起的衄血、咯血　与月经周期无关,结合病史、体格检查、辅助检查(鼻镜、喉镜检查)结果进行鉴别。

5. 鼻咽癌引起的衄血　与月经周期无关,结合活检进行鉴别。

6. 鼻腔畸形如鼻中隔偏曲引起的衄血　与月经周期无关,通过耳鼻咽喉科检查可鉴别。

二、西医治疗要点

西医治疗该病多采用期待疗法、激素疗法或手术疗法等,其疗程长、副作用多、易复发等限制了其临床应用。

（一）一般治疗

1. 心理治疗　保持心情愉悦,缓解精神压力。教育与情感支持,适当运动,自我放松,消除精神紧张和焦虑。

2. 饮食治疗　于月经黄体期多摄取高糖类、低蛋白质以及富含维生素 B_6 的饮食,少摄取盐、烟酒、提高机体体质,清淡低脂饮食。

3. 鼻出血　可采用冷敷止血、压迫止血等进行止血。

（二）西药治疗

1. 口服避孕药物　对发生异位的子宫内膜细胞起到抑制效果,如短效口服避孕药去氧孕烯炔雌醇片。

2. GnRH 拮抗剂　GnRH 拮抗剂能够和促性腺激素释放激素受体相互结合,并在短时间内耗竭 GnRH,令卵巢处于低雌激素状态,停经。常见药物种类包含达菲林、亮丙瑞林等。

3. 促性腺激素释放激素类似物　为人工合成的多肽类化合物,其能够对异位膜内细胞增殖起到抑制效果。可以直接作用于异位内膜中,减少 COX-2 和 P450 的表达量。有一定副作用,不宜长期应用,且费用较高。

4. 孕三烯酮　能够发挥出良好的抗性腺、中度抗雌激素以及抗孕激素效应,能够对排卵与促卵泡生成素进行抑制,使促黄体生成素均值减少,降低患者体内雌激素,促使异位内膜吸收与萎缩,充分发挥出假绝经的效果。

（三）手术治疗

将子宫内膜异位症的病灶剥除,术后通常会给予患者口服药物巩固疗效,降低复发率。

三、中成药应用

（一）治疗原则

本病因血热气逆而发,与经前、经期冲气偏盛有关。治疗上应本着"热者清之""逆者平之"的原则,以清热降逆平冲,引血下行为主,或滋阴降火,或倾泄肝胃之火,不可过用苦寒克伐之剂,以免耗伤气血。

（二）辨证分型使用中成药

经行吐衄常用中成药一览表

证型	常用中成药
肝经郁火证	加味逍遥口服液、龙胆泻肝丸
肺肾阴虚证	麦味地黄丸、大补阴丸
胃热炽盛证	牛黄解毒丸

1. 肝经郁火证

〔证候〕主症:经前或经期吐血、衄血,量多,色鲜红;次症:烦躁易怒,胸胁胀痛,口苦咽干,头昏目胀,尿黄便结;舌脉:舌红,苔黄,脉弦数。

〔治则〕清肝泻火,引血下行。

〔方药〕清肝引经汤(《中医妇科学》)。

〔中成药〕(1) 加味逍遥口服液[药典]。见第5页。

(2) 龙胆泻肝丸[药典]。见第66页。

2. 肺肾阴虚证

〔证候〕主症:经行吐血、衄血,量少,色红;次症:头晕耳鸣,手足心热,颧红潮热,咽干口燥,干咳无痰;舌脉:舌红或绛,苔花剥或无苔,脉细数。

〔治则〕滋肾润肺,引血下行。

〔方药〕顺经汤(《傅青主女科》)加牛膝。

〔中成药〕(1) 麦味地黄丸[药典](由麦冬、五味子、熟地黄、酒萸肉、牡丹皮、山药、茯苓、泽泻组成)。功能主治:滋肾养肺。用于肺肾阴亏,潮热盗汗,咽干,眩晕耳鸣,腰膝酸软。用法用量:口服。1次8丸,1日3次。

（2）大补阴丸^{（药典）}。见第 25 页。

3. 胃热炽盛证

〔**证候**〕**主症**：经前或经期吐血、齿衄，量多，色紫红；**次症**：胸中烦热，唇红口渴思饮，牙龈肿痛，口气秽臭，小便短赤，大便秘结；**舌脉**：舌红，苔黄燥，脉洪大或滑数。

〔**治则**〕凉血清胃，引血下行。

〔**方药**〕凉膈散（《太平惠民和剂局方》）。

〔**中成药**〕牛黄解毒丸^{（药典）}（由人工牛黄、雄黄、石膏、大黄、黄芩、桔梗、冰片、甘草组成）。功能主治：清热解毒。用于火热内盛，咽喉肿痛，牙龈肿痛，口舌生疮，目赤肿痛。用法用量：口服。1 次 1 丸，1 日 2~3 次。

四、单验方

1. 陈莹（辽宁中医药大学附属医院）验方——顺经汤加减 当归 15g，柴胡 15g，白芍 20g，炒荆芥 15g，牛膝 10g，黄芩 15g，熟地黄 20g，地榆炭 15g，玄参 15g，桑叶 15g，藕节 20g，白术 15g，茯苓 15g，炙甘草 10g，麦冬 15g。功效：疏肝补肾，凉血止血。用于经行吐衄属肝郁肾虚证者。

2. 哈孝廉（天津中医药大学第一附属医院）验方——丹栀逍遥散加减 醋柴胡 6g，杭白芍、秦当归各 12g，云茯苓、炒白术、牡丹皮、炒栀子、香附米各 9g，怀牛膝 12g，川楝子 9g，延胡索 4.5g，麦冬 12g，白茅根 30g，生赭石 12g。功效：疏肝理气。用于经行吐衄属肝郁气滞证者。

3. 魏绍斌（成都中医药大学附属医院）验方——失笑散加味 五灵脂（包煎）15g，生蒲黄（包煎）20g，生白芍 15g，夏枯草 15g，白茅根 20g，三七粉（冲服）5g，藕节 15g，瓦楞子（先煎）20g，海螵蛸 20g，生地榆 15g，黄芩 10g，南沙参 20g，桑叶 10g，百合 15g，荆芥炭 15g。功效：疏肝化瘀，养阴清热，固摄止血。用于经行吐衄属肝郁血瘀兼湿热证者。

4. 白茅根 30g，夏枯草 20g，柴胡、郁金各 12g，鲜黄花菜段、大米各 60g，食盐、味精、香油各适量。制法：前 4 味水煎，取汁，入大米煮化，加入黄花菜煮成粥，再加调料和匀稍煮即可。用法：1 日 1 剂，分 2~3 次服用。从经行发病开始，用至经行鼻出血停止。功效：疏肝解郁，理气清热。用于经行鼻衄属肝气郁结证者。

5. 茜草根 20g，香附、牛膝各 12g，马蹄 60g。制法：将上述各味入砂锅内，煲成汤即可。用法：1 日 1 剂，分 2~3 次服用。饮汤吃马蹄，从经行发病开始，用至经行鼻出血停止。功效：疏肝解郁，理气清热。用于经行鼻衄属肝气郁结证者。

6. 生地黄、墨旱莲、山茱萸各 15g，仙鹤草、牛膝各 12g，鲜藕节丁、大米

60g，白糖适量。制法：前5味水煎，取汁，入白米煮开，加入鲜藕节丁煮成粥，加白糖调味即可。用法：1日1剂，分2~3次服用。从经行发病开始，用至经行鼻出血停止。功效：滋肾养肝，清热生津。用于经行鼻衄属肾阴亏虚证者。

7. 黑枣、猪蹄块各500g，沙参、枸杞子各50g，白糖适量。制法：各味入锅，加水没过食材面，用大火煮沸，改用小火炖煮至猪蹄熟烂即可。用法：经前开始，分5~7日服用，1日2次。功效：滋肾养肝，清热生津。用于经行鼻衄属肾阴亏虚证者。

（李慧芳）

第十六节 围绝经期综合征

围绝经期综合征是指妇女在绝经前后由于卵巢功能衰退引起的一系列以自主神经系统功能紊乱为主，伴有神经心理症状的综合征。又称"更年期综合征"。中医称之为"经断前后诸证"，亦称"绝经前后诸证"。是女性机体内功能减退、细胞凋亡老化的过程中，生理变化反映于外而出现的某些症状，期间由于性激素水平下降，可导致女性出现潮热、失眠、抑郁、阴道干燥、骨质疏松等一系列躯体和精神心理症状。统计研究发现，全世界范围内每年约有2 500万妇女经历围绝经期，处于围绝经期的女性都经历着卵巢功能衰退、雌激素水平降低这一生理过程，但大约1/4女性能够顺利渡过，约3/4的妇女会出现不同程度的围绝经期综合征，发生率高达82.5%。

一、诊断要点

（一）病史

40~60岁的妇女，出现月经紊乱或停闭，或有手术切除双侧卵巢及其他因素损伤双侧卵巢功能病史。

（二）症状

1. 月经的改变　月经紊乱，如月经先期，量多或少，经期延长，崩漏，或月经后期，闭经。

2. 血管舒缩症状　烘热汗出、眩晕、心悸等。

3. 精神神经症状　烦躁易怒、情绪抑郁、失眠多梦、健忘多疑等。

4. 泌尿生殖系统症状 绝经后期可出现尿频、尿急或尿失禁,阴道干涩、灼热,阴痒,性交疼痛,易反复发作膀胱炎。

5. 皮肤症状 皮肤干燥,瘙痒,感觉异常,或有蚁行感。

6. 骨、关节、肌肉症状 绝经后期可出现肌肉、关节疼痛,腰背、足跟酸痛、易骨折等。

(三) 体征

妇科检查 绝经后期可见外阴及阴道萎缩,阴道分泌物减少,阴道皱襞消失,宫颈、子宫可有萎缩。

(四) 辅助检查

1. 阴道细胞学涂片 阴道脱落细胞以底、中层细胞为主。

2. 生殖内分泌激素测定 大多数患者血清 E_2<20pg/ml（或 <150pmol/L）,E_2 水平周期性变化消失,FSH、LH 升高,FSH>10U/L。

(五) 鉴别诊断

1. 高血压 舒张压或收缩压持续升高(>140/90mmHg),常合并有心、脑、肾等器官病变,围绝经期综合征患者血压不稳定,呈波动状态。

2. 冠心病 心电图异常,胸前区疼痛,服用硝酸甘油症状可缓解,而围绝经期综合征患者胸闷、胸痛时服用硝酸甘油无效。

3. 甲状腺功能亢进症 甲状腺功能亢进症患者血清 TSH 减低、FT_4 增高,而围绝经期综合征患者甲状腺功能正常。

4. 癥瘕 经断前后的年龄为癥瘕好发之期,如出现月经过多或经断复来,或有下腹部疼痛,水肿,或带下五色,气味臭秽,或身体骤然明显消瘦等症状者,应详加诊察,必要时结合西医学的辅助检查,明确诊断,以免贻误病情。

二、西医治疗要点

西医治疗该病多采用期待疗法、激素疗法或手术疗法等,其疗程长、副作用多、易复发等限制了其临床应用。

(一) 一般治疗

1. 心理治疗 保持心情愉悦,缓解精神压力,教育与情感支持,适当运动,自我放松,消除精神紧张和焦虑。

2. 饮食治疗 摄取富含维生素 B_6 的饮食,少摄取盐、烟酒,提高机体体质,清淡低脂、低蛋白质饮食。

(二) 西药治疗

1. 抗抑郁药 可选用选择性 5- 羟色胺再摄取抑制剂,如氟西汀。对于自主神经-内分泌功能失调症状明显者,加服谷维素、维生素 B₆、维生素 E。

2. 抗焦虑药　用于明显焦虑的严重失眠患者,如阿普唑仑、艾司唑仑片。

3. 适当补充钙剂预防骨质疏松　如钙尔奇 D。

4. 激素替代治疗

(1)单用雌激素:仅用于子宫切除不需保护子宫内膜的妇女。主要为连续用药方式。常用雌激素药物有:结合雌激素、戊酸雌二醇、尼尔雌醇。应注意对子宫完整的妇女,即使周期性使用雌激素(如每周期 30 日,用雌激素 25 日,停药 5 日),也不能防止子宫内膜增生。

(2)雌、孕激素联合使用:用于子宫完整的妇女。其目的在于保护子宫内膜,防止在补充雌激素的同时引起子宫内膜过度增生,减低诱发子宫内膜癌的危险性。①雌孕激素序贯应用:模拟生理周期,在用雌激素的基础上每个月加用孕激素 10~14 日,又分为周期性及连续性两种方案。周期性方案即每个月停药 4~7 日,在每个月的前 25 日使用雌激素,孕激素通常加用在周期的第 12~16 日,25 日之后雌、孕激素均停用,患者通常发生阴道出血。连续性方案即雌激素每日使用,在每个月的第 1~14 日或每个月最后的 10~14 日加用孕激素,正常的撤退性出血通常发生在孕激素使用 10 日以后,连续序贯方案较便于患者使用。雌孕激素序贯疗法阴道出血率高但较规律,适应于年龄较轻,绝经早期,能够接受周期性阴道出血的妇女。②雌、孕激素连续联合应用:雌、孕激素每日联合使用,适应于年龄较大,不愿有周期性阴道出血的妇女,但在用药半年内常有难以预料的阴道出血。

(3)单用孕激素:有周期性和连续性使用,前者用于绝经过渡期,常被称为孕激素撤退试验,如用孕激素类药物,共用 5~7 日,如果阴道出血发生在停药后 7~10 日,说明患者体内雌激素水平不低,暂不需使用雌激素。对月经不规律的患者,每 3 个月使用孕激素 1 次,可防止子宫内膜增生及判断体内雌激素状态。连续性短期使用孕激素用于绝经后症状重,需要用 HRT 但又存在雌激素使用禁忌证的妇女。常用孕激素药物有:地屈孕酮片、甲羟孕酮、黄体酮胶丸等。

(4)合用雄激素:加用雄激素的目的是促进蛋白合成,增强肌肉力量,增加骨密度,改善性欲,增加患者对外界事物的兴趣。

三、中成药应用

(一)治疗原则

经断前后诸证以肾虚为本,治疗上应注重滋肾益阴,佐以扶阳,调养冲任,充养天癸,调理肾中阴阳,清热不宜过于苦寒,驱寒不宜过于温燥,更不可妄用攻伐,以免犯虚虚之戒。并注意有无心肝郁火、脾虚痰湿、瘀血之兼证而综合施治。

(二)辨证分型使用中成药

围绝经期综合征常用中成药一览表

证型	常用中成药
肝肾阴虚证	杞菊地黄丸、坤宝丸、更年安片、女珍颗粒
肾虚肝郁证	六味地黄丸、逍遥丸
心肾不交证	坤泰胶囊、天王补心丸、更年宁心胶囊
肾阴阳两虚证	更年灵胶囊、佳蓉片、龙凤宝胶囊

1. 肝肾阴虚证

〔**证候**〕**主症**:绝经前后,月经紊乱,月经提前,量或多或少,经色鲜红;**次症**:烘热汗出,眩晕耳鸣,目涩,五心烦热,口燥咽干,失眠多梦,健忘,腰膝酸痛,阴部干涩,或皮肤干燥,瘙痒、感觉异常,溲黄便秘;**舌脉**:舌红,少苔,脉细数。

〔**治则**〕滋养肝肾,育阴潜阳。

〔**方药**〕杞菊地黄丸(《医级》)去泽泻。

〔**中成药**〕(1)杞菊地黄丸^(药典)。见第47页。

(2)坤宝丸^(药典)由(由酒女贞子、覆盆子、菟丝子、枸杞子、制何首乌、龟甲、地骨皮、南沙参、麦冬、炒酸枣仁、地黄、白芍、赤芍、当归、鸡血藤、珍珠母、石斛、菊花、墨旱莲、桑叶、白薇、知母、黄芩组成)。功能主治:滋补肝肾,镇静安神,养血通络。用于妇女绝经前后,肝肾阴虚引起的月经紊乱,潮热多汗,失眠健忘,心烦易怒,头晕耳鸣,咽干口渴,四肢酸楚,关节疼痛。用法用量:口服。1次50粒,1日2次。

(3)更年安片^(药典)(由地黄、泽泻、麦冬、熟地黄、玄参、茯苓、仙茅、磁石、牡丹皮、珍珠母、五味子、首乌藤、制何首乌、浮小麦、钩藤组成)。功能主治:滋阴清热,除烦安神。用于围绝经期出现的潮热汗出,眩晕,耳鸣,失眠,烦躁不安。用法用量:口服。1次6片,1日2~3次。

(4)女珍颗粒^(药典)(由女贞子、墨旱莲、地黄、紫草、炒酸枣仁、柏子仁、钩藤、珍珠粉、茯苓、莲子心组成)。功能主治:滋肾,宁心。用于围绝经期综合征属肝肾阴虚、心肝火旺证者,可改善烘热汗出,五心烦热,心悸,失眠。用法用量:开水冲服。1次6g,1日3次。

2. 肾虚肝郁证

〔**证候**〕**主症**:绝经前后,月经提前,烘热汗出,精神抑郁;**次症**:胸闷叹息,烦躁易怒,睡眠不安,大便时干时溏;**舌脉**:舌红,苔薄白或薄黄,脉沉弦或细弦。

〔**治则**〕滋肾养阴,疏肝解郁。

〔**方药**〕一贯煎(《续名医类案》)。

〔**中成药**〕(1)六味地黄丸^(药典)。见第24页。

(2)逍遥丸^(药典)。见第30页。

3. 心肾不交证

〔**证候**〕**主症**:绝经前后,月经紊乱,烘热汗出;**次症**:心悸怔忡,心烦不宁,失眠健忘,多梦易惊,腰膝疲软,精神涣散,思维迟缓;**舌脉**:舌红,少苔,脉细或细数。

〔**治则**〕滋阴降火,疏肝解郁。

〔**方药**〕天王补心丹(《摄生秘剖》)去人参、朱砂,加太子参、桑椹。

〔**中成药**〕(1)坤泰胶囊^(药典)。见第49页。

(2)天王补心丸^(药典)〔由丹参、当归、石菖蒲、党参、茯苓、五味子、麦冬、天冬、地黄、玄参、远志(制)、酸枣仁(炒)、柏子仁、桔梗、甘草、朱砂组成〕。功能主治:滋阴养血,补心安神。用于心阴不足,心悸健忘,失眠多梦,大便干燥。用法用量:口服。1次1丸,1日2次。

(3)更年宁心胶囊^(指南推荐)(由熟地黄、黄芩、黄连、白芍、阿胶、茯苓组成)。功能主治:滋阴清热、安神除烦,用于绝经前后诸证阴虚火旺证,症见潮热面红,自汗盗汗,心烦不宁、失眠多梦、头晕耳鸣,腰膝酸软,手足心热。用法用量:口服。1次4粒,1日3次。

4. 肾阴阳两虚证

〔**证候**〕**主症**:绝经前后,月经紊乱,经色暗或淡红,时而烘热,时而畏寒;**次症**:自汗,盗汗,头晕耳鸣,失眠健忘,腰背冷痛,足跟痛,水肿便溏,小便频数;**舌脉**:舌淡,苔白,脉沉细弱。

〔**治则**〕补肾,调补冲任。

〔**方药**〕二仙汤(《中医方剂临床手册》)合二至丸(《医方集解》)。

〔**中成药**〕(1)更年灵胶囊^(指南推荐)(由淫羊藿、维生素B_1、女贞子、谷维素、维生素B_6组成)。功能主治:温肾益阴,调补阴阳。本品用于妇女围绝经期综合征属阴阳两虚者。用法用量:口服。1次1~2粒,1日3次。

（2）佳蓉片^(指南推荐)[由熟地黄、倒卵叶五加、菟丝子(制)、肉苁蓉(制)、枸杞子、女贞子(制)、附子(制)、山药、茯苓、泽泻、牡丹皮、肉桂组成]。功能主治：滋阴扶阳，补肾益精。用于围绝经期综合征肾阴阳两虚证，症见烘热汗出，畏寒怕冷，腰膝酸软。用法用量：口服。1次4~5片，1日3次。

（3）龙凤宝胶囊^(指南推荐)(由淫羊藿、山楂、党参、白附片、玉竹、肉苁蓉、黄芪、牡丹皮、冰片组成)。功能主治：补肾，健脾益气，宁神益智。用于围绝经期综合征及神经衰弱。用法用量：口服。1次2粒，1日3次。

四、单验方

1. 杨秉秀（湖南中医药大学第一附属医院）验方——自拟更年滋肾养肝清心汤 女贞子10g，墨旱莲10g，浮小麦15g，大枣10g，炙甘草5g，生黄芪15g，党参15g，茯苓15g，制何首乌15g，白芍15g，酸枣仁15g，香附12g，合欢皮10g，炙远志5g，石菖蒲10g。功效：滋补肾阴治，佐以疏肝解郁，宁心安神，调理气血。用于围绝经期综合征属肝肾亏虚、心肾不交证者。

2. 刘金星（山东中医药大学附属医院）验方——自拟补肾安坤汤 盐黄柏、盐知母各30g，女贞子、盐续断各15g，淫羊藿、熟地黄、醋香附、炒枳壳、当归、巴戟天各12g，仙茅9g。功效：阴阳双补，燮理阴阳。用于围绝经期综合征属肾阴阳两虚，阴阳失调证者。

3. 夏桂成（江苏省中医院）验方——滋肾清心汤加减 钩藤15g，莲子心5g，黄连3g，山茱萸10g，牡蛎(先煎)20g，干地黄10g，枸杞子15g，太子参15g，山药10g，茯苓15g，郁金10g，浮小麦(包煎)30g。功效：滋肝肾之阴，清心肝之火。用于围绝经期综合征属肝肾阴虚、心肝气火偏旺证者。

4. 刘雁峰（北京中医药大学东直门医院）验方——交通心肾方加减 女贞子15g，枸杞子15g，盐知母15g，鳖甲20g，丹参30g，生龙骨、生牡蛎各30g，桂枝10g，郁金15g，合欢皮15g，莲子心6g，葛根15g，升麻10g，黄精15g，玉竹15g，高良姜10g，浮小麦30g，炙甘草6g，大枣20枚。功效：交通心肾，疏肝行气。用于围绝经期综合征属心肾不交证者。

5. 傅金英（河南省中医院）验方——坤安煎剂 北沙参15g，麦冬20g，山茱萸15g，枸杞子20g，女贞子15g，墨旱莲30g，知母15g，黄柏12g，黄芪30g，茯苓15g，杜仲20g，淫羊藿30g，丹参15g，煅龙骨30g，煅牡蛎30g，地骨皮15g，炒枣仁30g。功效：滋养肝肾，育阴潜阳。用于围绝经期综合征属肝肾阴虚证者。

6. 鹌鹑3只，甘草10g，瘦肉30g，红枣10g，生姜3g，盐4g，味精2g。制法：甘草、红枣入清水中润透，洗净。瘦肉洗净，切成小块；鹌鹑洗净与瘦肉一起入沸水中去血沫后捞出。将准备好的所有材料装入炖盅内,加入适量水,入锅炖40分钟后,调入盐,味精即可。用法:1日1剂,分2~3次服用。饮汤吃肉。功效:补肾阳,补气血。用于围绝经期综合征属肾阳虚证者。

7. 熟地黄25g,当归20g,白芍10g,鸡腿1只,盐适量。制法:鸡腿洗净剁块,放入沸水中,捞起冲净,药材用清水快速冲净。将药材和鸡腿放入炖锅内,加水6碗以大火煮开,转小火炖30分钟,起锅后加盐调味即成。用法:1日1剂,分2~3次服用。饮汤吃肉。功效:滋阴补肾,补血生津。用于围绝经期综合征属肝肾阴虚证者。

8. 燕麦75g,莲藕250g,脊骨250g,红枣5个,生姜3片。制法:将脊骨洗净,剁块,放入沸水中,捞起冲净,沥干,备用。将莲藕削皮,洗净,切块,备用。将燕麦、红枣、生姜片快速用自来水洗净。将上述食材一起放入瓦煲内,加入清水3 000ml(约12碗水),武火滚沸后,改文火继续滚沸30分钟。最后加入少量红糖加热溶解,即可。用法:1日1剂,分2~3次服用。饮汤吃肉。功效:滋阴养血,补心安神。用于围绝经期综合征属心肾不交证者。

9. 干品银耳15g,山药250g,黑砂糖1~2汤匙。制法:将银耳用冷水浸泡,泡发变软后,用手撕成小朵,沥干,备用。将山药削皮,洗净,切块,备用。将上述食材一起放入瓦煲内,加入清水1 250ml(约5碗水),武火滚沸后,改文火继续滚沸20分钟。最后加入黑砂糖加热溶解,即可。用法:1日1剂,分2~3次服用。饮汤吃肉。功效:滋阴润肺,益胃生津。用于围绝经期综合征属阴虚火旺证者。

(雷磊)

第十七节 经前期综合征

经前期综合征(PMS)是指月经来潮前7~10日,部分妇女伴有生理上、精神上及行为上的改变,如头痛、乳房胀痛、全身乏力、紧张、压抑或易怒、烦躁失眠、腹痛、水肿等一系列症状,影响正常生活和工作,月经来潮后症状自然消失。经前期综合征的发病率为30%~80%,但严重影响生活或工作者只占2%~10%。临床以20~30岁妇女为最常见,约占89%,但亦可见于30~40岁以上的妇女。经前期综合征目前认为是一种心理、神经、内分泌疾病,尚无确切的病因,可能与雌激素、孕激素比例失调,β-内啡肽释放异常,维生素 B_6 缺乏以及精神因素有关。

本病属于中医"经行头痛""经行乳房胀痛""经行发热""经行身痛""经行泄泻""经行水肿"等范畴。中医认为月经的产生与肾、肝、脾的关系尤为密切。肝、脾、肾功能失调,气血、经络受阻是导致经前紧张征的重要因素。

一、诊断要点

(一)病史

该病特点是伴随月经周期反复发作,常因家庭不和或工作紧张而诱发,与精神、心理因素密切相关,多见于 25~45 岁妇女。

(二)症状

多于经前 1~2 周出现,经前几天加重,月经来潮后症状明显减轻或消失。常见症状有紧张、焦虑、激动、情绪不稳定、注意力下降、工作效率低、社交障碍;失眠、嗜睡、眩晕、眼花;厌食、恶心、腹泻;心悸、盗汗、性欲改变;肢体肿胀、乳房胀痛、头痛等。所出现症状随月经周期反复出现,至少出现 2 个月经周期以上。症状轻重有明显的个体性。症状的严重程度足以影响患者的正常生活及工作。

(三)体征

一般全身及局部无明显体征,部分患者可有肢体肿胀或体重增加。

(四)辅助检查

1. BBT 测定　大多为双相,但排卵后体温上升缓慢,或不规则,或上升时程短,与黄体功能不足有关。

2. 生殖内分泌激素测定　月经后半期血清 P 水平低下或正常,E_2 浓度偏高。E_2/P 比值增高,可有 PRL 水平升高。

3. 阴道细胞学检查　可有雌激素水平增高、孕激素降低等改变。

4. 其他检查　如血常规、尿常规、肝肾功能检查、血浆蛋白检查等,排除其他疾病。

(五)鉴别诊断

1. 精神病　精神病发病与月经周期无关。经前期综合征发病多随月经周期规律性反复出现,月经过后诸症减轻或自然消失。

2. 乳房肿瘤　乳房疾病如乳腺囊性增生病、乳腺癌等,虽可出现乳房或胀或痛,但均有乳房肿块存在,一般不呈周期性发作,肿块在经后也不消退,肿块组织经活检可明确诊断。经行乳房胀痛每随月经周期而发,经后消失,检查多无器质性改变。乳房 B 超或红外线扫描有助于鉴别诊断。

3. 血管性头痛　血管性头痛又称偏头痛,多由于发作性血管舒缩功能障碍引起,以女性多见。常有高血压、动脉硬化病史,头痛的发生时间与血压波动及血管痉挛的程度有关。一般间隔数周复发,呈周期性发作,但与月经周期无明显关系。而经前期综合征有月经周期规律性反复出现特点,月经过后诸症减轻或消失。

4. 水肿　心、肝、肾疾病引起的水肿或营养缺乏性水肿常伴有内科疾病症状。血常规,尿常规,心、肝、肾功能检查或 B 超检查可鉴别。

二、西医治疗要点

目前西医对 PMS 的治疗为对症治疗,如应用激素治疗、控制并调节精神与神经症状、纠正水钠潴留、补充矿物质及维生素、抑制排卵等。远期疗效不理想且易复发。

(一)一般治疗

1. 心理治疗　保持心情愉悦,减少环境刺激,缓解精神压力,教育与情感支持,适当运动,自我放松,消除精神紧张和焦虑。

2. 饮食治疗　摄取富含维生素 B_6 的饮食,少摄取盐、烟酒,提高机体体质,清淡低脂、低蛋白质饮食,限制咖啡饮料。

(二)西药治疗

1. 一般药物治疗

(1)抗焦虑药:用于有明显焦虑的患者,如阿普唑仑经前用药,起始可用 0.25mg,1 日 2~3 次,逐渐递增,最大剂量为 4mg/d,一直用至月经来潮的第 2~3 日。

(2)抗抑郁药:如氟西汀可选择性地抑制中枢神经系统 5- 羟色胺的再摄取。20mg,1 日 1~2 次口服。能明显缓解精神症状及行为改变,但对躯体症状疗效不佳。

(3)GnRH-α:造成低促性腺激素、低雌激素状态,缓解症状。

(4)醛固酮受体拮抗剂:螺内酯口服 20~40mg,1 日 2~3 次,不仅可拮抗醛固酮而利尿,减轻水潴留,而且对改善神经症状也有效。

(5)维生素 B_6:可调节自主神经系统与下丘脑 - 垂体 - 卵巢轴的作用,并抑制催乳激素的分泌与合成,1 日口服 100mg 可改善症状。

(6)利尿药:为解除 PMS 患者水钠潴留,月经周期后半期宜低盐饮食;月经前体重增加明显(>1.5kg 者),口服拮抗醛固酮利尿药螺内酯 20mg,1 日 3 次。

（7）镇静药：轻者可口服谷维素 20mg，1 日 3 次。重者，氯氮䓬 10mg，1 日 2~3 次，口服；或甲丙氨酯 0.2~0.4g，每晚睡前服 1 次。

（8）溴隐亭：可降低催乳素水平，减少乳房胀痛等。1.25~2.5mg，口服，1 日 1~2 次，可使 90% 患者的症状消失。

2. 补充矿物质及维生素　近年有人报道用碳酸锂治疗经前紧张征。锂离子能改变神经的兴奋性，置换体内潴留的钠，具有除钠排水的利尿作用，对重症经前紧张征患者有良好效果。于预期月经来潮前 10 日开始口服碳酸锂 0.3g，1 日 3 次，月经来潮时停止。据报道所有患者服药后不再头痛，能促进睡眠，消除精神紧张及抑郁，乳房胀痛及腹部饱胀亦不复存在。维生素 B_6 10~20mg/ 次，口服，1 日 3 次，于月经来潮后第 10 日服用。同时配服维生素 A 和维生素 E，有调节自主神经系统与下丘脑 - 垂体 - 卵巢轴的作用，并抑制催乳激素的分泌与合成，可改善症状。

3. 激素治疗　可用孕激素作替代治疗。自月经周期第 14 日开始，1 日口服甲地孕酮 4~6mg，共 10 日；月经周期第 16 日开始，隔日肌内注射黄体酮 20mg，共 5 次。有抵消过量雌激素，补充黄体不足，对抗醛固酮的作用，能排钠贮钾。

（三）西医特殊用药方案

1. 心理疗法配合药物治疗　本病有相当部分的患者是由精神因素引起，因此应首选心理疗法，帮助她们消除紧张情绪，同时适当配合镇静药及调节神经、精神症状的谷维素等。

2. 以辅助检查结果指导临床用药　如属于雌激素过高，孕激素不足者则以孕激素治疗为主，属于催乳素偏高者则选用溴隐亭治疗，可以有针对性地选择用药，以提高临床疗效。

3. 联合用药　对于本病治疗临床联合用药效果较好，可以减少单种药的剂量，又可以起到相互协同作用，如孕激素与雄激素联合应用或配合维生素 B_6 及镇静药等，或溴隐亭配合维生素 B_6 等。

4. 有建议采用手术切除卵巢或放射破坏卵巢功能治疗严重的 PMS。虽然已确定这种根治性治疗方法在治疗顽固 PMS 能获成功，但卵巢切除的手术疗法应在其他方法均无效时，特别是已采用药物消除卵巢功能也无效时最后选用的一种手段，对中年及较年轻的妇女施用不妥。

三、中成药应用

（一）治疗原则

治疗用药时间应根据辨证属虚属实，虚证从经净后开始治疗，以补为主，于经前 1~2 周在补虚的基础上佐以通利;实证从经前 1~2 周开始,以通为主,直至经至。

(二)辨证分型使用中成药

经前期综合征常用中成药一览表

证型	常用中成药
肝郁气滞证	逍遥丸、越鞠丸
肝肾阴虚证	六味地黄丸、逍遥丸
脾肾阳虚证	右归丸、济生肾气丸、乌鸡白凤丸
心肝火旺证	丹栀逍遥丸
心脾两虚证	归脾丸
气滞血瘀证	元胡止痛片、血府逐瘀胶囊
痰火上扰证	知柏地黄丸

1. 肝郁气滞证

〔证候〕主症:经前乳房、乳头胀痛,小腹胀满连及胸胁,烦躁易怒,或精神抑郁,善叹息,或头晕失眠,或头痛剧烈;次症:月经先后无定期或延后,经来不畅,色暗红;舌脉:舌质暗红,苔薄白或薄黄,脉弦或脉滑。

〔治则〕疏肝解郁,养血调经。

〔方药〕柴胡疏肝散(《景岳全书》)。

〔中成药〕(1)逍遥丸^(药典)。见第 30 页。

(2)越鞠丸^(药典)。见第 60 页。

2. 肝肾阴虚证

〔证候〕主症:经行或经后乳房作胀,乳房按之柔软,五心烦热,两目干涩,头晕目眩,腰膝酸软,或口舌糜烂,或潮热、盗汗;次症:月经量少,色淡;舌脉:舌质红,少苔,脉细。

〔治则〕滋肾养肝,益阴调经。

〔方药〕一贯煎(《续名医类案》)。

〔中成药〕(1)六味地黄丸^(药典)。见第 24 页。

(2)逍遥丸^(药典)。见第 30 页。

3. 脾肾阳虚证

〔证候〕主症:每遇经前出现面肢水肿,脘腹胀满,腰酸腿软,纳少便溏或经前泄泻,或经行前后头晕沉重,体倦嗜睡,胸闷烦恶;次症:月经量多,色淡质稀;**舌脉:**舌淡红,苔白滑,脉濡细或沉缓。

〔**治则**〕温肾健脾,化湿调经。

〔**方药**〕右归丸(《景岳全书》)合苓桂术甘汤(《伤寒论》)。

〔**中成药**〕(1)右归丸^(药典)。见第70页。

(2)济生肾气丸^(药典)[由熟地黄、山茱萸(制)、牡丹皮、山药、茯苓、泽泻、肉桂、附子(制)、牛膝、车前子组成]。功能主治:温肾化气,利水消肿。用于肾虚水肿,腰膝酸重,小便不利,痰饮喘咳。用法用量:口服。水蜜丸1次6g,小蜜丸1次9g,大蜜丸1次1丸,1日2~3次。

(3)乌鸡白凤丸^(药典)。见第19页。

4. 心肝火旺证

〔**证候**〕**主症:**经前或经期狂躁易怒,头痛头晕,口苦咽干,面红目赤,小便黄,大便干;**次症:**经行不畅;**舌脉:**舌红,苔黄,脉弦滑数。

〔**治则**〕养心益脾,补血调经。

〔**方药**〕归脾汤(《校注妇人良方》)。

〔**中成药**〕丹栀逍遥丸^(指南推荐)[由牡丹皮、焦栀子、柴胡(酒制)、酒白芍、当归、茯苓、白术(土炒)、薄荷、炙甘草、生姜组成]。功能主治:疏肝解郁,清热泻火。用于闭经,或月经稀发,量少,或先后无定期,崩漏,婚久不孕;毛发浓密,面部痤疮,经前乳房胸胁胀痛,或有溢乳;口干喜冷饮,大便秘结;苔薄黄,脉弦数。用法用量:口服。1次1~1.5袋,1日2次。

5. 心脾两虚证

〔**证候**〕**主症:**经前或经期心悸失眠,神疲乏力,多思善虑,面色萎黄,纳差懒言,或头晕头痛,或泄泻,自汗或盗汗;**次症:**月经量少或多,色淡质稀;**舌脉:**舌质淡红,苔白,脉细弱。

〔**治则**〕疏肝解郁,清热调经。

〔**方药**〕丹栀逍遥散(《内科摘要》)。

〔**中成药**〕归脾丸^(药典)。见第39页。

6. 气滞血瘀证

〔**证候**〕**主症:**经前或经期头痛剧烈,或经行发热,腹痛,肢体肿胀不适;**次症:**月经量少或行而不畅,色紫暗有块;**舌脉:**舌紫暗或尖、边有瘀点,脉弦涩。

〔**治则**〕理气活血,化瘀调经。

〔**方药**〕血府逐瘀汤(《医林改错》)。

〔**中成药**〕(1)元胡止痛片^(药典)。见第54页。

(2)血府逐瘀胶囊^(药典)。见第25页。

7. 痰火上扰证

〔证候〕**主症**:经行烦躁不安,情绪不宁,甚或狂躁不安,心胸泛恶,痰多不寐,面红目赤,大便干结;**次症**:月经量少或量多,色深红,质黏稠,平时带下量多,色黄质稠;**舌脉**:舌红,苔黄厚或腻,脉弦滑而数。

〔治则〕清热化痰,宁心安神。

〔方药〕生铁落饮(《医学心悟》)加郁金、黄连。

〔中成药〕知柏地黄丸^(药典)。见第14页。

四、单验方

1. 罗元恺(广州中医药大学)验方——疏肝解郁汤 郁金12g,佛手12g,白蒺藜12g,丹参15g,泽泻15g,白芍15g,茯苓25g,首乌藤30g,香附10g。功效:疏肝解郁,健脾宁心。用于经前烦躁、失眠症。

2. 何子淮(杭州市中医院)验方

疏理调冲汤:预知子、乌辣草、青皮、川芎、生麦芽、娑罗子、合欢皮、郁金、路路通、香附、当归。功效:疏理调冲。用于经前5~7日(严重者10日或半个月),胸胁间胀满,乳胀作痛,乳头疼痛,或有结块。

理气调冲汤:乌药、香附、广木香、枳壳、川芎、大腹皮、豆蔻花、虎杖、鸡血藤、丹参、川楝子、月季花、代代花、香橼。功效:理气调冲。用于经前下腹胀痛,胀甚于痛,经来不畅。

3. 朱小南(中国医学科学院)验方——行气开郁汤 香附、合欢皮、娑罗子、路路通各9g,广郁金、焦白术、炒乌药、陈皮各3g,炒枳壳3g。功效:行气开郁,健脾和胃。用于经前胸闷,乳房胀痛,食欲不振,泛泛欲吐,伴小腹胀痛,属肝郁脾虚者。

4. 刘奉五(北京中医医院)验方——清眩平肝汤 当归3g,川芎4.5g,白芍12g,生地黄12g,桑叶9g,菊花9g,黄芩9g,女贞子9g,墨旱莲9g,红花9g,牛膝9g。功效:滋肾养肝,清热平肝,活血调经。用于经前期紧张症等,属于肝肾阴虚、肝阳亢盛,症见头晕、头痛(或血压升高)、烦躁者。

5. 小麦100g,红枣10颗,甘草15g,白萝卜250g,排骨250g,盐10g。制法:小麦淘净,以清水浸泡1小时,沥干;红枣、甘草洗净。排骨洗净斩块,余水,捞起洗净,白萝卜削皮、洗净、切块。将所有材料放入锅中,加8碗水,以大火煮沸后转小火炖约10分钟,加盐调味即可。用法:1日1剂,分2~3次服用。饮汤吃排骨。功效:养心安神,补脾益气。用于经前失眠、多梦者。

6. 枸杞子、茉莉花各适量,青菜10g,大米80g,盐2g。制法:大米洗净,浸泡 30 分钟,后捞出沥水,枸杞子、茉莉花洗净,锅放置火上,倒入清水,放入大米,用大火烧开。加入枸杞子同煮片刻,转小火煮成粥,撒上茉莉花,加盐拌匀即可。用法:随时服用。功效:滋补肝肾,理气止痛。用于经行乳房胀痛患者。

7. 橘叶 30g,怀山药 30g,白芍 15g,白砂糖 30g。制法:将橘叶、白芍放入锅中,加水适量,煎汤取渣备用。温水浸泡怀山药 1 小时,放入搅拌机中搅拌成湿粉状,与橘叶、白芍汤同放入锅内,加入白砂糖煮沸即可食用。用法:随时服用。功效:疏肝解郁,行气止痛。用于经行情志异常、乳房胀痛患者。

8. 郁金 12g,马蹄 60g,白茅根 30g,冰糖 30g。制法:将郁金、马蹄、白茅根同放入锅内加水 1 000ml,中火煮 30 分钟,加入冰糖融化。用法:可频频饮用。功效:疏肝解郁清热。用于经前紧张症属肝经郁热证者。

(黄淑媛　毛思思)

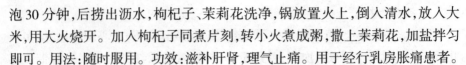

第十八节　排卵障碍性异常子宫出血

功能失调性子宫出血是指由调节生殖的神经内分泌机制失常引起的异常子宫出血。功能失调性子宫出血是妇科常见病,可发生于月经初潮至绝经间的任何年龄,约 50% 患者发生于绝经前期,30% 发生于育龄期,20% 发生于青春期。功能失调性子宫出血临床分为排卵型和无排卵型两类,无排卵型功能失调性子宫出血占 80%~85%。排卵型功能失调性子宫出血多发生于育龄期妇女,多因黄体功能不全、子宫内膜脱落不全、排卵证月经过多、排卵期出血所致;无排卵型功能失调性子宫出血多发生于青春期和绝经前期妇女,多由子宫内膜持续增生,性腺轴无排卵所致。功能失调性子宫出血的内分泌机制是由于雌激素水平下降或雌、孕激素比例失调引起的撤退性出血或突破性出血。

本病相当于中医病名国家标准的崩漏,亦属于"月经先期""月经过多""经期延长""经间期出血"等范畴。

一、诊断要点

(一) 病史

了解子宫出血的经过,如发病时间,目前出血情况,出血前有无停经史及以往治疗经过(尤应注意以往内分泌治疗的情况),特别注意过去有无月经过多、月经频发、子宫不规则出血等病史。详细询问患者的年龄、月经史、婚育史、避孕措施、激素类药物使用史,是否受环境和气候变化、精神紧张、劳累过度等因素的影响,或存在营养不良、代谢紊乱等因素。

（二）症状

黄体功能不足主要表现为月经周期明显缩短,月经频发。有的月经周期虽然在正常范围内,但卵泡期过长、黄体期缩短,可导致患者不易受孕或孕早期流产。或由于黄体过早衰退,不能支持子宫内膜,或子宫内膜反应不良,以致经前数日即少量出血,然后才有正常的月经来潮。不规则子宫出血,常表现为月经周期紊乱,经期长短不一,经量时多时少,甚至大量出血。出血量多或者时间长时可继发贫血,伴有乏力、头晕、心悸等症状,甚至出现失血性休克。

（三）体征

1. 体格检查　应注意患者的精神、营养、发育状况,有无贫血及其程度、第二性征、乳房的发育及毛发分布,有无泌乳等。

2. 妇科检查　子宫大小多属正常。

（四）辅助检查

1. 诊断性刮宫　育龄期和绝经过渡期患者,药物治疗无效或有子宫内膜癌高危因素的患者,通过诊刮可以达到止血效果并了解子宫内膜病理改变,排除恶性病变。对年龄超过35岁,药物治疗无效,或者存在子宫内膜癌高危因素的异常子宫出血患者,应通过诊刮明确子宫内膜病变。刮宫时应行分段诊刮,注意搔刮整个宫腔,尤其是两宫角,同时注意宫腔形态、大小,宫壁是否平滑,刮出物的性质和量;刮出物应送病理检查。未婚患者,治疗无效或未能排除子宫器质性病变时,经患者或家属知情同意后亦可在麻醉下进行诊刮。

诊刮结果显示分泌反应至少落后2日者,提示有黄体功能不足可能;在月经周期的第5~6日诊刮,显示子宫内膜仍呈分泌期反应,且与出血期及增生期内膜并存,提示有子宫内膜不规则脱落可能。

2. B超检查　了解子宫大小、形状、子宫内膜厚度,宫颈内有无赘生物及血块等,有助于排除其他疾病;动态观察卵泡发育、优势卵泡大小及排卵情况。

3. 宫腔镜检查　可在宫腔镜直视下选择病变区进行活检,有助于诊断子宫内膜息肉、子宫黏膜下肌瘤及子宫内膜癌等宫腔内病变。

4. 凝血功能测定　通过血小板计数、出血时间、凝血时间、凝血酶原时间等了解凝血功能。

5. 血红细胞计数及血红蛋白　了解贫血情况。

6. BBT测定　无排卵性功能失调性子宫出血BBT呈单相型,黄体功能不足者 BBT 呈双相型,但黄体期不足 11 日,子宫内膜不规则脱落者 BBT 呈双相改变,但下降缓慢。

7. 宫颈黏液检查　经前宫颈黏液见羊齿状结晶,提示有雌激素作用但无排卵,见成排出现的椭圆体,提示有排卵。

8. 阴道脱落细胞涂片检查　一般表现为中、高度雌激素影响。

9. 女性生殖内分泌激素测定　血清 P 为卵泡期低水平则提示无排卵;E$_2$ 可反映体内雌激素水平;PRL 及甲状腺激素有助于排除其他内分泌疾病;高雄激素应考虑多囊卵巢综合征。

10. 妊娠试验　有性生活的患者应行妊娠试验,以排除妊娠及其相关疾病。

11. 宫颈细胞学检查　排除宫颈癌及癌前病变。

（五）鉴别诊断

必须排除由生殖器官病变或全身性疾病所引起的子宫出血,应注意与下列疾病相鉴别。

1. 病理妊娠或妊娠并发症　如流产、异位妊娠、滋养细胞疾病、产后子宫复旧不全、胎盘残留等,可通过 β-HCG 测定、B 超检查或诊断性刮宫等协助鉴别。

2. 生殖道感染　如急性或慢性子宫内膜炎、子宫肌炎,妇科检查可有带下增多或子宫附件压痛。

3. 生殖道肿瘤　如子宫内膜癌、子宫肌瘤、卵巢肿瘤等,通过 B 超或诊刮可鉴别。宫颈病变可通过妇科检查结合宫颈细胞学检查、宫颈活检等有助鉴别。

4. 血液病　血液及骨髓检查可诊断。

5. 肝功能损害　B 超及肝功能检查有助于鉴别。

6. 甲状腺功能亢进或低下　甲状腺功能检查有助于鉴别。

7. 代谢性疾病。

8. 性激素类药物使用不规范。

9. 宫内节育器引起的子宫不规则出血。

10. 有无免疫性疾病治疗过程中导致的阴道不规则出血的病史。

11. 生殖道损伤　妇科检查可诊断。

二、西医治疗要点

（一）一般治疗

1. 应加强营养,忌食辛辣、生冷之品,以防动血凝血。暴怒伤肝、悲哀太过、五志过极化火,均足以导致崩漏,故宜调和情志。注意做好避孕,防止多次做人工流产术,以免损伤肾气,导致崩漏。

2. 出血期间不宜涉水冒雨或负重过劳,必要时卧床休息,注意卫生,忌性生活。

（二）西药治疗

1. 止血 对于大量出血患者,应在 48 小时内明显见效,24~48 小时内出血基本停止,若 96 小时以上仍不止血,应修正诊断。

（1）性激素

1）联合用药:对出血量不太多并有轻度贫血的青春期功能失调性子宫出血患者,性激素联合用药的止血效果优于单一药物。在月经第 1 日即口服复方低剂量避孕药共 21 日,停药 7 日,共 28 日为 1 周期。对急性大出血者,可以采用复方单相口服避孕药,每 6~8 小时 1 片,血止后,每 3 日递减 1/3 量直至维持量（1 日 1 片）,共 20 日停药。也可在雌、孕激素联合的基础上加用雄激素,达到加速止血的目的。常用的有三合激素 2ml 肌内注射,每 8~12 小时 1 次,血止后逐渐减至维持量（每 3 日 1 次）,共 20 日停药。

2）单纯雌激素:应用大量雌激素可迅速促使子宫内膜生长的短期内修复创面止血,适用于急性大量出血时。①苯甲酸雌二醇:初剂量 3~4mg/d,分 2~3 次肌内注射。若出血明显减少,则维持;若出血量未见明显减少,则加量。也可从 6~8mg/d 开始。出血停止 3 日后开始减量,通常每 3 日以 1/3 递减。每日最大量一般不超过 12mg。②结合雌激素注射剂:25mg 静脉注射,可 4~6 小时重复 1 次,一般用药 2~3 次,次日应给予口服结合雌激素 3.75~7.5mg/d,并按每 3 日减量 1/3 逐渐减量。亦可在 24~48 小时内开始服用口服避孕药。③结合雌激素片剂,1.25mg/ 次,或戊酸雌二醇 2mg/ 次,口服,4~6 小时 1 次,血止 3 日后按每 3 日减量 1/3。所有雌激素疗法在血红蛋白计数增加至 90g/L 以上后均必须增加孕激素撤退。有血液高凝或血栓疾病史的患者,应禁忌应用大量雌激素止血。对间断性少量长期出血者,其雌激素水平常较低,可应用雌激素。多采用生理替代量,如妊马雌酮 1.25mg,每日 1 次,共 21 日,最后 7~10 日应加用孕激素,如甲羟孕酮 10mg,每日 1 次,但需注意停药后出血量会较多,一般 7 日内血止。

3）单纯孕激素:也称"子宫内膜脱落法"或"药物刮宫",停药后短期即有撤退性出血。止血的作用机制是使雌激素作用下持续增生的子宫内膜转化为分泌期,达到止血效果。停药后子宫内膜脱落较完全,起到药物性刮宫作用。适用于体内已有一定雌激素水平、血红蛋白 >80g/L、生命体征稳定的患者。合成孕激素分两类,常用 17- 羟孕酮衍生物(甲羟孕酮、甲地孕酮)和 19- 去甲基睾酮衍生物(炔诺酮等)。以炔诺酮为例,首剂量 5mg,每 8 小时 1 次,2~3 日血止后每隔 3 日递减 1/3 量,直至维持量 2.5~5.0mg/d,持续用至血止后 21 日停药,停药后 3~7 日发生撤药性出血。也可用左炔诺孕酮 1.5~2.25mg/d,血止后按同样原则减量。

(2)刮宫术:刮宫可迅速止血,并具有诊断价值,可了解内膜病理,除外恶性病变。对于绝经过渡期及病程长的育龄期患者应首先考虑使用刮宫术。对无性生活史的青少年,仅适于大量出血且药物治疗无效需立即止血或检查子宫内膜组织学者,不轻易做刮宫术,对于 B 超提示宫腔内异常者可在宫腔镜下刮宫,以提高诊断准确率。

(3)辅助治疗

1)一般止血药:氨甲环酸 1g,2~3 次 /d,或酚磺乙胺、维生素 K 等。

2)丙酸睾酮:具有对抗雌激素作用,减少盆腔充血和增加子宫血管张力,以减少子宫出血量,起协助止血作用。

3)矫正凝血功能:出血严重时可补充凝血因子,如纤维蛋白原、血小板、新鲜冻干血浆或新鲜血。

4)矫正贫血:对中至重度贫血患者,在上述治疗的同时给予铁剂和叶酸治疗,必要时输血。

5)抗感染治疗:出血时间长,贫血严重,抵抗力差,或有合并感染的临床征象时应及时应用抗生素。

2. 调整月经周期 应用性激素止血后,必须调整月经周期。青春期及育龄期无排卵性功能失调性子宫出血患者,需恢复正常的内分泌功能,以建立正常月经周期;绝经过渡期患者需控制出血及预防子宫内膜增生症的发生,防止功能失调性子宫出血再次发生。常用方法如下。

(1)雌孕激素序贯法:即人工周期。模拟自然月经周期中卵巢的内分泌变化,序贯应用雌、孕激素,使子宫内膜发生相应变化,引起周期性脱落。适用于青春期及育龄期功能失调性子宫出血内源性雌激素水平较低者。从撤药性出血第 5 日开始,生理替代全量为妊马雌酮 1.25mg 或戊酸雌二醇 2mg,每晚 1 次,连服 21 日,服雌激素 11 日起加用甲羟孕酮,每日 10mg,连用 10 日。连续 3 个周期为一疗程。若正常月经周期仍未建立,应重复上述序贯疗法。若患者体内有一定雌激素水平,雌激素可采用半量或 1/4 量。

(2)雌、孕激素联合法:此法开始即用孕激素,限制雌激素的促内膜生长作用,使撤药性出血逐步减少,其中雌激素可预防治疗过程中孕激素突破性出血。常用口服避孕药,可以很好地控制周期,尤其适用于有避孕需求的患者。一般自血止周期撤药性出血第 5 日起,每日 1 片,连服 21 日,1 周为撤药性出血间隔,连续 3 个周期为一个疗程。病情反复者酌情延至 6 个周期。应用口服避孕药的潜在风险应予注意,有血栓性疾病、心脑血管疾病高危因素及 40 岁以上吸烟的女性不宜应用。

(3)孕激素法:适用于青春期或活组织检查为增生期内膜功能失调性子宫出血。可于月经周期后半期(撤药性出血的第 16~25 日)服用甲羟孕酮 10mg,每日 1 次;或地屈孕酮 10~20mg,每日 1 次或微粒化孕酮 200~300mg,每日 1 次;或肌内注射黄体酮 20mg,每日 1 次,连用 10~14 日,酌情应用 3~6 个周期。

(4)促排卵:功能失调性子宫出血患者经上述调整周期药物治疗几个疗程后,通过雌、孕激素对中枢的反馈调节作用,部分患者可恢复自发排卵。青春期一般不提倡使用促排卵药物,有生育要求的无排卵不孕患者,可针对病因采取促排卵,具体方法已在本章第九节"闭经"中介绍。

(5)宫内孕激素释放系统:可有效治疗功能失调性子宫出血。其原理为在宫腔内局部释放孕激素,抑制内膜生长。常用于治疗严重月经过多。在宫腔内放置含孕酮或左炔诺孕酮宫内节育器,能减少经量 80%~90%,有时甚至出现闭经。

3. 手术治疗 对于药物治疗疗效不佳或不宜用药、无生育要求的患者,尤其是不易随访的年龄较大患者,应考虑手术治疗。

(1)子宫内膜切除术:利用宫腔镜下电切割或激光切除子宫内膜或采用滚动球电凝或热疗等方法,直接破坏大部分或全部子宫内膜和浅肌层,使月经减少甚至闭经。适用于药物治疗无效、不愿或不适合子宫切除术的患者。术前 1 个月口服达那唑 600mg,每日 1 次;或孕三烯酮 2.5mg,2 次 / 周,4~12 周;或用 GnRH-α 3.75mg,每 28 日 1 次,1~3 次,可使子宫内膜萎缩,子宫体积缩小,减少血管再生,使手术时间缩短,出血减少,易于施术,增加手术安全性,且可在月经周期任何时期进行。治疗优点是微创、有效,可减少月经量 80%~90%,部分患者可达到闭经。但术前必须有明确的病理学诊断,以避免误诊和误切子宫内膜癌。

(2)子宫切除术:因功能失调性子宫出血而行子宫切除术,约占子宫切除术的 20%。患者经各种治疗效果不佳,并了解所有治疗功能失调性子宫出血的可行方法后,由患者和家属知情选择后接受子宫切除。

三、中成药应用

(一) 治疗原则

出血期首先是止血,出血时间长者注意预防感染。根据青春期、育龄期、绝经期等不同阶段的特点,治疗目的之差异,进行个体化治疗。青春期重在止血调周,建立正常的月经周期;育龄期患者血止后要恢复正常的排卵周期,促进生育功能;绝经期重在止血查因,排除恶变,血止后继以调养过渡直至经绝。

血止后固本善后,即恢复正常的月经周期是治疗的关键,月经的调节是肾气 - 天癸 - 冲任 - 胞宫协调作用的结果。根据中医的基本理论辨证调经,采用中医药周期疗法,以恢复正常的月经周期。

(二) 辨证分型使用中成药

排卵障碍性异常子宫出血常用中成药一览表

证型	常用中成药
肾阳虚证	安坤赞育丸、春血安胶囊、妇科再造丸
肾阴虚证	葆宫止血颗粒
脾虚证	归脾丸、复方阿胶浆、乌鸡白凤丸
虚热证	葆宫止血颗粒、安坤颗粒、知柏地黄丸
实热证	断血流片、荷叶丸
血瘀证	龙血竭胶囊、复方益母草胶囊、经血宁胶囊

1. 肾阳虚证

〔**证候**〕**主症**:经血非时而下,淋漓不断,色淡质稀;**次症**:面色晦暗,腰膝无力,畏寒肢冷,小便清长,水肿,眼眶暗,五更泄泻,精神委靡,性欲减退;**舌脉**:舌淡暗,苔白滑,脉沉迟无力或弱。

〔**治则**〕温肾固冲,止血调经。

〔**方药**〕右归丸(《景岳全书》),止血加赤石脂、补骨脂、炮姜、艾叶。

〔**中成药**〕(1) 安坤赞育丸^(指南推荐)见第18页。

(2) 春血安胶囊^(药典)。见第18页。

(3) 妇科再造丸^(指南推荐)[由当归(酒炙)、香附(醋炙)、白芍、熟地黄、阿胶、茯苓、党参、黄芪、山药、白术、女贞子(酒炙)、龟甲(醋炙)、山茱萸、续断、杜仲(盐炙)、肉苁蓉、覆盆子、鹿角霜、川芎、丹参、牛膝、益母草、延胡索等组成]。功能主治:养血调经,补益肝肾,暖宫止痛。用于月经先后无定期,带经日久、痛经、带下。用法用量:口服。1次10丸,1日2次,1个月经周期为1疗程,经前1周开始服用。

2. 肾阴虚证

〔证候〕**主症**:经血非时而下,量少淋漓或量多,色鲜红,质稍稠;**次症**:头晕耳鸣,腰膝酸软,口干舌燥,尿黄便干,五心烦热,失眠健忘;**舌脉**:舌质红,少苔,脉细数。

〔治则〕滋肾益阴,固冲止血。

〔**方药**〕左归丸(《景岳全书》)合二至丸(《医方集解》)。

〔**中成药**〕葆宫止血颗粒^{指南推荐}。见第9页。

3. 脾虚证

〔证候〕**主症**:经血非时而下,量多,色淡,质清晰,暴崩之后,经血淋漓;**次症**:面色苍白,精神委靡,气短乏力,语音低微,小腹空坠,食欲不振,面浮肢肿,手足不温,便溏;**舌脉**:舌淡体胖、边有齿痕,苔薄白,脉缓弱。

〔治则〕补气健脾,摄血固冲。

〔**方药**〕固本止崩汤(《傅青主女科》)去当归,加五倍子、海螵蛸、龙骨、牡蛎。

〔**中成药**〕(1)归脾丸^{药典}。见第39页。

(2)复方阿胶浆^{药典}。见第25页。

(3)乌鸡白凤丸^{药典}。见第19页。

4. 虚热证

〔证候〕**主症**:经血非时而下,量少淋漓,或量多势急,色鲜红而质稠;**次症**:伴见心烦失眠,面颊潮红,咽干口燥,潮热汗出,小便黄少,大便燥结;**舌脉**:舌红,少苔,脉细数。

〔治则〕养阴清热,固冲止血。

〔**方药**〕保阴煎(《景岳全书》)加阿胶、海螵蛸、仙鹤草、藕节。

〔**中成药**〕(1)葆宫止血颗粒^{指南推荐}。见第9页。

(2)安坤颗粒^{指南推荐}。见第4页。

(3)知柏地黄丸^{药典}。见第14页。

5. 实热证

〔证候〕**主症**:经血非时而下,量多如崩,或淋漓不断,色深红,质稠,有血块;**次症**:口渴烦热,小腹或少腹疼痛,腹部拒按,面红目赤,渴喜冷饮,口苦咽干,小便黄或大便干结;**舌脉**:舌红,苔黄,脉滑数。

〔治则〕清热凉血,固冲止血。

〔**方药**〕清热固经汤(《简明中医妇科学》)。

〔**中成药**〕(1)断血流片^(药典)。见第9页。

(2)荷叶丸^(药典)[由荷叶、藕节、大蓟炭、小蓟炭、知母、黄芩炭、地黄炭、棕榈炭、栀子(焦)、茅根炭、玄参、白芍、当归、香墨组成]。功能主治:凉血止血。用于血热所致的咯血、衄血、尿血、便血、崩漏。用法用量:口服。1次1丸,1日2~3次。

6. 血瘀证

〔**证候**〕**主症**:经乱无期,量或多或少,时下时止,经行不畅,血色紫暗有块,质稠;**次症**:小腹疼痛拒按,或痛经;**舌脉**:舌质紫暗,舌有瘀点瘀斑,苔薄白,脉涩。

〔**治则**〕活血化瘀,固冲止血。

〔**方药**〕逐瘀止血汤(《傅青主女科》)。

〔**中成药**〕(1)复方龙血竭胶囊^(药典)(由龙血竭、三七、冰片组成)。功能主治:活血化瘀,通窍止痛。用于稳定性劳力性冠心病心绞痛Ⅰ、Ⅱ级,中医辨证为心血瘀阻证,症见胸闷刺痛、绞痛,固定不移,入夜更甚,时或心悸不宁,舌质紫暗,脉沉。用法用量:口服。1次3粒,1日3次。

(2)复方益母草胶囊^(指南推荐)(由益母草、熟地黄、当归组成)。功能主治:调经活血,祛瘀生新。用于瘀血所致月经过多、过少及经期延长,产后子宫复旧不全引起的恶露不绝。用法用量:口服。1次2~3粒,1日2次。

(3)经血宁胶囊^(指南推荐)(由白背叶扶芳藤组成)。功能主治:祛瘀止血。用于瘀血阻滞证月经过多,经色紫黑有块,腹痛拒按等症。也可用于轻至中度消化道出血的辅助治疗。用法用量:口服。1次2粒,1日4次。

四、单验方

1. 韩百灵(黑龙江中医药大学)验方

调气活血汤:当归15g,白芍15g,牡丹皮15g,川楝子15g,枳实15g,柴胡10g,川牛膝15g,生地黄15g,青皮15g,甘草10g。功效:调气活血。用于崩漏气滞血瘀证。情志不遂,积思郁怒,或经期产后,余血未尽,感寒涉水,过食生冷,不禁房事,余血停滞,瘀阻冲任,新血不得归经,而致崩中漏下。症见月经淋漓不断,涩滞难下,量少,色紫黑;或突然大下,夹有血块,小腹胀坠疼痛,面色青暗,两颧深红,唇舌紫暗而有瘀斑,无故多怒,头眩,善太息,心烦多梦,皮肤干燥无泽,大便秘结,小便短赤;舌苔微黄,脉象弦涩有力。如小腹刺痛者,可酌加延胡索以行瘀止痛;小腹胀痛者,加乌药以行气除胀;血瘀难下,大便秘者,加少量大黄行瘀血,荡秽垢;突然大下血块,血色由深变浅者,加炒地榆、蒲黄炭以塞其流。

补阳益气汤:熟地黄20g,山药15g,白术15g,巴戟天15g,菟丝子15g,川续断15g,桑寄生15g,黄芪40g,海螵蛸25g,炒地榆50g。功效:补阳益气,脾肾兼治,调补脾肾之阳。用于崩漏脾肾阳虚证。症见月经淋漓不断,久之大下,经色稀淡,臭腥,腹中冷痛,喜温喜按,头眩健忘,腰酸腿软,尿频,白带下注,大便溏薄,面肢水肿,面色晦暗,口不干不渴;舌质淡润,脉象沉弱。

育养止崩汤:熟地黄20g,山茱萸20g,杜仲20g,海螵蛸20g,白芍25g,牡蛎25g,续断20g,桑寄生20g,黄芪15g,怀牛膝15g,炒地榆50g。功效:育阴潜阳,固冲止血。用于崩漏。

2. 蔡小荪(上海市第一人民医院)验方

育肾固冲汤:生地黄12g,炙龟甲9g,煅牡蛎30g,牡丹皮炭9g,墨旱莲20g,白芍12g,党参12g,黑芥穗9g,生蒲黄(包)15g。功效:育肾滋阴,清热止崩。用于经期提前或经行量多色鲜如注,或月经淋漓日久不止,颧红潮热或手心灼热,咽干口燥,腰酸头晕;舌红少苔,脉细数或细弦。

温阳止血汤:潞党参12g,生黄芪30g,炒当归9g,熟附块9g,水牛角9g,生地黄炭20g,炮姜炭3g,白芍12g,煅牡蛎30g,蒲黄炒阿胶9g。功效:补肾健脾,温阳止血。用于月经周期延后,甚至2~3个月一行,量多如崩,血色淡红,质稀薄,经期延长,面色㿠白,头晕气短,乏力畏寒,或兼大便不实,神疲肢软。舌质淡红或嫩红,舌苔薄,脉细软或虚。

化瘀止崩汤:当归9g,生地黄9g,白芍9g,香附9g,生蒲黄(包)30g,花蕊石(先煎)15g,熟军炭9g,三七末(吞)2g,震灵丹(包)12g。功效:活血调经,化瘀止崩。用于月经旦多如崩,色暗红,质黏稠夹有血块,小腹疼痛,瘀块下则痛减,或出血淋漓不绝。舌质红或紫暗或有瘀斑,脉沉弦。

3. 裘笑梅(浙江省中医院)验方——生地龙牡汤 生地黄30g,煅龙骨15g,煅牡蛎30g,墨旱莲12g,冬桑叶30g,蒲黄炭9g。功效:养阴清热,固涩止血。用于崩漏日久伤阴。若食欲不振,加谷芽、鸡内金;阴虚盛汗,加地骨皮、浮小麦;腰脊痛楚,加桑寄生、杜仲。

4. 夏桂成(江苏省中医院)验方——四草汤 马鞭草30g,鹿衔草30g,茜草15g,益母草15g。功效:化瘀、清热、利湿。用于血瘀夹血热性崩漏,对围绝经期崩漏尤为常用。如加入炙龟甲、大小蓟、炒续断、生地黄等,止血之效尤捷;血瘀为主之崩漏者,加入黑当归、赤芍、失笑散、制香附、花蕊石、血竭。

5. 罗元恺(广州中医药大学)验方

固漏汤:党参、制何首乌、黄芪各30g,白术25g,续断15g,鹿角霜20g,棕榈炭、阿胶(烊化)各12g,砂仁(后下)3g。功效:补肾健脾,益气养血。用于崩漏。气虚甚者加吉林参(炖服)12g;血量减少时,减棕榈炭、鹿角霜、制何首乌,加菟丝子、桑寄生、乌豆衣、五味子。

滋阴固气汤:熟地黄25g,续断15g,菟丝子15g,制何首乌20g,党参15g,茯苓20g,白术15g,炙甘草9g,桑寄生20g,牡蛎30g,岗稔子30g,黄芪20g。功效:滋养肝肾,固气益血。用于崩漏。

二稔汤:岗稔30~50g,地稔根30g,续断15g,制何首乌30g,党参20~30g,白术15~30g,熟地黄15~20g,棕榈炭10~15g,炙甘草9~15g,桑寄生15~30g,赤石脂20g。功效:补气摄血,用于崩漏出血较多的阶段。血块多者,加益母草;血色鲜红者,加墨旱莲、紫珠草;血色淡红者,加艾叶,或以姜炭易棕榈炭;血量特多者,加五倍子、阿胶、高丽参。

6. 乌梅肉15g,红糖适量。制法:将上二味加水500ml,煎至300ml,去渣。用法:日内分2次服。功效:用于虚热之崩漏。

7. 狗头骨1个,煅龙骨、棉花籽、百草霜各18g,黄酒适量。制法:将狗头骨烧存性,龙骨煅,棉花籽炒与百草霜共研为细末,混合均匀即成。用法:1次服24g,用黄酒送下,微见出汗为好。功效:肾阳虚之崩漏。

8. 鲜藕、鲜白萝卜、鲜墨旱莲各800g。制法:将上药洗净共捣烂,用净纱布包裹取汁,冰糖适量。用法:不拘多少,频频饮服。功效:肾阴虚之崩漏。

9. 麦麸1 000g,百草霜30g,红糖250g。制法:将麦麸、百草霜、红糖加开水揉和成每个重100g的饼,将饼放笼屉上蒸熟。用法:每日早晚空腹白开水送服1个。功效:脾虚之崩漏。

10. 鲜益母草、鲜荠菜、生油各30g。制法:前两味药洗净切断,铁锅置旺火上,注入生油,待油烧热后下鲜益母草、鲜荠菜炒熟。用法:每日分2次食。功效:因瘀血所致的崩漏。

11. 三七10g、鸡肉250g、食盐适量备用。制法:将三七敲碎,与鸡肉一起加水适量,隔水蒸炖两小时,加盐少许即可。用法:每日分2次食。功效:活血化瘀,止血止崩。适用于崩漏出血过多的患者。

（雷磊）

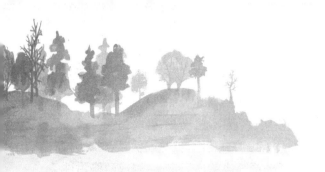

第二章 带下病

第一节 阴道炎

阴道炎是指病原体侵入阴道导致的阴道黏膜产生的炎症。根据病因分为细菌性阴道炎、滴虫阴道炎、外阴阴道假丝酵母菌病、老年性阴道炎、婴幼儿外阴阴道炎。根据临床表现和古籍描述，属于中医的"带下病""阴痒"等范畴。

一、诊断要点

（一）年龄

婴幼儿外阴阴道炎常见于 5 岁以下幼女，老年性阴道炎见于绝经后，细菌性阴道炎、滴虫阴道炎、外阴阴道假丝酵母菌病可见于各年龄组。

（二）症状

带下增多，白带的性状发生改变，外阴、阴道瘙痒，灼痛，感染累及尿道时，可有尿急、尿痛、尿频等症状。

（三）体征

妇科检查阴道黏膜充血，分泌物异常；滴虫阴道炎分泌物呈黄色泡沫状；外阴阴道假丝酵母菌病分泌物为豆腐渣样；老年性阴道炎分泌物为脓样或黄水样。

（四）辅助检查

阴道分泌物检查　阴道分泌物生理盐水悬液检查见滴虫、念珠菌、线索细胞等，以明确诊断为何种类型阴道炎。

（五）鉴别诊断

1. 宫颈炎　表现为阴道分泌物增多，分泌物呈乳白色黏液状或淡黄色脓状，可有腰骶部疼痛、盆腔部位下坠痛等。妇科检查时可见宫颈肥大，有不同程度的糜烂、宫颈裂伤，可见宫颈腺囊肿、宫颈息肉等。

2. 盆腔炎性疾病　盆腔炎性疾病可见发热甚至高热，下腹疼痛、拒按，带下量多如脓、臭秽，宫颈举痛，宫体压痛、拒按，双侧附件增厚或可触及包块，下

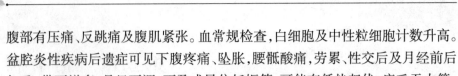

腹部有压痛、反跳痛及腹肌紧张。血常规检查,白细胞及中性粒细胞计数升高。盆腔炎性疾病后遗症可见下腹疼痛、坠胀,腰骶酸痛,劳累、性交后及月经前后加重,带下增多,月经不调,不孕或异位妊娠等,可伴有低热起伏,疲乏无力等。妇科检查见子宫常后倾后屈、压痛,活动受限或粘连固定;一侧或两侧附件条索状或片状增厚、压痛,或触及囊性包块。

3. 外阴湿疹 多发生在大阴唇或大腿内侧皮肤,常见潮红、肿胀、糜烂、流液,亦可见肥厚、浸润、抓痕。易发生感染,导致外阴炎、尿道炎、膀胱炎。

4. 阴道癌 阴道分泌物增多,接触性出血,可有阴道壁结节状、扁平状或浅表溃疡性肿块,随之可出现乳头状、菜花状病灶。可借助组织学检查鉴别。

5. 宫颈癌 早期可无症状,随着病情的发展可出现不规则阴道出血、阴道分泌物增多(最初可无任何气味,随着癌组织的生长、继发感染、坏死,分泌物量增多如淘米水样或混有血液,并带有臭味、疼痛)。可通过妇科检查、宫颈刮片、TCT、阴道镜及宫颈活组织检查以明确诊断。

二、西医治疗要点

一般阴道炎的药物治疗以外用为主。合并盆腔炎或者复发性阴道炎可以联合口服用药,必要时夫妻同治,注意长期口服抗生素可能抑制正常菌群,继发真菌感染。

1. 细菌性阴道炎 治疗原则为选用抗厌氧菌药物,主要有甲硝唑、替硝唑、克林霉素。注意:口服和局部使用甲硝唑时,都可能发生双硫仑样反应。

（1）口服药物:首选甲硝唑。

（2）局部药物治疗。

（3）性伴侣不需常规治疗。

2. 外阴阴道假丝酵母菌病

（1）消除诱因:若有糖尿病应给予积极治疗,及时停用广谱抗生素、雌激素及皮质醇。勤换内裤,用过的内裤、盆、毛巾均应用开水烫洗。

（2）局部用药:咪康唑栓剂、克霉唑栓剂、制霉菌素栓剂。

（3）全身用药(反复发作或不能阴道给药的患者):氟康唑、伊曲康唑、酮康唑。氟康唑具有更低的肝毒性风险,应当替代酮康唑使用。

（4）性伴侣不需常规治疗。

（5）妊娠合并假丝酵母菌阴道炎以局部治疗为主,禁用口服唑类药物。

3. 滴虫阴道炎

（1）阴道局部用药:甲硝唑阴道泡腾片或 0.75% 甲硝唑凝胶,1% 乳酸或

0.5%醋酸液冲洗可减轻症状。

（2）全身用药：初次治疗可选甲硝唑，一旦发现副作用应停药。甲硝唑用药期间及停药24小时内，替硝唑用药期间及停药72小时内禁止饮酒，甲硝唑与替硝唑治疗的疗效、副作用相似，包括可能的双硫仑样反应。哺乳期用药不宜哺乳。

（3）性伴侣应同时进行治疗，治愈前应避免无保护性交。

4. 老年性阴道炎 治疗原则为补充雌激素，增强阴道免疫力，抑制细菌生长。

5. 幼女性阴道炎 治疗原则为保持外阴清洁，对症处理，针对病原体选择抗生素。

三、中成药应用

（一）治疗原则

除清热利湿，解毒杀虫外，还要着重调理肝、脾、肾功能。采用内服与外治，整体与局部相结合的方法。

（二）辨证分型使用中成药

阴道炎常用中成药一览表

证型	常用中成药
脾虚证	白带片、除湿白带丸、妇科白带膏
肾阳虚证	二益丸、温经白带丸
肝肾阴虚证	知柏地黄丸
湿热下注证	妇科止带片、妇宁栓、妇炎平胶囊
湿毒蕴结证	花红颗粒（片,胶囊)、金刚藤胶囊

1. 脾虚证

〔证候〕主症：带下量多，色白，质稀薄如涕如唾，无臭味；次症：神疲乏力，纳少便溏，面色萎黄，倦怠嗜睡，少气懒言；舌脉：舌淡胖，边有齿痕，苔薄白腻，脉虚缓。

〔治则〕健脾益气，升阳除湿。

〔方药〕完带汤（《傅青主女科》）。

〔中成药〕（1）白带片[指南推荐][由白术（麸炒）、车前子、泽泻、茯苓、椿根皮组成]。功能主治：健脾益气，除湿止带。用于脾虚引起的带下黏稠，色白或黄，绵绵不断,时多时少,腰酸困重,腹胀便溏;舌淡胖苔白,脉沉缓无力。用法用量:口服,1次6片,1日2~3次,温开水送服。注意事项:忌食生冷油腻。

（2）除湿白带丸^(药典)[由白术(炒)、山药、芡实、车前子(炒)、党参、苍术、陈皮、当归、白芍、柴胡、茜草、黄柏炭、荆芥炭、海螵蛸、煅牡蛎、白果仁组成]。功能主治:健脾除湿,升阳止带。用于肝郁脾虚,湿盛引起的带下病。应用本方的指征为:带下增多,质稀,色白或黄,或有腰酸肢肿、大便溏薄等症。用法用量:水丸剂,20粒重1g。口服,1次9g,1日2次,温开水送服。注意事项:忌寒凉,节房事。

（3）妇科白带膏^(指南推荐)[由白术(炒)、山药、党参、苍术、柴胡、白芍、陈皮、荆芥、车前子、甘草、蔗糖组成]。功能主治:益气健脾,疏肝理气,燥湿止带。用于治疗带下病、胁痛、泄泻等,症见带下色白如涕,或胁肋隐痛,腹满肠鸣,或大便溏稀,肠鸣多气;舌淡苔白,脉细濡微弦。用法用量:煎膏剂,每瓶120g。口服,1次1汤匙(15g),日服2次,饭后温开水送服。注意事项:忌食生冷寒凉之品,忌恼怒生气。

2. 肾阳虚证

〔证候〕主症:带下量多,色淡,质清稀如水,绵绵不断;次症:畏寒肢冷,小腹冷感,或腰背冷痛,腰膝酸软,夜尿频,小便清长,大便溏薄,面色晦暗,精神不振;舌脉:舌淡,苔白润,脉沉迟。

〔治则〕温肾培元,固涩止带。

〔方药〕内补丸《女科切要》。

〔中成药〕（1）二益丸^(指南推荐)。见第55页。

（2）温经白带丸^(指南推荐)(由鹿角霜、核桃仁、白术、苍术、厚朴、陈皮、赤芍、柴胡、车前子、茯苓、莲须、龙骨、牡蛎、黄柏组成)。功能主治:温阳散寒,祛湿止带。用于肾阳虚衰,脾土不得温煦,寒湿内生,下注带脉而致的带下病。症见带下色白,质清稀,量多,绵绵不断,气味腥臭,面色㿠白或晦暗,头晕眼花,月经不调,腰酸胸闷,身体倦怠,两足水肿,大便溏薄,小便清长;舌质淡润,苔白滑,脉沉迟无力。用法用量:口服,1次1丸(9g),1日2次。注意事项:忌寒凉饮食及药物。

3. 肝肾阴虚证

〔证候〕主症:带下量不多,色赤白相兼或黄,质稍稠,有臭味;次症:阴部灼热或瘙痒,腰酸腿软,或头晕耳鸣,五心烦热,咽干口燥,失眠多梦,大便燥结;舌脉:舌质红少津,苔薄黄,脉细数。

〔治则〕滋肾益阴,清热祛湿。

〔**方药**〕知柏地黄丸(《医宗金鉴》)。

〔**中成药**〕知柏地黄丸^(药典)。见第14页。

4. 湿热下注证

〔**证候**〕**主症**:带下量多,色黄,或呈豆腐渣样,或脓性,或泡沫状,气味臭秽;**次症**:外阴瘙痒或灼热疼痛,小腹作痛,或腰骶胀痛,口苦口腻,胸闷纳呆;**舌脉**:舌质红,苔黄腻,脉滑数。

〔**治则**〕清热利湿止带。

〔**方药**〕止带方(《世补斋不谢方》)。

〔**中成药**〕(1) 妇科止带片^(药典)(由椿皮、黄柏、山药、茯苓、龟甲、阿胶、五味子组成)。功能主治:清热燥湿止带。用于治疗带下、阴痒等病,症见带下赤白,或黄白如脓,黏稠有味;或阴部瘙痒、疼痛;舌苔薄黄,脉象多滑。用法用量:口服,1次5片,1日3次,饭后温开水送服。注意事项:忌食辛辣海味。

(2) 妇宁栓^(药典)(由苦参、黄柏、黄芩、莪术、儿茶、红丹、蛤壳粉、没药、乳香、猪胆粉、冰片组成)。功能主治:清热解毒,燥湿杀虫,去腐生机,化瘀止痛。用于细菌、病毒、霉菌、滴虫等引起的阴道炎、阴道溃疡、宫颈炎、宫颈糜烂、阴痒、阴蚀、黄白带下、味臭、小腹痛、腰骨化痛等。用法用量:阴道给药。洗净外阴部,带上指套将栓剂塞入阴道深部或在医生指导下用药。而后请使用一片每日棉或卫生巾,以防外溢的药液污染衣物。每晚1粒,重症早晚各1粒。连用7日为1个疗程。注意事项:忌食辛辣,孕妇慎用。

(3) 妇炎平胶囊^(指南推荐)(由苦参、蛇床子、苦木、珍珠层粉、冰片、盐酸小檗碱、枯矾、薄荷脑、硼酸组成)。功能主治:清热解毒,燥湿止带,杀虫止痒。用于湿热下注引起的带下病;西医诊断为滴虫、真菌、细菌等引起的阴道炎、外阴炎、宫颈炎等疾病,辨证属湿热下注者,症见赤白带下,阴痒阴肿,小便短赤,大便不爽;舌苔黄腻,脉象滑数。用法用量:外用。睡前洗净阴部,置胶囊于阴道内,1次2粒,1日1次。注意事项:孕妇慎用;月经期至经净3日内停用;切忌内服。

5. 湿毒蕴结证

〔**证候**〕**主症**:带下量多,色黄绿如脓,质黏稠,臭秽难闻;**次症**:小腹胀痛,或腰骶胀痛,烦热头昏,口苦咽干,小便短赤、色黄,大便干结;**舌脉**:舌质红,苔黄腻,脉滑数。

〔**治则**〕清热解毒,除湿止带。

〔**方药**〕五味消毒饮(《医宗金鉴》)合银甲丸(《王渭川妇科经验选》)。

〔**中成药**〕(1) 花红颗粒(片,胶囊)^(药典)(由一点红、白花蛇舌草、鸡血藤、桃金娘根、白背叶根、地桃花、菥蓂组成)。功能主治:清热解毒,燥湿止带,祛瘀止痛。用于湿热瘀滞所致带下病、月经不调,症见带下量多、色黄质稠、小腹隐痛、腰骶酸痛、经行腹痛;慢性盆腔炎、附件炎、子宫内膜炎见上述证候者。用法用量:口服。1次4~5片,1日3次,7天为一疗程,必要时可连服2~3个疗程,每疗程之间停药3天。注意事项:服药期间少食辛辣食物。

(2)金刚藤胶囊^(全科医生中成药手册)(由金刚藤组成)。功能主治:清热解毒,化湿消肿。用于湿热下注所致的带下量多、黄稠,经前腹痛;慢性盆腔炎、附件炎或附件炎性包块见上述证候者。症见带下量多,质黏稠,有臭味,伴口苦口渴,便干溲赤,心烦急躁;舌红,或有瘀斑,苔黄腻,脉濡数或滑数,按之有力。用法用量:口服。1次4粒,1日3次,2周为一疗程或遵医嘱。注意事项:无实热者及孕妇慎用。

四、单验方

1. 班秀文(广西中医药大学)验方

解毒止痒汤合苦参煎:土茯苓30g,槟榔10g,苦参15g,忍冬藤15g,车前草15g,地肤子12g,甘草6g,水煎,分2次服。功效:清热燥湿,解毒杀虫止痒。用于滴虫阴道炎。

土苓祛湿汤:党参9g,白术9g,苍术9g,白芍9g,车前子9g,延胡索9g,槟榔9g,乌药9g,陈皮6g,甘草5g,土茯苓18g。功效:健脾燥湿,解毒杀虫。用于假丝酵母菌性阴道炎。

三苓汤:茯苓9g,龙胆9g,槟榔9g,猪苓9g,泽泻9g,滑石18g,生地黄12g,土茯苓15g。功效:清热利湿,杀虫止痒。用于假丝酵母菌性阴道炎。

2. 张兆智(浙江中医院)验方——加味二妙汤合苦参煎 制苍术15g,黄柏10g,荆芥10g,金银花15g,白鲜皮15g,蛇床子15g,白芷15g,苦参30g,百部5g,蛇床子15g,椒目10g,生甘草10g。功效:清热燥湿,杀虫止痒。用于滴虫阴道炎。

3. 王成荣(四川省第二中医医院)验方——湿痒洗剂 苦参30g,木槿皮30g,龙胆30g,生大黄30g,生艾叶15g,蛇床子30g,生石菖蒲30g。功效:抗菌,杀虫,消炎。用于假丝酵母菌性阴道炎及细菌性阴道炎。

4. 乐秀珍(上海中医药大学附属岳阳中西医结合医院)验方——椿蒲八味 熟地黄12g,山茱萸9g,山药9g,泽泻9g,牡丹皮9g,茯苓9g,知母9g,黄柏9g,枸杞子9g,墨旱莲12g,椿根皮15g,蒲公英30g。功效:滋阴益肾,清热止带。用于老年性阴道炎。

5. 陈克忠(山东大学齐鲁医院)验方——玉屏风散加味 生黄芪30g,生白术30g,白花蛇舌草30g,防风12g,淫羊藿10g。功效:益气固表,清热化浊。

用于老年性阴道炎。

6. 王成荣（四川省第二中医医院）验方——湿痒洗剂　苦参 30g,木槿皮 30g,龙胆 30g,生大黄 30g,生艾叶 15g,蛇床子 30g,生石菖蒲 30g。功效:抗菌,杀虫,消炎。用于细菌性阴道炎及假丝酵母菌性阴道炎。

7. 梅国强（湖北中医药大学）验方——白头翁汤　白头翁 30g,秦皮 15g,黄柏 15g,苦参 30g,明矾 15g(溶化),大黄 30g。功效:清热解毒,燥湿杀虫。用于细菌性阴道炎。湿热痒甚者,加蛇床子 30g。

8. 董建华（北京中医院）验方——止带汤　黄柏 10g,苍术 10g,樗根皮 10g,茯苓 15g,山药 12g,泽泻 12g,使君子 12g,乌梅 6g,胡黄连 6g,刺猬皮 6g,椒目 9g。功效:清热,利湿,杀虫。用于细菌性阴道炎。

9. 徐志华（安徽中医药大学第一附属医院）验方——苓药芡苡汤　土茯苓 15g,山药 15g,芡实 15g,薏苡仁 15g,莲须 15g,乌豆衣 15g,樗白皮 15g。功效:补气健脾,渗湿化浊,收涩固脱止带。用于细菌性阴道炎。

（张爽　易星星）

第二节　宫颈感染性疾病

宫颈感染性疾病是指病原体侵入宫颈导致的宫颈区域的感染。主要包括宫颈炎、宫颈的淋病奈瑟菌感染、宫颈人乳头瘤病毒感染、宫颈的沙眼衣原体感染及宫颈的支原体感染。属于中医的"带下病"范畴。

一、诊断要点

(一) 病史
多有早婚史、多个性伴侣、房事不洁(节)史、宫腔操作史。

(二) 症状
多有带下量多、色黄或赤白相兼、带下异味;性交出血或不规则阴道出血,时伴有下腹部坠痛或腰酸。

(三) 体征
妇科检查常见宫颈红肿,黏膜充血、水肿及脓性分泌物,糜烂样改变、肥大、息肉、腺体囊肿等病变。宫颈可有触痛、接触性出血。

（四）辅助检查

1. 人乳头瘤病毒（HPV）检测　进行高危型人乳头瘤病毒检测。

2. 病原体检查　颈管分泌物检查包括细菌培养、淋病奈瑟菌、支原体、沙眼衣原体检测。

3. 宫颈液基细胞学检查　细胞学筛查宫颈液基细胞（TCT）可提示临床不典型鳞状上皮（ASC）、鳞状上皮内病变（SIL）、鳞状细胞癌（SCC）、非典型腺细胞（AGC）的诊断。

4. 阴道镜检查　通过阴道镜下宫颈的颜色和透明度变化（AWE）、点状血管（P）和镶嵌（M），提示病变严重程度，指导定位活检、宫颈管搔刮。

5. 组织学检查　组织学检查结果最终确定宫颈感染性疾病类型、程度，除外恶性病变。

（五）鉴别诊断

1. 子宫内膜下肌瘤脱出　通过妇科检查、组织病理学检查即可明确诊断。

2. 宫颈癌　可有接触性出血、血性分泌物，气味臭秽，伴局部疼痛，不规则阴道出血。可通过妇科检查、宫颈刮片、TCT、阴道镜及宫颈活组织检查以明确诊断。

3. 阴道癌　临床表现相似，发病部位不同，可通过妇科检查、组织学检查鉴别。

二、西医治疗要点

宫颈炎是炎症的一种，在治疗前须作宫颈涂片，先除外宫颈上皮内瘤变及早期宫颈癌后再进行治疗。治疗方法中以局部治疗为主，使糜烂面坏死、脱落，为新生鳞状上皮覆盖，病变深者，疗程须持续6~8周。

（一）药物治疗

1. 阴道冲洗　可用1∶5 000高锰酸钾液，在上药前冲洗阴道。

2. 局部上药

（1）阴道冲洗后，可用10%~20%碘酸银用棉签蘸后涂于糜烂面上，每周上药1次，每疗程2~4次，上药后用生理盐水棉球轻擦局部。此法简单，适用于基层单位。目前较大的医院已不用此法。

（2）重铬酸钾液：此药为用硫酸100ml加重铬酸钾5g，药液为强氧化剂和腐蚀收敛剂，有杀菌、消肿的作用，用小棉签蘸药液，均匀涂搽糜烂面，上药范围应超过糜烂面的0.5cm，涂药后糜烂面变为白色，1~2分钟后，用75%乙醇擦去宫颈表面多余的重铬酸钾溶液。上药后的处理与电熨、激光、冷冻相同，嘱患者避免性生活1个月或以上。对无效的病例,再用同样方法上药1次。

（3）地瑞舒林栓:成分为聚甲酚磺醛,每栓含药90mg,每隔日晚间外阴洗净后将1栓放入阴道深部,共上药12次为1疗程,上药完毕,于月经后复查,本药对健康组织无损害且有消炎止血及创面愈合的作用。

（二）治疗方案

1. 方案Ⅰ　急性宫颈炎:病因治疗,阿奇霉素1g,口服,单次给药。若与急性子宫内膜炎或急性阴道炎并存时,按主要疾病处理。如环丙沙星0.2g静脉滴注,每12小时1次;甲硝唑0.5g静脉滴注,每12小时1次,连续7~10天。局部治疗:聚己缩胍阴道内给药,每晚1粒,连用12天为1疗程。

2. 方案Ⅱ　奥平栓剂,对轻、中度糜烂,隔日睡前放入阴道1粒,尽量靠近宫颈,连用6粒为1疗程,一般用3个疗程。

3. 方案Ⅲ　硝酸银腐蚀,用10%~20%硝酸银涂于宫颈的糜烂面及宫颈口,涂后即用生理盐水棉签涂抹,清除多余硝酸银,以免灼伤阴道壁。每周1次,2~4次为1疗程。

4. 方案Ⅳ　铬酸腐蚀,于阴道后穹窿放置干棉球2个,以防铬酸腐蚀阴道。用棉签蘸饱和的铬酸溶液涂在宫颈糜烂面上,并将棉签插入宫颈管内约0.5cm,1分钟左右取出,取出阴道棉球,并用75%乙醇棉球拭揩涂药部。于1次月经后涂1次,共2次。

三、中成药应用

（一）治疗原则

以清热解毒,化瘀除湿为主,兼顾调理脾肾。

（二）辨证分型使用中成药

宫颈感染性疾病常用中成药一览表

证型	常用中成药
湿热内蕴证	抗宫炎颗粒
湿毒瘀结证	妇炎康复颗粒、妇科千金片
脾虚湿蕴证	妇科白带膏
肾阳不足证	千金止带丸

1. 湿热内蕴证

〔证候〕主症:带下量多,色黄质稠或味臭;次症:少腹胀痛或胸胁胀痛,心烦易怒,四肢困倦,口干口苦但不欲饮,口腻或纳呆,小便黄或小便短赤,大便溏而不爽或大便干结;**舌脉:**舌质红,苔黄腻,脉弦数。

〔**治则**〕清热利湿。

〔**方药**〕止带方(《世补斋不谢方》)。

〔**中成药**〕抗宫炎颗粒^(药典)(由广东紫珠、益母草、乌药组成)。功能主治:清湿热,止带下。用于湿热下注型宫颈糜烂,症见赤白带下者。用法用量:开水冲服。1次1袋,1日3次。

2. 湿毒瘀结证

〔**证候**〕**主症:**带下量多,色如绿脓,或五色杂下,臭秽难闻,阴部灼痛,瘙痒,宫颈肥大或糜烂甚或接触性出血;**次症:**小腹胀痛,小便短赤,大便干燥或不爽;**舌脉:**舌质红或紫暗,苔黄,脉滑。

〔**治则**〕清热解毒除湿。

〔**方药**〕五味消毒饮(《医宗金鉴》)。

〔**中成药**〕(1)妇炎康复颗粒^(指南推荐)(由败酱草、薏苡仁、川楝子、柴胡、陈皮、黄芩、赤芍组成)。功能主治:清热利湿,化瘀止痛。主要用于湿热瘀阻引起的带下病。其临床应用指征为:带下色黄,质黏稠或如豆渣状,气臭,少腹、腰骶疼痛;舌暗,苔黄腻,脉濡数。用法用量:颗粒剂,吞服或开水冲服。1次1袋,1日3次,20天为1个疗程;片剂,1次5片,1日3次,30天为1个疗程,一般用1~3个疗程。注意事项:脾胃虚弱者慎服。

(2)妇科千金片^(药典)(由党参、当归、千金拔、金樱根、鸡血藤、穿心莲、单面针、功劳木组成)。功能主治:清热除湿,益气化瘀。用于湿热瘀阻所致的带下病、腹痛,症见带下量多、色黄质稠、臭秽,小腹疼痛,腰骶酸痛,神疲乏力;慢性盆腔炎、子宫内膜炎、慢性宫颈炎见上述证候者。用法用量:口服。1次6片,1日3次。注意事项:忌辛辣油腻。

3. 脾虚湿蕴证

〔**证候**〕**主症:**带下量多,色白或淡黄,质稀薄;**次症:**倦怠乏力,脘闷纳呆,面色萎黄或白,四肢不温,四肢水肿,头部或四肢困重,大便溏薄;**舌脉:**舌质淡,苔白腻,脉缓弱。

〔**治则**〕健脾升阳除湿。

〔**方药**〕完带汤(《傅青主女科》)。

〔**中成药**〕妇科白带膏^(指南推荐)。见第106页。

4. 肾阳不足证

〔**证候**〕**主症:**带下清稀量多;**次症:**畏寒肢冷或小腹冷痛,五更泄泻,小便频数清长,精神委靡,四肢乏力,面白无华,耳鸣如蝉,或失眠健忘,或头晕目眩,腰痛如折,得温可减,口淡不渴或喜热饮;**舌脉:**舌质淡白胖嫩,苔白润,脉沉迟或沉细而迟。

〔**治则**〕温肾助阳,固涩止带。

〔**方药**〕内补丸(《女科切要》)。

〔**中成药**〕千金止带丸^(药典)。见第29页。

四、单验方

1. 汪渭忠(景德镇市中医院)验方——宫颈糜烂方　Ⅰ号方:博落回30g,大黄15g,黄柏15g,生甘草10g,白芷10g,苦参30g,狗脊贯众15g,生苍术15g;Ⅱ号方:博落回9g,松花粉4g,土大黄4g,黄连6g,青黛4g,梅片4g。功效:清热利湿,消肿排带。止痒杀虫,排毒生肌。用于宫颈糜烂。

2. 班秀文(广西中医药大学)验方——清宫解毒饮　土茯苓30g,鸡血藤20g,忍冬藤20g,薏苡仁20g,丹参15g,车前草10g,益母草10g,甘草6g。功效:清热利湿,解毒化瘀。用于宫颈炎。

3. 康良石(厦门中医医院)验方——海冠汤　白扁豆根12g,白鸡冠花10g,海螵蛸10g,白椿根皮10g,银杏仁12g,菟丝子10g,芡实15g,莲须10g,黄柏5g,煅龙骨10g,煅牡蛎10g。功效:健脾固肾,收敛固涩。用于宫颈糜烂,附件及阴道等慢性炎症的带下病。

4. 吴克潜(苏州医学院第一附属医院)验方——加味完带汤　焦白术5g,制苍术5g,炒山药5g,党参15g,酒炒白芍15g,酒炒车前子10g,黑荆芥穗10g,陈皮6g,柴胡8g,甘草5g,另加莲房炭180g,熟鸡蛋(去蛋黄,焙干,研成白粉末)90g,上药共研成细末,炼油蜜为丸,如梧桐子大。功效:健脾化湿,升提止带。用于赤、白带下,以稀薄的白带为主。

(张爽　易星星)

第三节　盆腔炎性疾病

盆腔炎性疾病是指女性上生殖道的一组感染性疾病,主要包括子宫内膜炎、输卵管炎、输卵管卵巢脓肿、盆腔腹膜炎。曾被称为"急性盆腔炎"。根据其病变部位的不同,分别称作急性子宫内膜炎、急性输卵管炎、输卵管积脓、输卵管卵巢脓肿、急性盆腔结缔组织炎、急性盆腔腹膜炎等。中医古籍无盆腔炎性疾病之名,其初期临床表现与古籍记载的"热入血室""产后发热"相似。

一、诊断要点

(一)病史

多有近期妇产科手术史;或经期产后不注意卫生、慢性盆腔炎及房事不洁史等。

(二)症状

下腹部或全腹部疼痛难忍,高热伴畏寒、头痛,带下量多,色黄或赤白兼杂,甚至如脓血,肠鸣音减弱或消失,亦可伴有腹胀、腹泻、尿频、尿急等症状。

(三)体征

1. 腹部检查　下腹部肌紧张、压痛、反跳痛。

2. 妇科检查　阴道可见脓性臭味分泌物;宫颈举痛或充血,或见脓性分泌物从宫颈口流出;宫体压痛、附件区压痛明显,甚至触及包块;盆腔脓肿形成位置较低者则后穹窿饱满,有波动感。

3. 辅助检查

(1)血液检查:白细胞及中性粒细胞计数升高;红细胞沉降率增快;C反应蛋白升高。

(2)宫颈分泌物及后穹窿穿刺物检查:宫颈分泌物涂片见大量白细胞,后穹窿穿刺可吸出脓液。

(3)B超检查:可发现盆腔脓肿或炎性包块。

(4)病原体培养:阴道和宫颈管分泌物、后穹窿穿刺液、血液和盆腔感染部位分泌物培养,可检测病原体。

(四)鉴别诊断

1. 异位妊娠　盆腔炎性疾病者高热,血常规白细胞计数明显升高。异位妊娠者β-HCG(+),后穹窿穿刺,可吸出不凝固的积血,盆腔炎性疾病者则为脓液,可资鉴别。

2. 急性阑尾炎　均有身热、腹痛、血白细胞计数升高。盆腔炎性疾病痛在下腹部,病位较低,常伴有月经异常;急性阑尾炎多局限于右下腹部,有麦氏点压痛、反跳痛。

3. 卵巢囊肿蒂扭转或破裂　常有突然腹痛,逐渐加重,甚至伴有恶心呕吐,一般体温不升高。B超检查或妇科盆腔检查可作鉴别。

二、西医治疗要点

（一）一般治疗

卧床休息，并取半卧位以利炎症及脓液局限于盆腔低位。给予充分营养，纠正水及电解质紊乱。体质虚弱者可多次少量输血，高热时采用物理降温。避免不必要的妇科检查以免炎症扩散。

（二）西医治疗

1. 抗生素　根据细菌培养以及药敏试验采取的敏感抗生素治疗可收到良好的效果，但由于药敏试验需要较长的时间，因此医师根据经验早期应用广谱抗菌药物也十分必要。急性盆腔炎虽然治疗预后较好，但为了预防未能治愈引发的慢性炎症，因此仍然推荐采用效果更佳的联合用药方案，并且抗生素的剂量及疗程均需要足够。

2. 支持辅助治疗　患者自身的身体条件与治疗预后密切相关，因此在药物治疗的同时给予患者全面调理，进行营养支持治疗可以提高患者自身免疫力，降低炎症的扩散机会，有利于患者康复。同时辅助治疗还应包括对女性的男性伴侣进行治疗，可以有效降低复发率。

3. 手术治疗　病情较为复杂、形成脓肿的患者经药物治疗3天无效，或患者病情反复或有突然出现的剧烈腹痛以及脓肿破裂等，可采取手术治疗方式。手术治疗方式有腹腔镜手术与传统开腹手术两种，腹腔镜手术疗效可靠，并且造成的创伤小，患者恢复较快，可以优先考虑。手术时还应考虑到患者对生育的要求，尽可能地在保证手术效果的基础上保留生育能力。

三、中成药应用

（一）治疗原则

以清热解毒为主，祛湿化瘀为辅，遵循"急则治标，缓则治本"的原则，高热阶段属实属热，以清热解毒为主；热减或热退后，应消瘀散结化湿；若邪实正衰，正不胜邪，出现阳衰阴竭之证，则以急救为主，宜中西医结合治疗。

（二）辨证分型使用中成药

盆腔炎性疾病常用中成药一览表

证型	常用中成药
热毒炽盛证	妇宁栓、妇乐颗粒
湿热瘀结证	妇科千金片、妇炎康复颗粒、宫炎平片

1. 热毒炽盛证

〔**证候**〕**主症**：高热，恶寒或寒战，下腹部疼痛拒按，带下量多，色黄或赤白兼杂，质黏稠，味臭秽；**次症**：大便秘结，小便短赤，咽干口苦，或月经量多，淋漓不尽，精神不振；**舌脉**：舌红，苔黄厚或黄燥，脉滑数或洪数。

〔**治则**〕清热解毒，利湿排脓。

〔**方药**〕五味消毒饮（《医宗金鉴》）合大黄牡丹皮汤（《金匮要略》）。

〔**中成药**〕（1）妇宁栓^{（药典）}。见第107页。

（2）妇乐颗粒^{（药典）}（由忍冬藤、大血藤、甘草、牡丹皮、大青叶、蒲公英、赤芍、延胡索、川楝子、熟大黄组成）。功能主治：清热凉血，行气活血。用于热毒蕴结所致带下病。其临床应用指征为：带下量多，质黏稠，气臭秽，小腹阵痛，心烦口苦，渴喜冷饮，便干溲赤；舌红苔黄，脉滑数有力。用法用量：开水冲服，1次12g，1日2次。注意事项：虚寒体质者及孕妇慎用。

2. 湿热瘀结证

〔**证候**〕**主症**：下腹部疼痛、拒按或胀满，热势起伏，寒热往来，带下量多，色黄，质稠，味臭秽；**次症**：或经量增多，淋漓不止，大便溏或燥结，小便短赤；**舌脉**：舌红有瘀点，苔黄厚，脉滑数。

〔**治则**〕清热利湿，化瘀止痛。

〔**方药**〕仙方活命饮（《校注妇人良方》）加薏苡仁、冬瓜子。

〔**中成药**〕（1）妇科千金片^{（药典）}。见第112页。

（2）妇炎康复颗粒^{（指南推荐）}。见第112页。

（3）宫炎平片^{（药典）}（由地稔、两面针、当归、五指毛桃、柘木组成）。功能主治：清热利湿，祛瘀止痛，收敛止带。用于急慢性盆腔炎，症见下腹胀痛、腰酸、带下增多，月经不调等症，属于湿热下注、瘀阻胞宫所致者。用法用量：口服，1次3~4片，1日3次。

四、单验方

1. 庞泮池（杭州市中医院）验方——通管汤　当归9g，熟地黄9g，赤芍9g，白芍9g，川芎9g，桃仁12g，红花9g，生茜草9g，海螵蛸12g，制香附12g，路路通9g，石菖蒲9g，生薏苡仁12g，皂角刺9g，败酱草15g，红藤15g。功效：活血化瘀，清障滞，通胞络。用于盆腔炎引起的输卵管阻塞性不孕症。

2. 张琼林（安徽省舒城县中医院）验方——红藤六妙饮　苍术15g，黄柏15g，红藤30g，败酱草30g，生薏苡仁40g，甘草8g。功效：活血燥湿，清热止带。用于带下色黄白，质腐味秽（急慢性宫颈炎、附件炎、子宫内膜炎、盆腔炎性肿块等)。

3. 罗元恺(广州中医药大学)验方——蒿蒲解毒汤 青蒿 12g,牡丹皮 12g,黄柏 12g,蒲公英 30g,白薇 20g,丹参 20g,连翘 20g,赤芍 15g,桃仁 15g,青皮 10g,川楝子 10g。功效:清热解毒,行气化瘀。用于急性盆腔炎。症见壮热、恶寒、小腹灼热,腹痛拒按,尿黄便秘,带下增多,色黄质稠而臭秽。

4. 王渭川(成都中医药大学)验方——银甲汤 金银花 15g,连翘 15g,升麻 15g,红藤 24g,蒲公英 24g,生鳖甲 24g,紫花地丁 30g,生蒲黄 12g,椿根皮 12g,大青叶 12g,琥珀末 12g,桔梗 12g,茵陈 12g。功效:清热利湿解毒。用于湿热蕴结下焦所致带下病。症见黄白带、赤白带(相当于现代医学的盆腔炎、子宫内膜炎、宫颈炎等)。

5. 刘奉五(北京中医医院)验方——清热解毒汤 金银花 15g,连翘 15g,蒲公英 15g,紫花地丁 15g,黄芩 9g,车前子 9g,牡丹皮 9g,地骨皮 9g,瞿麦 12g,萹蓄 12g,冬瓜子 30g,赤芍 6g。功效:清热解毒,利湿活血,消肿止痛。用于急慢性盆腔炎属于湿毒热盛者。

(张爽 易星星)

第四节 盆腔炎性疾病后遗症

盆腔炎性疾病后遗症是指盆腔炎性疾病未得到及时正确的治疗,为"慢性盆腔炎"。属于中医"月经失调""痛经""带下病""癥瘕""不孕"等范畴。

一、诊断要点

(一) 病史
曾有盆腔炎性疾病史,盆腔炎反复发作史;不孕史;盆腔急性感染病史及急性阑尾炎、慢性肠炎等病史。

(二) 症状
小腹坠胀痛,腰骶酸痛,白带黄稠,量多有异味,月经不调,可出现尿频、尿急症状,或有腹泻,可有低热,易感疲劳,周身不适,失眠,劳累、性交后及经期前后症状加重。并可有不孕表现。

（三）体征

妇科检查子宫常呈后位，活动受限甚至粘连固定，在子宫一侧或两侧可以触及条索状物或有片状增厚、压痛，或可触及囊性肿物，盆腔结缔组织炎时，可有骶韧带组织增厚、压痛。

（四）辅助检查

1. B超检查　盆腔附件区可见不规则囊性、实性、囊实性包块及炎性渗出。

2. 病原体培养　宫颈分泌物培养可找到致病的病原体。

3. 白带常规检查　了解阴道有无菌群失调及病原体。

4. 腹腔镜检查　可见盆腔内生殖器周围粘连、包块形成。

5. 血常规检查　了解有无全身感染、盆腔感染及感染程度。

（五）鉴别诊断

1. 陈旧性异位妊娠　可查及境界不清、形状不规则的包块，输卵管功能丧失，病史、B超及腹腔镜有助于诊断。

2. 子宫内膜异位症　生育期妇女痛经、月经失调及不孕，宫骶韧带和直肠陷凹处可触及痛性结节，腹腔镜检查、B超、CA125等检查有助于诊断。

3. 慢性阑尾炎　反复发作右下腹疼痛并查及包块，急性发作时可有转移性右下腹痛，伴有恶心呕吐，麦氏点压痛、反跳痛及肌紧张；体温升高和白细胞计数增多。

4. 卵巢囊肿　腹胀或查及囊性包块。输卵管积水或输卵管、卵巢囊肿肿块呈腊肠形，囊壁较薄，周围多有粘连；卵巢囊肿一般以圆形或椭圆形较多，周围无粘连，活动自如。B超检查、组织病理学检查有助于诊断。

5. 盆腔瘀血综合征　长期下腹痛、腰骶痛，但是妇科检查可无异常体征，盆腔造影术、腹腔镜检查有助于诊断。

6. 卵巢癌　盆腔炎性疾病后遗症性包块一般与周围有粘连，不活动，多为囊性；卵巢癌为实性，多生长迅速，可伴或不伴腹水，实性包块增大迅速，无明显临床症状。B超检查、肿瘤标志物、CT扫描、组织病理学检查有助于诊断。

二、西医治疗要点

本病主要运用中医药治疗，可给予口服中药，配合中药保留灌肠、外敷、理疗等外治法以提高疗效。反复发作者，在抗生素药物治疗基础上可根据具体情况，选择手术治疗。

（一）药物治疗

1. 透明质酸醇　给予1 500U或α-糜蛋白酶5mg肌内注射，隔日1次，

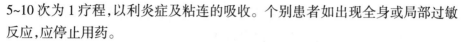

5~10次为1疗程，以利炎症及粘连的吸收。个别患者如出现全身或局部过敏反应，应停止用药。

2. 封闭疗法　能阻断恶性刺激，改善组织营养，如骶前封闭，1次用0.25%普鲁卡因40ml，每周1~2次，每疗程4~5次；或用阴道侧穹窿封闭，即在距宫颈1cm处刺入侧穹窿2~3cm深，每侧缓慢注射0.25%普鲁卡因10ml，1日1次，每疗程5~7次。

（二）物理疗法

通过温热的刺激，进入盆腔组织可促进局部血液循环，改善局部组织的新陈代谢，以利炎症的吸收和消退。

1. 激光治疗　消炎、止痛，以及促进组织的修复作用。

2. 超短波疗法　用下腹腰骶对置法，或将阴道电极置于阴道内，微热量或温热量，1次15~20分钟，1日1次，或隔日1次，12~15次为1疗程。

3. 微波治疗　波长为100cm，频率为300MHz~30 000MHz，是一种高频率电磁波，因机体组织对微波吸收率高，其穿透力较弱，产热均匀，可准确限定治疗部位，操作方便，对慢性炎症用圆形或矩形电极横置于下腹部，距离10cm，功率80~100W，1次15~20分钟，1日1次，10~20次为1疗程。

4. 中波直流电离子透入法　用骶-阴道法或腹骶-阴道法，中波电流用0.6~1A，直流电用10~15mA，1次20~30分钟，1日或隔日1次，15~20次为1疗程，用于盆腔粘连，效果较好。

5. 紫外线疗法　用短裤照射法，红斑量为2~4个生物剂量，以后1次增加1/2~1个生物剂量，隔日1次，每疗程5~6次。

6. 石蜡疗法　用腰-腹法，使用蜡饼或蜡袋置于下腹部及腰骶部，1次30分钟或用蜡栓放置阴道内，隔日1次，10~15次为1疗程。

7. 热水坐浴　一般用1∶5 000高锰酸钾液或中药洁尔阴坐浴，水温约为40℃，1次10~20分钟，1日1次，5~10次为1疗程。

（三）治疗方案

1. 胎盘组织液4ml肌内注射，隔日1次，50次为1疗程。

2. 抗生素治疗　所用的药物与治疗急性盆腔炎相同。也可行局部治疗，采用侧穹窿封闭，即青霉素40万U，链霉素0.5g，溶于0.25%~0.5%普鲁卡因液20ml内，也可加入透明质酸酶1 500U或醋酸可的松25~50mg，用长针头行双侧阴道侧穹窿封闭，1日1次，6~7次为1疗程，一般需3~4个疗程。也可将上述药物宫腔注射，首次容量不宜超过10ml。用双腔橡皮导尿管插入宫腔，注射速度宜慢，注射后平卧30分钟，再取出橡皮尿管。每个月在月经结束后

3 日开始,2~3 日 1 次,5~6 次为 1 疗程,共 3~4 个疗程。如慢性盆腔炎有急性发作,应全身应用抗生素,可用青霉素 80 万 U 肌内注射,1 日 3 次;庆大霉素 8 万 U 肌内注射,1 日 2 次,5~7 天 1 疗程。或口服环丙沙星 0.5g,1 日 2 次;替硝唑 1g,1 日 1 次。

三、中成药应用

(一)治疗原则

活血化瘀,理气止痛。

(二)辨证分型使用中成药

盆腔炎性疾病后遗症常用中成药一览表

证型	常用中成药
湿热瘀阻证	花红胶囊、金鸡胶囊
气滞血瘀证	血府逐瘀胶囊、大黄䗪虫丸、散结镇痛胶囊
气虚血瘀证	丹黄祛瘀胶囊、女金胶囊
寒湿瘀阻证	桂枝茯苓胶囊

1. 湿热瘀阻证

〔证候〕**主症**:下腹隐痛,或少腹疼痛拒按,痛连腰骶,或阴部坠胀,经行或劳累时加重;月经经期延长,月经量多,伴痛经;带下量多,色黄,质黏稠,有臭气;**次症**:小便黄赤,大便干结或溏而不爽;或见低热起伏,胸闷纳呆,婚久不孕;**舌脉**:舌红,苔黄腻,脉滑数。

〔治则〕清热除湿,化瘀止痛。

〔方药〕银甲丸(《王渭川妇科经验选》)。

〔中成药〕(1) 花红颗粒(片,胶囊)[药典]。见第 107 页。

(2) 金鸡胶囊[妇儿科中成药精选](由金樱根、鸡血藤、千金拔、功劳木、两面针、穿心莲组成)。功能主治:清热解毒,健脾除湿,通络活血。临床运用指征:带下量多,色黄或黄白如脓,呈泡沫样,质黏稠,有臭气,胸闷口腻,纳食较差,或小腹作痛,或带下色白质黏如豆腐渣样,外阴瘙痒,小便黄少;舌苔黄腻,脉濡数或滑数。用法用量:口服。1 次 4 粒,1 日 3 次;10 天为 1 个疗程,必要时可连服 2~3 个疗程。注意事项:孕妇慎用。

2. 气滞血瘀证

〔证候〕**主症**:下腹胀痛或刺痛,经期或劳累后加重;月经先后无定期,量时多时少,经行不畅,色暗血块多,瘀块排出则腹痛减,经期延长,伴见经期情志抑郁,乳房胀痛;**次症**:平素胸胁胀满,情志不畅,口唇爪甲紫暗,皮肤有瘀点;**舌脉**:舌质紫暗,有瘀斑,苔薄白,脉涩。

〔**治则**〕疏肝解郁,化瘀止痛。

〔**方药**〕膈下逐瘀汤(《医林改错》)。

〔**中成药**〕(1)血府逐瘀胶囊^(药典)。见第25页。

(2)大黄䗪虫丸^(药典)。见第49页。

(3)散结镇痛胶囊^(药典)。见第55页。

3. 气虚血瘀证

〔**证候**〕**主症**:下腹疼痛或坠痛,缠绵日久,痛连腰骶,经行加重;经期延长,月经量多;带下量多,色白质稀;**次症**:神疲乏力,食少纳呆,精神委靡,少气懒言,面色㿠白;**舌脉**:舌淡暗,或有瘀点瘀斑,苔白,脉弦涩无力。

〔**治则**〕益气健脾,化瘀散结。

〔**方药**〕理中汤(《伤寒论》)。

〔**中成药**〕(1)丹黄祛瘀胶囊^(指南推荐)(由黄芪、丹参、党参、山药、土茯苓、当归、鸡血藤、芡实、鱼腥草、三棱、莪术、全蝎、败酱草、肉桂、白术、炮姜、土鳖虫、延胡索、川楝子、苦参组成)。功能主治:活血止痛,软坚散结。用于气虚血瘀,痰湿凝滞引起的慢性盆腔炎,症见白带增多者。用法用量:口服,1次2~4粒,1日2~3次。

(2)女金胶囊^(药典)。见第3页。

4. 寒湿瘀阻证

〔**证候**〕**主症**:小腹冷痛,或坠胀疼痛,经期或劳累后加重,得热痛减;经行后期,量少色暗,痛经,瘀块排出则腹痛减;**次症**:平素小腹、腰骶冷痛,得热痛减;神疲乏力,四肢不温;带下清稀量多;小便清长,大便稀溏;**舌脉**:舌淡暗,苔白腻,脉沉迟。

〔**治则**〕散寒除湿,活血化瘀。

〔**方药**〕少腹逐瘀汤(《医林改错》)。

〔**中成药**〕桂枝茯苓胶囊^(药典)。见第49页。

四、单验方

1. 蔡小荪(上海市第一人民医院)验方——自拟清热化湿汤 赤芍10g,茯苓12g,牡丹皮12g,桂枝3g,败酱草30g,鸭跖草20g,红藤20g,川楝10g,延胡索10g,柴胡5g,怀牛膝10g。功效:清热解毒,活血化瘀,行气止痛,利湿消肿。

用于急慢性盆腔炎、输卵管炎。

2. 张琼林（安徽省舒城县中医院）验方——红藤六妙饮 苍术 15g，黄柏 15g，红藤 30g，败酱草 30g，生薏苡仁 40g，甘草 8g。功效：活血燥湿，清热止带。用于带下色黄白，质腐味秽（急慢性宫颈炎、附件炎、子宫内膜炎、盆腔炎性肿块等）。

3. 刘奉五（北京中医医院）验方——清热解毒汤 金银花 15g，连翘 15g，蒲公英 15g，紫花地丁 15g，黄芩 9g，车前子 9g，牡丹皮 9g，地骨皮 9g，瞿麦 12g，萹蓄 12g，冬瓜子 30g，赤芍 6g。功效：清热解毒，利湿活血，消肿止痛。用于急慢性盆腔炎属于湿毒热盛者。

（张爽 易星星）

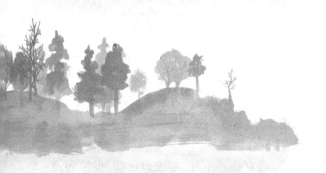

第三章　妊娠病

妊娠恶阻

妊娠恶阻是指妊娠期间反复出现恶心呕吐,进食受阻,甚则食入即吐。该病又称"妊娠呕吐""阻病""子病""病儿"等。大多出现在妊娠早期,也有极少数持续至妊娠晚期。

一、诊断要点

(一) 病史

有停经史及早期妊娠反应,多发生在妊娠 3 个月内。

(二) 症状

妊娠早期频繁呕吐或食入即吐,甚则呕吐苦水或夹血丝,精神委靡,身体消瘦,目眶下陷,严重者可出现血压降低,体温升高,脉搏增快,黄疸,少尿,嗜睡和昏迷等危象。

(三) 体征

妇科检查为妊娠子宫。

(四) 辅助检查

1. 血液检查　血常规检查了解有无血液浓缩;血清钾、钠、氯、二氧化碳结合力可判定有无电解质紊乱及酸碱失衡;肝、肾功能化验以确定有无肝、肾功能受损。

2. 尿液检查　记 24 小时尿量,以调整输液量。同时查尿酮体、尿比重、尿蛋白及管型尿。尿酮体呈阳性。

3. 心电图检查　可有低钾血症的表现。

(五) 鉴别诊断

1. 葡萄胎　患者恶心呕吐严重,出现不规则阴道出血,根据 B 超及血 β-HCG 可明确诊断。

2. 急性胃肠炎　患病前常有饮食不洁,或进食生冷、刺激性食物、暴饮暴食史;起病急骤,恶心呕吐伴左上腹痛,呕吐物多为胃内发酵物或残渣。

3. 急性传染性肝炎　恶心呕吐,乏力,食欲不振,厌油腻,腹胀,肝区痛;肝功能、HBsAg、血清胆红素等血清学检查有助鉴别。

4. 急性阑尾炎　转移性右下腹痛,伴有恶心呕吐,麦氏点压痛、反跳痛及肌紧张,体温升高和白细胞增多。

5. 急性胆囊炎　右胁下疼痛,恶心,厌油腻,呕吐,发热,可发病于妊娠各个阶段,既往有类似发作史,相关化验及 B 超检查可确诊。

二、西医治疗要点

1. 镇静止呕　口服维生素 B_6 10~20mg,3 次 /d;维生素 B_1 10mg,3 次 /d;维生素 C 100mg,3 次 /d;苯巴比妥 0.03g,3 次 /d;氯丙嗪 25mg,每 12 小时 1 次。对精神情绪不稳定的孕妇给予心理治疗,解除其思想顾虑。

2. 纠正水电解质紊乱　如尿液检查酮体呈阳性者,应收入住院治疗。最初 2~3 日暂时禁食,1 日最少给予静脉滴注 5% 葡萄糖注射液 1 500~2 000ml,5% 葡萄糖盐水 1 000ml,并加入 10% 氯化钾 10~20ml,维生素 B_6 100mg,维生素 C 1~2g。合并有代谢性酸中毒者,应根据二氧化碳结合力水平静脉补充碳酸氢钠溶液,使 1 日尿量至少应达 1 000ml 以上。营养不良者,静脉补充必需氨基酸、脂肪乳注射剂。一般经上述治疗 2~3 日后,病情多可好转。孕妇可在呕吐停止后试进少量流质饮食,若无不良反应可逐渐增加进食量,同时调整补液量。多数妊娠剧吐的孕妇经治疗后病情好转可以继续妊娠,如果出现:①持续黄疸;②持续蛋白尿;③体温升高,持续在 38℃以上;④心动过速(≥120 次 /min);⑤伴发 Wernicke 脑病等危及孕妇生命体征时,需考虑终止妊娠。

三、中成药应用

(一)治疗原则
调气和中,降逆止呕。

(二)辨证分型使用中成药

妊娠恶阻常用中成药一览表

证型	常用中成药
脾胃虚弱证	香砂养胃丸、理中丸
肝胃不和证	和胃平肝丸

续表

证型	常用中成药
痰湿阻滞证	木香顺气丸
气阴两亏证	参麦颗粒、黄芪生脉饮口服液

1. 脾胃虚弱证

〔**证候**〕**主症**:妊娠期间,恶心呕吐清水、清涎或饮食物,甚或食入即吐;**次症**:脘腹坠胀,神疲思睡,纳差便溏;**舌脉**:舌质淡,苔白润,脉缓滑无力。

〔**治则**〕健脾和胃,降逆止呕。

〔**方药**〕香砂六君子汤(《名医方论》)。

〔**中成药**〕(1)香砂养胃丸(浓缩丸)^(药典)[由木香、砂仁、白术、陈皮、茯苓、半夏(制)、醋香附、枳实(炒)、豆蔻(去壳)、姜厚朴、广藿香、甘草、生姜、大枣组成]。功能主治:温中和胃。治疗脾胃虚弱之不思饮食、呕吐酸水、胃脘满闷、四肢倦怠等症。用法用量:口服,1次8丸,1日3次。

(2)理中丸^(药典)(由党参、土白术、炙甘草、炮姜组成)。功能主治:温中散寒,健胃。用于脾胃虚寒,呕吐泄泻,胸满腹痛,消化不良。用法用量:口服1次1丸,1日2次。

2. 肝胃不和证

〔**证候**〕**主症**:妊娠期间,呕吐酸水或苦水;**次症**:胸胁胀满,嗳气叹息,心烦口苦;**舌脉**:舌红,苔黄,脉弦滑。

〔**治则**〕清肝和胃,降逆止呕。

〔**方药**〕苏叶黄连汤(《温热经纬》)。

〔**中成药**〕和胃平肝丸^(《北京市中药成方选集》)(由木香、砂仁、豆蔻、厚朴、沉香、佛手、檀香、枳壳、川楝子、延胡索、陈皮、姜黄、白芍、茯苓组成)。功能主治:舒气平肝,和胃止痛。用于疗肝胃不和,气郁结滞引起两胁胀满,脘饱嘈杂,气逆作呕,胃脘刺痛,饮食无味等症。用法用量:口服,1次2丸(每丸6g),1日1~2次。

3. 痰湿阻滞证

〔**证候**〕**主症**:妊娠期间,呕吐痰涎;**次症**:胸脘满闷,口中淡腻,不思饮食;**舌脉**:舌苔白腻,脉滑。

〔**治则**〕化痰除湿,降逆止呕。

〔**方药**〕半夏茯苓汤(《妇人大全良方》)去甘草,加生姜。

〔**中成药**〕木香顺气丸^(药典)[由木香、砂仁、醋香附、槟榔、甘草、陈皮、厚朴、枳壳(炒)、苍术(炒)、青皮(炒)、生姜组成]。功能主治:行气化湿,健脾和胃。主治湿浊中阻,脾胃不和所致胸膈痞闷、脘腹胀痛、呕吐恶心、嗳气纳呆。用法用量:口服,1 次 6~9g,1 日 2~3 次。

4. 气阴两亏证

〔**证候**〕**主症:**妊娠期间,呕吐剧烈,甚至呕吐咖啡色或血性分泌物;**次症:**精神委靡,身体消瘦,目眶下陷,发热口渴,唇舌干燥,尿少便秘;**舌脉:**舌红无津,苔薄黄而干或花剥,脉细滑数无力。

〔**治则**〕益气养阴,和胃止呕。

〔**方药**〕生脉散(《内外伤辨惑论》)合增液汤(《温病条辨》)加乌梅、芦根、竹茹。

〔**中成药**〕(1)参麦颗粒^{《简明中成药辞典》}(由红参、南沙参、麦冬、黄精、山药、枸杞子组成)。功能主治:养阴生津。治疗面黄肌瘦,津少口渴,食欲不振,头晕眼花,心悸气短等症。用法用量:口服,1 次 25g,1 日 3 次。

(2)黄芪生脉饮口服液^{指南推荐}(由黄芪、人参、麦冬、五味子组成)。功能主治:益气滋阴,补脾益肺。治疗妊娠呕吐后气阴两虚证。用法用量:口服,1 次 10ml,1 日 3 次。

四、单验方

1. 王渭川(成都中医药大学)验方——清肝和胃方 沙参 10g,生白芍 10g,枸杞子 12g,女贞子 24g,菊花 10g,刺蒺藜 10g,瓜蒌皮 10g,竹茹 12g,墨旱莲 24g,制旋覆花 10g,广藿香 6g,生牛蒡子 24g,麦冬 10g。功效:清热调肝,和胃止呕。用于肝火上冲致妊娠恶阻。

2. 施今墨(北京中医医院)验方——三花三壳汤 白扁豆 30g,北沙参 12g,酒条芩 12g,金石斛 10g,香稻芽 10g,炒枳壳 5g,砂仁壳 5g,厚朴花 5g,豆蔻壳 5g,玫瑰花 5g,旋覆花(炒半夏曲 6g 同布包)6g。功效:和胃清热。用于郁热结滞、胃气不降之恶阻。

3. 卢国治(陕西中医药大学)验方——肝郁恶阻方 醋柴胡 8g,全当归 13g,生白芍 13g,土炒白术 8g,云茯苓 10g,制香附 10g,淡吴茱萸 2g,川黄连 5g,广陈皮 7g,生甘草 4g,广木香 5g。功效:疏肝清热,和胃降逆。用于恶阻肝气郁结证型。症见呃逆,嗳气,呕吐清水或酸水,胸胁痞闷或胀痛,头昏目眩,精神抑郁;舌淡红,苔白腻或黄薄,脉弦数。

4. 夏桂成(江苏省中医院)验方——抑肝和胃饮 紫苏叶 3g,黄连 5g,制半夏、广陈皮、竹茹各 6g,钩藤 15g,黄芪 9g,生姜 3 片。功效:抑肝和胃,降逆止吐。用于妊娠恶阻。症见妊娠早期恶心呕吐,呕吐剧烈,不能进食,吐出黄、苦水或酸水,甚则吐出黄绿胆汁和血液,胸满胁胀,头晕目眩,烦躁口苦,尿黄且少,大便干结,脉弦。

5. 宋世焱(浙江中医药大学)验方——调肝生津止呕汤 紫苏梗10g,乌梅2枚,川黄连3g,竹茹6g,玄参18g,麦冬10g,炒子芩5g。功效:调肝和胃,生津止呕。用于肝热恶阻。

6. 刘奉五(北京中医医院)验方——安胃饮 藿香9g,紫苏梗6g,厚朴6g,砂仁6g,竹茹9g,半夏9g,陈皮9g,茯苓9g,生姜汁20滴。功效:和胃止呕,降逆。用于妊娠恶阻。症见呕吐清水或清涎。

7. 宋光济(浙江中医药大学)验方——藿香二陈汤 藿香梗9g,陈皮、半夏、老紫苏梗各6g,砂仁(冲)8g。功效:健脾和胃,化生气血,滋肾固腰,充养冲任。用于妊娠恶阻。症见胸闷痰多,恶心呕吐,神疲乏力,脉弦滑,苔薄腻。

8. 顾兆农(山西医科大学第二医院)验方——培土止呕方 党参12g,白术9g,清半夏9g,陈皮10g,藿香9g,茯苓6g,紫苏梗9g,枇杷叶6g,竹茹6g,黄芩4.5g,甘草6g,砂仁(后下)4.5g。功效:培土和中,降逆止呕。用于妊娠恶阻,症见胃气上犯,间发恶心呕吐,动辄哕声连连,或亦感脘腹饥饿,但胃腑拒不存谷,纳后常原食呕出,唯间饮清汤淡水,尚可安受。

(陈莹莹 姚婷)

第二节 异位妊娠

异位妊娠是指孕卵在子宫体腔以外着床发育,是妇科常见的急腹症之一。异位妊娠的发生部位以输卵管妊娠为最常见,约占95%。中医古籍文献中无此病名,按其临床表现,在癥瘕、妊娠腹痛、胎动不安、胎漏等病证中有类似症状的描述。

一、诊断要点

(一) 病史

多数有停经史,或有异位妊娠史、盆腔手术史、不孕、盆腔炎性疾病、放置宫内节育器、辅助生殖技术、输卵管发育不良、流产史等。

（二）症状

1. 输卵管妊娠未破损　未发生破裂或流产时，可无明显症状，或有一侧少腹隐痛，或仅有不规则阴道流血。

2. 输卵管妊娠破裂或流产

（1）停经：多有停经史，除输卵管间质部妊娠停经时间较长外，多在6周左右，但也有20%左右的患者无明显停经史。

（2）腹痛：当发生输卵管妊娠流产或破裂时，患者突感下腹一侧撕裂样疼痛。随着出血量的增多，疼痛可波及下腹或全腹。血液刺激膈肌时，可引起肩胛区放射性疼痛。内出血积聚于直肠子宫陷凹处，可出现肛门坠胀感。

（3）阴道不规则流血：量少，色深褐，有时可排出子宫内膜管型或碎片。少数患者阴道流血量较多，类似月经。

（4）晕厥与休克：由于急性大量内出血及剧烈腹痛，可发生晕厥和休克。其程度与腹腔内出血量及出血速度有关，而与阴道流血量不成比例。

（三）体征

1. 输卵管妊娠未破损　妇科检查子宫略大稍软，或可触及一侧附件有软性包块，有轻度压痛。

2. 输卵管妊娠破裂或流产

（1）体格检查：腹腔内出血较多时，呈贫血貌，患者可出现面色苍白，脉数而细弱，血压下降等休克体征。

（2）腹部检查：下腹部有明显压痛及反跳痛，尤以病侧为甚，腹肌紧张较轻，可有移动性浊音。

（3）妇科检查：阴道后穹窿饱满，有触痛。宫颈抬举痛和摇摆痛明显。子宫稍大偏软。内出血多时，检查子宫有漂浮感。子宫一侧或其后方可触及肿块，边界多不清楚，触痛明显。陈旧性宫外孕时，肿块边界稍清楚但不易与子宫分开。

（四）辅助检查

1. 生殖内分泌激素测定　尿妊娠试验阳性或弱阳性；血 β-HCG，P 值低于停经天数，且上升缓慢。

2. B超检查　宫内未见孕囊，附件区可见混合性包块；或直肠子宫陷凹见液性暗区。

3. 阴道后穹窿穿刺或腹腔穿刺　可抽出暗红色不凝血。若内出血量多，可行腹腔穿刺。

4. 诊断性刮宫　必要时行诊刮术，以协助诊断。

（五）鉴别诊断

1. 宫内妊娠流产　与先兆流产、难免流产、不全流产、稽留流产相鉴别。妇科检查和 B 超有助于诊断。

2. 黄体破裂　多发生于排卵后期，下腹一侧突发性疼痛，出血多时有休克征。HCG 阴性，盆腔 B 超有助于诊断。

3. 卵巢囊肿蒂扭转　多有卵巢囊肿病史，常于体位改变时突发一侧下腹剧烈疼痛，妇检宫颈举痛，一侧附件区扪及包块，触痛明显。盆腔 B 超有助于诊断。

4. 急性输卵管炎　无停经史，下腹部疼痛，多为双侧，伴发热，阴道分泌物增多，有异味。妇检宫颈举摆痛，子宫大小正常，压痛，附件增厚，压痛明显。血常规示白细胞计数增高。

5. 急性阑尾炎　无停经史，转移性右下腹疼痛，伴发热、恶心呕吐，麦氏点压痛、反跳痛、肌紧张，血常规示白细胞计数增高。

二、西医治疗要点

（一）药物治疗

1. 适应证　主要适用于早期输卵管妊娠，要求保留生育能力的年轻患者。符合下列条件可采用此法：①无药物治疗的禁忌证；②输卵管妊娠未发生破裂或流产；③输卵管妊娠包块直径≤4cm；④血 β-HCG<2 000U/L；⑤无明显内出血。一般采用全身用药。

2. 常用药物为甲氨蝶呤，治疗机制是抑制滋养细胞增生，破坏绒毛，使胚胎组织坏死脱落吸收而免于手术。

3. 治疗方案

方案Ⅰ：甲氨蝶呤 0.4mg/（kg·d），肌内注射，5 日为 1 疗程。

方案Ⅱ：米非司酮片 1 日空腹口服 50mg，3 日为 1 疗程。

方案Ⅲ：甲氨蝶呤 20mg/d，肌内注射，同时加用米非司酮片每天空腹口服 50mg，两药均用 3 日。在治疗第 4 日和第 7 日测血清 β-HCG，若治疗后 4~7 日 β-HCG 下降小于 15%，应重复剂量治疗，然后每周重复直至 β-HCG 降至 5U/L，一般需要 3~4 周。应用化学药物治疗未必每例均获成功，故应在甲氨蝶呤治疗期间应用 B 超和对 β-HCG 进行严密监测，并注意患者的病情变化及药物毒副作用。若药后 14 日 β-HCG 下降并连续 3 次阴性，腹痛缓解或消失，阴道流血减少或停止者为显效。若病情无改善，甚至发生急性腹痛或输卵管破裂症状，则应立即进行手术治疗。局部用药可采用在 B 超引导下穿刺或在腹腔镜下将药物直接注入输卵管的妊娠囊内。

（二）期待疗法

少数输卵管妊娠可能发生自然流产,或被吸收,症状轻微而无须手术或药物治疗。期待疗法适用于:①疼痛轻微,出血少;②无输卵管妊娠破裂的证据;③输卵管妊娠包块直径 <3cm 或未探及;④血 β-HCG<1 000U/L,且继续下降;⑤随诊可靠;⑥无腹腔内出血。在期待疗法过程中应注意生命体征、腹痛变化,并进行 B 超和血 β-HCG 监测。

（三）手术治疗

分为保守手术和根治手术。保守手术为保留患侧输卵管,根治手术为切除患侧输卵管。手术治疗适应于:①生命体征不稳定或有腹腔内出血征象者;②诊断不明确者;③异位妊娠有进展者;④随诊不可靠者;⑤期待疗法或药物治疗禁忌者。

三、中成药应用

（一）治疗原则

活血化瘀,消癥杀胚。根据病情的变化,及时采取适当的中医或中西医治疗措施。下列情况者应首选手术:①疑为输卵管间质部妊娠或残角子宫妊娠;②内出血较多;③妊娠试验持续阳性,包块继续长大或经非手术治疗无明显效果;④ B 超提示胚胎存活;⑤要求绝育者。

（二）辨证分型使用中成药

异位妊娠常用中成药一览表

证型	常用中成药
胎元阻络证	大黄䗪虫丸、少腹逐瘀丸
胎瘀阻滞证	失笑散
气血亏脱证	生脉饮
气虚血瘀证	丹黄祛瘀胶囊、女金胶囊
瘀结成癥证	桂枝茯苓胶囊、化癥回生片

1. 未破损期

（1）胎元阻络证

〔证候〕**主症**:可有停经或不规则阴道流血,或一侧少腹隐痛,或宫旁触及软性包块,轻压痛,**次症**:HCG 阳性,或经 B 超证实为输卵管妊娠,但未破损;

舌脉:舌质正常,脉弦滑。

〔**治则**〕活血化瘀杀胚。

〔**方药**〕宫外孕Ⅰ号方(山西医科大学第一医院)加天花粉、紫草、蜈蚣。

〔**中成药**〕1)大黄䗪虫丸^(药典)。见第49页。

2)少腹逐瘀丸^(药典)。见第20页。

(2)胎瘀阻滞证

〔**证候**〕**主症:**可有停经或不规则阴道流血,腹痛减轻或消失;**次症:**可有小腹坠胀不适,或小腹有局限性包块,HCG阴性;**舌脉:**舌质暗,脉弦细或涩。

〔**治则**〕化瘀消癥。

〔**方药**〕宫外孕Ⅱ号方(山西医科大学第一医院)加三七、九香虫、水蛭。

〔**中成药**〕失笑散^(指南推荐)(由蒲黄、五灵脂组成)。功能主治:祛瘀止痛。用于瘀血阻滞,胸脘疼痛,产后腹痛,痛经。用法用量:布包煎服,1次6~9g,1日1~2次。

2. 已破损期

(1)气血亏脱证

〔**证候**〕**主症:**停经,或有不规则阴道流血,突发下腹剧痛;**次症:**面色苍白,四肢厥冷,冷汗淋漓,烦躁不安,甚或昏厥,血压明显下降,HCG阳性,后穹窿穿刺或B超提示有腹腔内出血;**舌脉:**舌淡,苔白,脉细微。

〔**治则**〕止血固脱。

〔**方药**〕四物汤(《太平惠民和剂局方》)加黄芪、党参。

〔**中成药**〕生脉饮^(药典)(由红参、麦冬、五味子组成)。功能主治:益气复脉,养阴生津。用于气阴两亏,心悸气短,脉微自汗。用法用量:口服,1次10ml,1日3次。

(2)气虚血瘀证

〔**证候**〕**主症:**输卵管妊娠破损后不久,腹痛拒按,或有不规则阴道流血;**次症:**头晕神疲,盆腔可扪及包块,HCG阳性;**舌脉:**舌质暗,脉细弦。

〔**治则**〕益气养血,化瘀杀胚。

〔**方药**〕宫外孕Ⅰ号方(山西医科大学第一医院)加紫草、蜈蚣、党参、黄芪、鸡血藤。

〔**中成药**〕1)丹黄祛瘀胶囊^(指南推荐)。见第121页。

2)女金胶囊^(药典)。见第3页。

(3)瘀结成癥证

〔**证候**〕**主症:**输卵管妊娠破损日久,腹痛减轻或消失,小腹可有坠胀不适,盆腔有局限性包块;**次症**:HCG 阳性;**舌脉**:舌质暗,脉弦细或涩。

〔**治则**〕破瘀消癥。

〔**方药**〕宫外孕Ⅱ号方(山西医科大学第一医院)加水蛭、九香虫、乳香、没药。

〔**中成药**〕1) 桂枝茯苓胶囊[药典]。见第49页。

2) 化癥回生片[药典][由益母草、红花、花椒(炭)、烫水蛭、当归、苏木、醋三棱、两头尖、川芎、降香、醋香附、人参、高良姜、姜黄、没药(醋炙)、炒苦杏仁、大黄、人工麝香、盐小茴香、桃仁、五灵脂(醋炙)、虻虫、鳖甲胶、丁香、醋延胡索、白芍、蒲黄炭、乳香(醋炙)、干漆(煅)、制吴茱萸、阿魏、肉桂、醋艾炭、熟地黄、紫苏子组成]。功能主治:消癥化瘀。主治癥积血瘕,妇女干血痨,产后瘀血,少腹疼痛拒按。用法用量:饭前温酒送服,1次5~6g,1日2次。

四、单验方

1. 章勤(杭州市中医院)验方——异位杀胚汤　紫草20g,当归15g,炒赤白芍各10g,制大黄9g,牡丹皮6g,丹参15g,失笑散10g,水蛭6g,血竭5g,红藤30g,生甘草5g。功效:活血化瘀,清热杀胚。用于异位妊娠。病情稳定后,加皂角刺、穿山甲、三棱、莪术。

2. 俞娴秋(浙江省新昌县人民医院)验方——活血杀胚汤　当归、川芎、赤芍、莪术、三棱、川牛膝各10g,红藤、败酱草、蒲公英各20g,香附5g,延胡索10g,桃仁10g,山楂20g。功效:活血化瘀,消癥杀胚。用于异位妊娠。

3. 潘桂琼(广东省清新县人民医院)验方——化瘀散结汤　当归、蒲黄、五灵脂各10g,三棱、莪术各12g,赤芍、丹参各15g,黄连25g,陈皮5g。功效:活血化瘀,软坚散结。用于异位妊娠。

4. 冯丽露(山西大同大学)验方——化瘀消癥汤　当归10g,川芎6g,赤芍10g,小茴香6g,红花6g,天花粉15g,薏苡仁20g,莱菔子15g,蒲黄15g,延胡索15g,益母草15g,黄芪15g。功效:活血化瘀,消癥止血。用于异位妊娠。

5. 林淑琴(福建中医药大学附属人民医院)验方——乳没汤　乳香10g,没药10g,桃仁10g,红花5g,赤芍10g,丹参15g,三棱10g,莪术10g,山楂15g,当归15g,川芎10g。功效:活血化瘀,破癥消积,软坚杀胚,补气养血。用于异位妊娠。

6. 唐玉(重庆荣昌县妇幼保健院)验方——桃红活血汤　桃仁、大黄各9~15g,牡丹皮、赤芍、川楝子各12g,穿山甲9~12g,丹参15~30g。功效:活血化瘀止血。用于异位妊娠。

7. 许雪梅(河南省中医院)验方——消癥汤　丹参 30g,天花粉 30g,赤芍 15g,桃仁 9g,三棱 9g,莪术 9g,制乳香 6g,制没药 6g,川牛膝 18g,水蛭 10g。功效:活血化瘀,消癥杀胚止痛。用于腹痛性输卵管妊娠。

8. 付丽丽(南阳市中心医院)验方——通经杀胚汤　丹参 30g,桃仁 15g,红花 15g,当归 15g,川芎 15g,三棱 15g,莪术 15g,枳壳 15g,天花粉 15g,炮山甲 10g,益母草 45g,鬼箭羽 15g,炒蒲黄(冲)15g,血竭粉 3g,黄酒(引)30g。功效:活血化瘀,消癥杀胚,止血止痛。用于宫外孕。

(陈莹莹　姚婷)

第三节　胎漏及胎动不安

胎漏是指妊娠期间出现阴道少量流血,时下时止而无腰酸腹痛。又称"胞漏"或"漏胎"。

胎动不安是指妊娠期间腰酸腹痛或下腹坠胀,或伴有少量阴道流血。

一、诊断要点

(一)病史

有停经史,可有早孕反应。常有孕后不节房事史,人工流产、自然流产史,或宿有癥瘕史。

(二)症状

妊娠期间出现少量阴道流血,时下时止而无明显腰酸、腹痛者,可诊断为胎漏;妊娠期间出现腰酸、腹痛、下腹坠胀,或伴有少量阴道流血者,可诊断为胎动不安。

(三)体征

妇科检查宫体大小与停经月份相符。

(四)辅助检查

1. 生殖内分泌激素测定　血 β-HCG 检查提示妊娠,血 β-HCG,E_2,P 连续动态监测了解胚胎发育情况。

2. B 超检查　提示宫内早孕,且与停经天数相符。

（五）鉴别诊断

1. 异位妊娠 阴道不规则流血、腹痛是异位妊娠的主要症状，破裂时一侧下腹撕裂样疼痛，甚至出现休克。血 β-HCG，P 检测、B 超检查、妇科检查、后穹隆穿刺、诊断性刮宫有助于诊断。要特别注意排除宫内外同时妊娠的情况。

2. 堕胎 妊娠后阴道流血量增多，腹痛加重，妇科检查宫颈口已扩张，或见胚胎组织阻塞于宫颈口，子宫与停经月份相符或偏小。B 超检查无胎心、胎动反射。

3. 宫颈出血 妊娠期柱状上皮异位或宫颈有赘生物，患者容易出现阴道流血，可通过妇科检查予以鉴别。

4. 葡萄胎 常有不规则阴道流血，或出现水泡样物排出，血 β-HCG 水平异常升高，子宫大小与妊娠月份不符。B 超检查及术后病理检查有助于确诊。

二、西医治疗要点

（一）药物治疗

1. 黄体酮 注射剂，10mg/ 支或 20mg/ 支。1 日肌内注射 10~20mg，或每周注射 2 次，直至妊娠 4 个月。能补充黄体功能不足，达到保胎目的。对流产原因不是由于黄体功能不足者无效；禁用人工合成的孕激素制剂。

2. 绒促性素 粉针剂，500U/ 支，或 1 000U/ 支，或 2 000U/ 支或 5 000U/ 支。每周肌内注射 1~2 次，1 次 500~1 000U，直至妊娠 4 个月。能防止黄体的退化萎缩，对维持早孕具有重要作用。

3. 维生素 E 胶丸剂，10mg/ 粒或 50mg/ 粒，或 100mg/ 粒。1 日口服 3 次，1 次 10mg，或 1 日口服 50~100mg。能促进黄体细胞增大，抑制孕酮在体内的氧化，从而增强孕酮作用，达到保胎目的。

4. 叶酸 片剂，5mg/ 片。1 日口服 3 次，1 次 5~10mg，直至分娩。在孕早期具有减低胎儿发生神经管畸形的危险，促进胚胎发育的作用。

5. 甲状腺素 片剂，40mg/ 片。1 日口服 30~60mg，直至分娩。能维持正常基础代谢，促进新陈代谢，维持机体和胎儿的生长发育。用于基础代谢低或甲状腺功能低下的孕妇。

（二）治疗方案

1. 方案 I 1 日肌内注射黄体酮 10~20mg，在出血停止后可改为隔日注射 1 次，直至孕龄达 3 个月。同时口服维生素 E 100mg/d、维生素 C 300~600mg/d、叶酸 30mg/d。

2. 方案 II 每周肌内注射 HCG 1~2 次，1 次注射 500~1 000U，直至孕龄

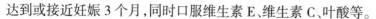

达到或接近妊娠 3 个月,同时口服维生素 E、维生素 C、叶酸等。

3. 方案Ⅲ 如有甲状腺功能低下者,可加服甲状腺素 30~60mg/d 直至分娩。

三、中成药应用

(一)治疗原则

安胎。针对患者的不同情况采用固肾、益气养血、滋阴清热等法施治,经过治疗,出血迅速控制,腹痛消失,多能继续妊娠。若出血量继续增多,腰酸腹痛加剧,出现堕胎或小产,又当急以去胎益母,按堕胎、小产处理。对有外伤史、他病史、服药史者,应在诊察胎儿状况的基础上确定安胎还是去胎的原则。

(二)辨证分型使用中成药

胎漏及胎动不安常用中成药一览表

证型	常用中成药
肾虚证	保胎丸、安胎益母丸、滋肾育胎丸
气血虚弱证	孕康口服液、嗣育保胎丸
血热证	孕妇清火丸、孕妇金花丸
跌仆伤胎证(血瘀证)	四物合剂

1. 肾虚证

〔**证候**〕**主症**:妊娠期,阴道少量出血,色淡暗,腰膝酸软,下腹坠痛;**次症**:或伴头晕耳鸣,小便频数,夜尿多,面色晦暗或有暗斑,或曾屡次堕胎;**舌脉**:舌淡暗,苔薄白,脉沉细滑。

〔**治则**〕补肾益气安胎。

〔**方药**〕寿胎丸(《医学衷中参西录》)。

〔**中成药**〕(1)保胎丸^(药典)(由熟地黄、醋艾炭、荆芥穗、平贝母、槲寄生、菟丝子(酒炙)、黄芪、炒白术、麸炒枳壳、砂仁、黄芩、姜厚朴、甘草、川芎、白芍、羌活、当归组成)。功能主治:补气养血,疏风清热,补肾安胎。临床主要用于胎漏、胎动不安。临床运用指征:素有小产病史,孕后自觉神疲体倦,腰肢酸困沉重,腹部隐痛,小腹坠胀,或阴道有少量流血,色淡红,质稀薄,面色㿠白,心慌心悸,胸闷不适,苔薄白,脉沉细弱。用法用量:口服,1 次 1 丸,1 日 2 次。注意事项:忌劳伤。

(2)安胎益母丸^(广西药品标准)(由熟地黄、白芍、当归、川芎、阿胶、党参、白术、茯苓、砂仁、杜仲、续断、陈皮、香附、艾叶、益母草、黄芩、甘草组成)。功能主治:

养血益气,健脾安胎。多用于治疗气血两虚,肝肾不足所致妊娠胎动不安,腰痛头晕,堕胎小产等症。临床运用指征:妊娠胎动不安,腰膝酸软,头晕目眩,或素有堕胎宿疾,面色淡白,倦怠乏力,不思饮食,或月经量少,色淡,腹痛;**舌脉**:舌淡,苔薄白,脉沉滑无力或沉弱。用法用量:口服,1次9g,1日早晚各服1次,空腹温开水送下。注意事项:有外感实邪者慎用。

（3）滋肾育胎丸^(指南推荐)（由菟丝子、砂仁、熟地黄、人参、桑寄生、阿胶（炒）、何首乌、艾叶、巴戟天、白术、党参、鹿角霜、枸杞子、续断、杜仲组成）。功能主治:补肾健脾,益气培元,养血安胎,强壮身体。用于脾肾两虚,冲任不固所致的滑胎(防治习惯性流产和先兆性流产)。用法用量:口服,1次5g,1日3次,淡盐水或蜜糖水送服。注意事项:感冒发热勿服;忌食萝卜、薏苡仁、绿豆;孕妇禁房事。

2. 气血虚弱证

〔**证候**〕**主症**:妊娠期,阴道少量出血,色淡红,质稀薄,腹痛隐隐喜按;**次症**:神疲肢倦,面色无华,头晕眼花,心悸气短,唇甲色淡;**舌脉**:舌淡,苔薄白,脉细滑。

〔**治则**〕补气养血,固肾安胎。

〔**方药**〕胎元饮（《景岳全书》）去当归。

〔**中成药**〕（1）孕康口服液^(药典)〔由山药、续断、黄芪、当归、狗脊（去毛）、菟丝子、桑寄生、杜仲（炒）、补骨脂、党参、茯苓、白术（焦）、阿胶、地黄、山茱萸、枸杞子、乌梅、白芍、砂仁、益智、苎麻根、黄芩、艾叶组成〕。功能主治:健脾固本,养血安胎。用于先兆流产和习惯性流产肾虚证和气血虚弱证。用法用量:早中晚空腹口服。1次20ml,1日3次。注意事项:服药期间忌食辛辣刺激食物;避免剧烈运动及重体力活动;难免流产、异位妊娠、葡萄胎等,均非本品使用范围。

（2）嗣育保胎丸^(《妇儿科中成药精选》)（由黄芪、党参、茯苓、鹿茸粉、白术、甘草、当归、川芎、白芍、熟地黄、阿胶、桑寄生、菟丝子、艾叶、荆芥穗、厚朴、枳壳、川贝母、羌活组成）。功能主治:补气养血,安胎保产。主要用于治疗气血不足所致妊娠恶阻,胎动不安,滑胎等病症,如恶心呕吐、腰酸腹痛、足膝水肿、胎动不安、屡经流产等。用法用量:口服,1次2丸,1日2~3次。注意事项:忌寒凉饮食。

3. 血热证

〔**证候**〕**主症**:妊娠期阴道出血,色鲜红,量或多或少;**次症**:或腰腹坠胀作痛,伴五心烦热,口干咽燥,小便短黄,大便秘结;**舌脉**:舌红,苔黄,脉滑数或弦细。

〔**治则**〕滋肾清热,凉血安胎。

〔**方药**〕保阴煎（《景岳全书》）。

〔**中成药**〕(1)孕妇清火丸^(北京市药品标准)(由黄芩、生地黄、白芍、知母、石斛、白术、柴胡、薄荷、甘草组成)。功能主治:清火安胎。常用于治疗火热所致胎动不安,头痛目眩,口鼻生疮,咽喉肿痛等症。临床运用指征:身热口干,胸腹灼热,或口舌生疮,咽痛,或大便秘结,小便黄赤;舌红,苔黄,脉滑数。用法用量:口服。1次服 90 丸,1 日 2 次,温开水送服。

(2)孕妇金花丸^(北京中成药规范)(由黄芩、栀子、金银花、黄柏、黄连、生地黄、当归、白芍、川芎组成)。功能主治:清热泻火安胎。主要用于由胎热引起的头痛眩晕,目赤红肿,口干鼻燥,咽喉肿痛,牙龈红肿等症。临床运用指征:孕妇头痛眩晕,口舌生疮,咽喉肿痛,牙龈疼痛,或胎动下坠,小腹作痛,心烦不安,口干咽燥,渴喜冷饮,小便短黄;舌红,苔薄黄而干,脉滑数。用法用量:口服,1 次 6g,1 日 2 次,温开水送下。

4. 跌仆伤胎证(血瘀证)

〔**证候**〕**主症**:妊娠期外伤或宿有癥瘕史,腰酸,小腹胀坠,或阴道出血;**舌脉**:舌质正常,脉滑无力。

〔**治则**〕补气和血安胎。

〔**方药**〕圣愈汤(《医宗金鉴》)。

〔**中成药**〕四物合剂^(药典)。见第 65 页。

四、单验方

1. 罗元恺(广州中医药大学)验方——寿胎丸合四君子汤　菟丝子 25~30g,续断 15g,桑寄生 15g,阿胶 12g,党参 25~30g,白术 15~25g,荆芥炭 6~12g,何首乌 30g。功效:补肾,健脾,固冲。用于先兆流产。气虚甚者,加黄芪;体寒者,加艾叶;血虚者,加熟地黄;气滞有恶心呕吐者,加砂仁,或陈皮;有热者,加黄芩,或女贞子、墨旱莲;腰痛甚者,加狗脊、杜仲;腹痛明显者,加白芍、甘草。

2. 徐志华(安徽中医药大学第一附属医院)验方——安胎饮　太子参、黄芪、当归、白芍、生地黄、白术、杜仲、续断、桑寄生、菟丝子、苎麻根各 10g。功效:补益气血,固肾安胎。用于先兆流产或习惯性流产。

3. 王渭川(成都中医药大学)验方——益气化瘀方　潞党参 30g,莪术 10g,茯神 12g,桑寄生 20g,菟丝子 10g,阿胶 10g,半夏 10g,厚朴 6g,仙鹤草 10g,制香附 10g,杜仲 10g,焦艾叶 10g,生黄芪 60g,广藿香 6g,炒升麻 20g。功效:益气化瘀,止血安胎。用于胎动不安,气虚瘀滞,胞宫失调。

4. 裘笑梅(浙江省中医院)验方

参芪胶艾汤:炒党参 15g,清炙黄芪 24g,阿胶(烊化)12g,艾叶炭 1.2g。功效:补气摄血,引血归经。用于气血两虚之先兆流产,月经量多若崩。

味芎归散:当归9g,川芎1.2g,党参12g,黄芪9g,三七末(分吞)1.2g。功效:补气摄血,祛瘀生新。用于妊娠跌仆,闪挫伤胎。

5. 刘奉五(北京中医医院)验方——清热安胎饮 黄芩10g,黄连6g,侧柏叶10g,椿根皮10g,阿胶(烊化)10g,山药15g,石莲子10g。功效:清热凉血,止血安胎。用于妊娠初期胎得下血,腰酸,腹痛,属于胎热者。

6. 卢国治(陕西中医药大学)验方——止漏安胎方 全当归13g,生白芍13g,焦栀子10g,炒黄芩8g,制香附10g,阿胶10g,生地黄13g,仙鹤草16g,醋柴胡8g,侧柏炭10g,川续断16g,牡丹皮10g,生甘草4g。功效:养血,止漏安胎,疏肝清热。用于胎漏肝经郁热证型。症见头昏目眩,面红潮热,口干欲饮,心中烦躁,五心灼热,腰酸,大便秘结,小便色黄,胎漏下血,量多色紫等;舌淡红,苔黄薄,脉弦细小数。

(陈莹莹 姚婷)

第四节 滑胎

滑胎是指堕胎或小产连续发生3次或3次以上者,又称"屡孕屡堕"或"数堕胎"。相当于西医的"习惯性流产"或"复发性流产"。

一、诊断要点

(一) 病史

既往有不良妊娠史,堕胎或小产连续发生3次或3次以上,多数发生在同一妊娠月。

(二) 症状

孕前多有腰酸乏力等症状。孕后或有腰酸腹痛、阴道流血等胎漏、胎动不安症状。部分患者妊娠中晚期出现阵发性腹痛加剧,胎儿随之娩出。

(三) 体征

孕期妇科检查为妊娠子宫,宿有癥瘕者或可触及腹部包块。

(四) 辅助检查

1. 实验室检查 血糖、染色体(胚胎绒毛及父母双方周围血)、弓形虫病、单纯疱疹病毒、风疹病毒、巨细胞病毒等检查,以明确病因。

2. 内分泌检查　甲状腺功能、黄体功能等检查,以明确是否由甲状腺功能异常及黄体功能异常所致。

3. 免疫学检查　封闭抗体、抗心磷脂抗体、血型抗体等,以检查是否为免疫因素所致。

4. B超、宫腔镜检查　排除子宫器质性病变。

5. 精液常规检查　了解男方精液情况等。

二、西医治疗要点

(一)西医常规用药方案

1. 查出引起习惯性流产的原因,针对病因处理。

2. 注意休息,加强营养,确诊妊娠后禁止性生活,补充维生素 B、C、E 等。治疗期必须超过以往流产发生的妊娠月份。

3. 黄体功能不足者,可尽早用黄体酮 20mg,1 次 /d,肌内注射,或绒促性素 3 000U,隔日肌内注射 1 次,以预防流产。

4. 子宫畸形如双角子宫、纵隔子宫等,应在未妊娠前先行矫治手术,术后避孕 1 年。

5. 宫颈内口松弛诊断明确者,应在未妊娠前作宫颈内口松弛修补术。如已妊娠,宜在妊娠第 14~16 周行子宫内口环扎术。术后定期随访,孕 37 周前提前入院,孕 37~38 周或有临产先兆时拆除缝线,一般拆线后迅速自然分娩。如缝合后有流产征象即治疗失败,应及时拆除缝线,以免造成宫颈严重撕裂。

(二)西医特殊用药方案

1. 对于高催乳素血症所致习惯性流产的治疗　对于高催乳素血症的习惯性流产患者,其治疗在临床上首选溴隐亭。溴隐亭是治疗高催乳素血症的主要药物,它能抑制 PRL 分泌,且对胎儿及胎盘均无影响。溴隐亭的给药途径可口服或阴道给药,可根据患者敏感性、忍受力的不同而选择不同的给药途径。常用的为口服溴隐亭,但对口服溴隐亭绝对不能忍受者可改用阴道用药,这样仍有效而无典型的溴隐亭副作用。习惯性流产患者在妊娠前已确诊为高催乳素血症时,即开始口服溴隐亭,初始剂量为 5mg/d,如不能承受可改为 2.5mg/d,如已妊娠,仍继续服用溴隐亭 2.5mg/d,直至胎盘建立替代妊娠黄体的作用(妊娠 12 周以上)。

2. 对于不明原因的习惯性流产的治疗　此类患者具备:①连续发生早期自然流产 3 次或 3 次以上。②夫妇双方染色体检查正常。③生殖内分泌激素测定及诊断性刮宫排除内分泌疾病。④生殖道无畸形。⑤阴道、宫颈分泌物检查排除生殖道感染。⑥抗心磷脂抗体、抗子宫内膜抗体阴性。⑦男方精液常规检查正常。应行主动免疫治疗，即将其丈夫的淋巴细胞在女方前臂内侧或臀部作多点皮内注射，妊娠前注射 2~4 次，妊娠早期加强免疫 1~3 次，以提高妊娠成功率。

（三）西医治疗方法

1. 主动免疫治疗　①抽取原因不明习惯性流产患者丈夫空腹血 20ml。②取 8 支无菌离心管，分别加入 4ml 试剂淋巴细胞分离液，用无菌吸管吸取混合血，沿管壁缓慢加入至 10ml。③用无菌瓶塞封闭离心管，水平离心（2 000r/min）15 分钟。④用无菌吸管吸取中层白雾状的淋巴细胞层，Hanks 液洗涤 3 遍，弃上清液。用 Hanks 液稀释至 0.8ml。在患者上臂肱三头肌处放射性注射。2 周后重复治疗 1 次。每位患者在孕前 2 个月内接受 2~3 次免疫治疗，孕后 3 个月内追加 1 次免疫治疗。

2. 联合绒促性素治疗　在免疫治疗的基础上，停经 35~40 日，证实妊娠后，给予绒促性素 1 000~1 500U 隔日 1 次肌内注射，至停经 70 日后，每周肌内注射 2 次，持续至妊娠 12~14 周。

3. 单用绒促性素　治疗停经 35~40 日，证实妊娠后给予绒促性素治疗，方法同前。

三、中成药应用

（一）治疗原则

应遵循预培其损的原则，从孕前开始治疗。针对病因以补肾、健脾、养血、调冲等。若有月经不调者，当先调经，若因他病而致滑胎者，当先治他病。若已受孕应积极保胎，可按胎漏、胎动不安治疗，再次妊娠宜间隔半年以上。

（二）辨证分型使用中成药

滑胎常用中成药一览表

证型	常用中成药
肾虚证	孕康口服液、保胎灵
脾肾两虚证	滋肾育胎丸、健身安胎丸、六君子丸
气血虚弱证	八珍颗粒、复方阿胶浆
阴虚血热证	大补阴丸、河车大造胶囊、知柏地黄丸

1. 肾虚证

〔**证候**〕**主症**:屡次堕胎或小产,连续发生 3 次或 3 次以上,月经初潮常迟于 16 岁,月经后期或稀发、闭经,或月经量少;**次症**:性欲淡漠,腰膝酸软,头晕耳鸣;**舌脉**:舌淡,苔薄,脉沉细。

〔**治则**〕补肾益气调冲。

〔**方药**〕补肾固冲丸(《中医学新编》)。

〔**中成药**〕(1) 孕康口服液^(药典)。见第 136 页。

(2) 保胎灵^(指南推荐)(由阿胶、巴戟天、白芍、白术、杜仲、枸杞子、槲寄生、龙骨、牡蛎、山药、熟地黄、菟丝子、五味子、续断组成)。功能主治:补肾固冲,安胎。治疗先兆流产、习惯性流产及因流产引起的不孕症。用法用量:口服,1 次 5 片,1 日 3 次。

2. 脾肾两虚证

〔**证候**〕**主症**:屡次堕胎或小产,连续发生 3 次或 3 次以上,月经初潮迟或月经周期推后;**次症**:神疲肢倦,纳呆便溏,下腹坠胀,腰膝畏冷,夜尿频多;**舌脉**:舌淡胖,边有齿痕,脉沉缓。

〔**治则**〕温补脾肾。

〔**方药**〕温土毓麟汤(《傅青主女科》)。

〔**中成药**〕(1) 滋肾育胎丸^(指南推荐)。见第 136 页。

(2) 健身安胎丸^(《实用西医师中成药手册·妇科分册》)(由香附、白术、陈皮、当归、枳壳、党参、荆芥、白芍、厚朴、菟丝子、黄芪、羌活、艾叶、甘草、川贝母、川芎、砂仁组成)。功能主治:健脾补肾,理气安胎。用于妇女妊娠胎动不安、滑胎,亦可用于虚寒性胃脘痛、痹症。临床运用指征:孕后腰部酸痛,畏寒腹痛,小腹下坠,阴道流血,伴有头晕耳鸣,面色㿠白,精神倦怠,腰腿疲软无力,小便频数,舌淡,苔薄白,脉细滑无力。用法用量:口服。胎动不安者,1 次 2~4 丸,1 日 3 次;滑胎者,1 次 2 丸,1 日 2 次。孕后有腰酸小腹下坠感时,应及早服用,预防滑胎。注意事项:感冒发热者停服。胎动不安或滑胎属血热证者勿服。

(3) 六君子丸^(药典)〔由党参、白术(麸炒)、茯苓、半夏(制)、陈皮、甘草(蜜炙)组成〕。功能主治:补脾益气,燥湿化痰。用于脾胃虚弱,食量不多,气虚痰多,腹胀便溏。用法用量:口服,1 次 9g,1 日 2 次。

3. 气血虚弱证

〔**证候**〕**主症**:屡次堕胎或小产,连续发生 3 次或 3 次以上,月经量少或月经稀发;**次症**:面色萎黄,眩晕乏力,气短懒言,心悸失眠,唇甲色淡;**舌脉**:舌淡,苔薄白,脉细无力。

〔**治则**〕益气养血。

〔**方药**〕八珍汤(《正体类要》)。

〔**中成药**〕(1)八珍颗粒^(药典)。见第 65 页。

(2)复方阿胶浆^(药典)。见第 25 页。

4. 阴虚血热证

〔**证候**〕**主症**:屡次堕胎或小产,连续发生 3 次或 3 次以上,月经量或多或少,经色紫红或鲜红,质黏稠;**次症**:潮热盗汗,手足心热,口干咽燥;**舌脉**:舌红,少苔,脉细数。

〔**治则**〕滋阴清热,养血调冲。

〔**方药**〕两地汤(《傅青主女科》)。

〔**中成药**〕(1)大补阴丸^(药典)。见第 25 页。

(2)河车大造胶囊^(指南推荐)[由紫河车、熟地黄、龟甲(制)、天冬、麦冬、杜仲(盐炒)、牛膝(盐炒)、黄柏(盐炒)组成]。功能主治:滋阴清热,补益肺肾。用于肺肾两亏,虚劳咳嗽,潮热骨蒸,盗汗遗精,腰膝酸软等阴虚症状。用法用量:口服,1 次 3 粒,1 日 3 次。

(3)知柏地黄丸^(药典)。见第 14 页。

四、单验方

1. 刘奉五(北京中医医院)验方——补肾固胎散　桑寄生 45g,续断 45g,阿胶块 45g,菟丝子 45g,椿根皮 15g。功效:补肾安胎。用于习惯性流产属于肾虚者。

2. 罗元恺(广州中医药大学)验方——补肾固冲丸　菟丝子 240g,续断 120g,阿胶 120g,熟地黄 180g,鹿角胶 90g,白术 120g,党参 150g,杜仲 90g,枸杞子 120g,巴戟天 120g,当归头 90g,砂仁 70g,大枣肉 50 枚,红参 30g。功效:补肾固冲,安胎。用于习惯性流产,因连续自然流产 3 次以上。

3. 赵松泉(北京妇产医院)验方——寄生培育汤　桑寄生、菟丝子、芡实各 12g,续断、炒杜仲、太子参、山茱萸、莲子、熟地黄、苎麻根、椿根皮各 10g,山药 15g,升麻 6g。功效:补肾固冲,培本安胎。用于先兆流产、习惯性流产。

4. 祝谌予(北京协和医院)验方——安胎膏　党参、白术、茯苓、陈皮、菟丝子、女贞子、覆盆子、沙苑子、五味子、续断、杜仲、生熟地黄、白芍、补骨脂、益智仁、芡实、炙甘草各 30g,肉苁蓉、生黄芪各 60g,仙鹤草 90g,大枣 500g。功效:补肾养血,益气安胎。用于习惯性流产。

5. 裘笑梅(浙江省中医院)验方——加味三青饮　桑叶 3g,竹茹 12g,丝瓜络炭 6g,熟地黄 30g,山药 15g,杜仲 15g,菟丝子 9g,当归身 6g,白芍 15g。功效:清热凉血,滋阴补肾。用于阴虚内热型滑胎,症见妊娠期中阴道出血量多,胎动下坠,心烦口渴,或有低热;舌质红绛,苔薄黄,脉细滑而数或弦滑。

6. 郑长松(滨州市中医妇科医院)验方——活血化瘀汤 益母草 30g,当归 30g,赤白芍各 20g,川芎 20g,炒桃仁 15g,蒲黄(布包)10g,五灵脂(布包)10g,炮姜 6g,木香 6g,肉桂(后下)3g,生甘草 3g。功效:温经行气,养血活血,祛瘀生新。用于堕胎后血不止,时有血块,少腹作痛等有瘀滞蓄留之证者。

(陈莹莹 姚婷)

第五节 妊娠肿胀

妊娠肿胀是指妊娠中晚期,孕妇出现肢体面目肿胀者。又称"子肿"。

一、诊断要点

(一)病史

可有多胎妊娠史。

(二)症状

主要特征为水肿,多发生于妊娠中晚期(妊娠 20 周以后),开始由踝部肿起,渐延至小腿、大腿、外阴部、腹部甚至全身。妊娠中晚期,体表水肿并不明显,而体重增加每周超过 0.5kg 或每个月超过 2.3kg,要考虑隐性水肿。

(三)体征

1. 妊娠肿胀的程度分度 Ⅰ度(+):足部及小腿有明显凹陷性水肿,休息后不消退。Ⅱ度(++):水肿延及大腿。Ⅲ度(+++):水肿延及外阴及腹部,皮肤发亮。Ⅳ度(++++):全身水肿或伴有腹水。

2. 肿胀性质 有水病和气病之分。病在有形之水,皮薄而亮,按之凹陷即时难起;病在无形之气,皮厚而色不变,按之凹陷随起。

(四)辅助检查

1. 尿液检查 可有少许红、白细胞及管型。

2. 血压测定 有无血压升高。

3. 眼底检查 了解视网膜动静脉管径比例,在血管痉挛时由正常的 2:3

变为 1∶2,甚至 1∶4,严重时出现眼底水肿、出血。

4. B 超检查　了解有无畸胎、双胎、多胎及羊水情况。

5. 肝、肾功能　了解肝、肾功能有无异常。

6. 其他检查　心电图、心功能检查,排除心脏病病史。

7. 血液检查　血常规、凝血功能检查,了解血液有无浓缩和凝血功能有无异常。

（五）鉴别诊断

1. 妊娠合并慢性肾炎　孕前有急、慢性肾炎病史,孕前水肿,孕后逐渐加重,水肿首先发生在眼睑,蛋白尿≥0.5g/24h,尿中有各种管型或红、白细胞,血中尿素氮升高。

2. 妊娠合并心脏病　孕前有心脏病病史,通过心电图、心功能检查可确诊。

3. 妊娠合并严重贫血　孕前有贫血,或孕后加重,通过血常规可确诊。

二、西医治疗要点

（一）一般治疗

1. 注意休息并取侧卧位,保证充足的蛋白质和热量,不建议限制食盐摄入。

2. 保证充足睡眠,必要时睡前可口服地西泮 2.5~5mg。

（二）药物治疗

1. 呋塞米注射剂　20mg/ 支。肌内注射或静脉推注 20~40mg,可反复应用。利尿作用快且强,对脑水肿、少尿、无尿者效果佳。有较强的排钠、排钾作用,可导致电解质紊乱和缺氧性酸中毒。

2. 甘露醇注射剂　20% 溶液 250ml/ 瓶。静脉快速滴注,250ml 在 15~20 分钟内滴完。为渗透性利尿药,注入体内后由肾小球滤过,排出时带出大量水分。对重症患者,有肾功能不全,出现少尿、无尿或需降低颅内压时效果佳。妊娠高血压综合征心力衰竭患者、肺水肿者忌用。

三、中成药应用

（一）治疗原则

应本着治病与安胎并举的原则,以运化水湿为主,适当加入养血安胎之品,慎用温燥、寒凉、峻下、滑利之品,选用皮类利水药,以免伤胎。如在妊娠 7~8 个月后只是脚部轻度水肿,无其他不适者,为妊娠晚期常见现象,可不必治疗,产后自消。

（二）辨证分型使用中成药

妊娠肿胀常用中成药一览表

证型	常用中成药
脾虚证	五苓散、参苓白术丸
肾虚证	金匮肾气丸
气滞证	逍遥丸

1. 脾虚证

〔**证候**〕**主症**：妊娠数个月，面目四肢水肿，或遍及全身，皮薄光亮，按之凹陷不起；**次症**：面色㿠白无华，神疲，气短懒言，口淡而腻，脘腹胀满，食欲不振，小便短少，大便溏薄；**舌脉**：舌淡体胖，边有齿痕，苔白或腻，脉缓滑。

〔**治则**〕健脾行水。

〔**方药**〕白术散（《全生指迷方》）。

〔**中成药**〕（1）五苓散[药典]。见第 74 页。

（2）参苓白术丸[药典]。见第 70 页。

2. 肾虚证

〔**证候**〕**主症**：妊娠数个月，面目肢体水肿，下肢尤甚，按之没指，凹陷如泥；**次症**：头晕耳鸣，腰酸乏力，下肢逆冷，面色晦暗或有暗斑，小便不利；**舌脉**：舌淡，苔白润，脉沉迟。

〔**治则**〕补肾温阳，化气行水。

〔**方药**〕真武汤（《伤寒论》）。

〔**中成药**〕金匮肾气丸[指南推荐]。见第 48 页。

3. 气滞证

〔**证候**〕**主症**：妊娠数个月，肢体肿胀，始于两足，渐延于腿，皮色不变，随按随起；**次症**：胸闷胁胀，头晕胀痛；**舌脉**：舌苔薄腻，脉弦滑。

〔**治则**〕理气行滞，祛湿消肿。

〔**方药**〕天仙藤散（《妇人大全良方》）。

〔**中成药**〕逍遥丸[药典]。见第 30 页。

四、单验方

1. 周世鹏（上海中医药大学）验方——全生白术散　炒党参 9g，焦白术 9g，茯苓皮 9g，陈皮 4.5g，六神曲 12g，大腹皮 9g，黄芪皮 9g，姜皮 2 片，炙甘草

3g,大枣4枚。功效:健脾助运化湿。用于脾虚湿盛型妊娠高血压综合征。症见妊娠妇女四肢、面目水肿,面色萎黄,乏力,腹胀,纳减;舌胖苔白,边有齿印,脉濡。

2. 何子淮(杭州市中医院)验方

温阳利水饮:黄芪24g,生白术30g,肉桂、砂仁各36g,泽泻9g,党参、桑白皮、狗脊、通草各12g,天仙藤、枳壳各6g,朱砂伴灯心草3束。功效:温阳化气,培土利水。用于妊娠严重水肿。症见妊娠严重水肿,兼有肢体困倦,病及诸脏,元气不振,或子迫产门,也有子死腹中者。

术芪砂仁汤:党参、炙黄芪各12g,焦白术15g,甘草6g,紫苏梗9g,冬瓜皮24g,砂仁、生姜皮各5g。功效:健脾渗湿,顺气安胎。用于妊娠水肿。症见妊娠头面遍身水肿,皮色白润光亮,头眩而重,口中淡腻,四肢无力,易烦不安,甚至喘促,小便短少,大便溏薄,苔白腻,脉沉滑。

3. 朱小南(上海中医药大学附属岳阳医院)验方:防己黄芪汤。

汉防己9g,黄芪9g,白术6g,茯苓皮9g,淡子芩9g,桑白皮9g,大腹皮9g,陈皮6g。功效:健脾利湿,束胎清热。用于脾虚湿热型妊娠水肿。症见将产之时,面目水肿,腹部胀大,胸闷气息,饮食无味,内热心烦,小溲短少,大便溏薄,脉紧,苔腻稍黄。

(陈莹莹 姚婷)

第六节 妊娠眩晕

妊娠眩晕是指妊娠期头晕目眩,状若眩冒,甚至眩晕欲厥者。又称"子晕""子眩""子冒"。

一、诊断要点

(一)病史
严重营养不良史;妊娠高血压综合征史;精神紧张、失眠史。

(二)症状
以头晕目眩为主症,发生于妊娠中晚期伴有视物模糊或突然失明,头痛耳鸣,恶心欲呕,水肿胸闷者属重症,为子痫先兆。

（三）体征

1. 血压　收缩压高出基础血压 30mmHg,舒张压高出基础血压 15mmHg,或基础血压不高,孕 20 周后血压高于 140/90mmHg。

2. 水肿　由踝部开始,渐延至小腿、大腿、腹部甚至全身,呈凹陷性。

3. 妇科检查　了解子宫大小是否与孕周相符。

（四）辅助检查

1. 尿液检查　可见蛋白尿。

2. 血液检查　血常规检查和凝血功能检查,了解血液有无浓缩和凝血功能有无异常。

3. 肝、肾功能检查　了解肝、肾功能有无异常。

4. 眼底检查　了解视网膜动静脉管径比例,在血管痉挛时由正常的 2∶3 变为 1∶2,甚至 1∶4,严重时出现眼底水肿、出血。

5. B 超检查　了解有无畸胎、多胎、羊水过多情况。

6. 其他检查　心电图、血清电解质测定、胎盘功能、胎儿成熟度、脑血流图、内耳功能检查等,可视病情而定。

（五）鉴别诊断

1. 子痫　妊娠晚期或临产期及新产后,突然出现眩晕倒仆,昏不知人,两目上视,牙关紧闭,四肢抽搐,全身强直,须臾即醒,醒又复发,甚昏迷不醒。而妊娠眩晕者,神志尚清楚。

2. 妊娠贫血　妊娠期出现倦怠乏力,头晕心悸,气短纳呆,甚则面浮肢肿,血液检查血红蛋白和红细胞总数及血细胞比容下降以资鉴别。

二、西医治疗要点

（一）常用药物

1. 解痉药物　硫酸镁注射剂,25% 溶液 10ml/ 支。首次负荷剂量 3~5g 溶于 50% 葡萄糖注射液 40~60ml 中,缓慢静脉注射或快速静脉滴注（10~15 分钟内）,继以 25% 硫酸镁 40ml 溶于 5% 葡萄糖注射液 500ml 中,静脉滴注,滴速 1~2g/h（15~25 滴 /min）,1 日用量 15~20g。解痉药物,适用于中、重度妊娠高血压综合征患者,有预防和控制子痫发作的作用。用药过程中应注意观察呼吸（≥16 次 /min）、膝腱反射（存在）及尿量（≥25ml/h）,1 日用量不超过 25~30g。

2. 镇静药物

（1）地西泮片剂:2.5mg/ 片;注射剂,10mg/ 支。口服:1 日 3 次,1 次 5mg;或肌内注射 10mg。对重症患者予 10mg 静脉注射。具有镇静、抗惊厥、催眠及肌肉松弛等作用。应注意胎儿娩出前应用可能引起新生儿窒息。

（2）冬眠Ⅰ号合剂：每支含哌替啶 100mg，氯丙嗪 50mg 及异丙嗪 50mg。将冬眠Ⅰ号合剂加入 10% 葡萄糖注射液 500ml 中静脉滴注；紧急情况下用 1/3 量溶于 25% 葡萄糖注射液中缓慢静脉推注，余 2/3 量溶于 10% 葡萄糖注射液 250ml 中静脉滴注。对神经系统具有广泛的抑制作用，有利于控制子痫抽搐。注意对胎儿有不良作用。

3. 降压药物

（1）肼屈嗪片剂：10mg/ 片；注射剂，20mg/ 支。1 日口服 2~3 次，1 次 10~20mg。或 40mg 加入 5% 葡萄糖注射液 500ml 中静脉滴注。用药至舒张压维持在 90~100mmHg 为宜。有扩张周围小血管，使外周阻力降低；增加心搏出量作用。可有头痛、皮肤潮红、心率增快、恶心等不良反应。

（2）硝苯地平（心痛定）片剂：10mg/ 片。1 日口服 3~4 次，1 次 10mg。为钙通道阻滞药，抑制钙离子内流，能松弛血管平滑肌，扩张冠状动脉及全身小动脉，降低外周阻力，使血压下降。咬碎舌下含化见效快，首剂半小时后血压平均下降 20~30mmHg。1 日总量不超过 60mg。

（3）甲基多巴片剂：250mg/ 片；注射剂，250mg/ 支。1 日口服 3 次，1 次 250~500mg。或 1 日 250~500mg 加入 10% 葡萄糖注射液 500ml 中静脉滴注。兴奋血管运动中枢的 α 受体，从而抑制外周交感神经，使血压下降。

（4）酚妥拉明（苄胺唑啉）：注射剂，10mg/ 支。10~20mg 加入 5% 葡萄糖注射液 100~200ml 中缓慢静脉滴注，滴速 10~20 滴 /min，根据血压调整滴速。为 α 受体阻断药，能直接作用于血管平滑肌，使血管扩张，尤其是小动脉和毛细血管，可增加组织血流量，解除小血管痉挛，改善微循环。药物降压作用快，应用时应根据血压调整滴速，以免血压下降过低。

4. 利尿药物

（1）呋塞米注射剂：20mg/ 支。肌内注射或静脉推注 20~40mg，可反复应用。利尿作用快且强，对脑水肿、少尿、无尿者效果佳。有较强的排钠、排钾作用，可导致电解质紊乱和缺氯性酸中毒。

（2）甘露醇注射剂：20% 溶液 250ml/ 瓶。静脉快速滴注，250ml 在 15~20 分钟内滴完。为渗透性利尿药，注入体内后由肾小球滤过，排出时带出大量水分。对重症患者，有肾功能不全，出现少尿、无尿或需降低颅内压时效果佳。妊娠高血压综合征心力衰竭患者、肺水肿者忌用。

（二）常用治疗方法

1. 一般治疗　①休息；②侧卧位，以左侧卧位为好；③平衡膳食，补充铁、钙及多种维生素,控制钠的过度摄入;④间断吸氧(有指征者)。

2. 解痉 根据病情选择下述任一方案。

方案Ⅰ:硫酸镁 15g 溶于 1 000ml 液体静脉滴注,1.0~2.0g/h(根据体重及用药反应调整用量),停止滴注 6 小时后,肌内注射硫酸镁 5g。

方案Ⅱ:硫酸镁 5g,肌内注射 + 方案Ⅰ。

方案Ⅲ:硫酸镁 2.5~5.0g 缓慢静脉注射 + 方案Ⅰ。

方案Ⅳ:硫酸镁 2.5~5.0g 缓慢静脉注射,5g 肌内注射 + 方案Ⅰ。

24 小时硫酸镁总量 25~30g。用药前及用药过程中监测:膝反射,呼吸(≥16 次 /min),尿量(≥25ml/h)。

3. 镇静 镇静药,兼有镇静及抗惊厥作用。

(1)地西泮:10mg 肌内注射或静脉注射(必须在 2 分钟以上),必要时可重复 1 次,抽搐过程中不可使用。

(2)冬眠合剂Ⅰ号(氯丙嗪、异丙嗪各 50mg,哌替啶 100mg):1/3~1/2 量肌内注射或静脉注射,也可作静脉滴注。

4. 降血压 适用于重度妊娠高血压综合征血压 ≥160/100mmHg,血压宜控制在 140~150/90~100mmHg。

(1)肼屈嗪:5~10mg 加入 5% 葡萄糖注射液 20ml 中,缓慢静脉注射,继之以 10~20mg 加入 5% 葡萄糖注射液 250ml 中静脉滴注。

(2)拉贝洛尔(柳胺苄心定):开始剂量 100mg,日服 2~3 次,必要时增加至 200mg,日服 3~4 次或 170mg 加入 5% 葡萄糖注射液 500ml 中,静脉滴注,20~40 滴 /min,根据血压调整滴速,血压稳定后可改为口服。

(3)硝苯地平(心痛定):10mg 日服 3 次,不主张舌下含化,24 小时总量在 60mg 以内。

(4)酚妥拉明(立其丁):50mg 日服 4 次,逐渐增加剂量达 75~100mg,日服 4 次仍无效,应停用或 10~20mg 溶于 5% 葡萄糖注射液 250ml 中,静脉滴注,严密监测血压变化,血容量不足时应纠正后使用。

(5)尼莫地平(尼莫通):40mg 日服 3 次,24 小时最大用量为 240mg。

(6)硝酸甘油:0.5mg/ 次;舌下含化或 20mg 溶于 5% 葡萄糖注射液 100ml 静脉滴注,血压降至预期值时调整至 10~15 滴 /min 维持,青光眼及颅内压增高者禁用。

(7)山莨菪碱(654-2):10~20mg 日服 3 次,或 10mg 肌内注射,1 日 2 次,也可用 10~20mg 溶于 5% 葡萄糖注射液 500ml 中,静脉滴注,根据血压、心率调整滴速,青光眼者忌用。

（8）硝普钠：50mg 加入 5% 葡萄糖注射液 500ml 中,静脉滴注,从 6 滴 /min 开始,严密监测血压,每 5 分钟增加 2 滴,至出现效果后维持,24 小时总量不超过 100mg,产前应用不超过 24 小时,注意配制后即刻使用,滴注时要避光。仅适用于快速短期降压。

5. 扩容　适用于血细胞比容 >0.35;尿少且尿比重 >1.020。有以下情况者应禁用:心率 >100 次 /min;肺水肿、心力衰竭;肾功能不全。

低分子右旋糖酐 500ml 加入 5% 葡萄糖注射液 500ml,为 1 个扩容单位。

静脉应用胶体溶液:白蛋白、血浆全血。

6. 利尿

（1）呋塞米:20~40mg 肌内注射或溶于 5% 葡萄糖注射液 20~40ml 中缓慢静脉注射（5 分钟以上）,必要时可用 200mg 加入 5% 葡萄糖注射液 500ml 静脉滴注。适用于肺水肿、心力衰竭。

（2）甘露醇:20% 甘露醇 250ml,静脉滴注,30 分钟滴完,每 4~6 小时可重复。仅适用于脑水肿。

7. 适时终止妊娠　经治疗后妊娠高血压疾病仍不缓解,适时终止妊娠对母婴均有利,故为极重要的措施之一。

（1）终止妊娠指征:子痫前期患者经积极治疗 24~48 小时仍不满意;胎龄已 ≥34 周者;孕 34 周以前,胎盘功能减退时,胎儿已成熟,胎儿未成熟,可于羊膜腔内注射地塞米松促胎儿成熟;子痫控制后 2 小时,可考虑终止妊娠。

（2）终止妊娠方式

1）引产:宫颈条件成熟（Bishop ≥ 5）,可人工破膜加缩宫素静脉滴注引产。临产后注意观测产妇与胎儿。第一产程保持安静;第二产程适当缩短,可用侧切及胎头吸引,低位产钳助产;第三产程注意胎盘及胎膜及时完整娩出。产后注意子宫复旧,防止出血。

2）剖宫产术:凡病情严重,特别是 MAP ≥ 140mmHg 者;子痫抽搐发作经积极治疗始得控制 2~4 小时,或经足量的解痉、降压药物治疗仍未能控制者;重症患者而宫颈条件不成熟,或人工破膜引产失败,估计不能在短期内经阴道分娩者;胎盘功能明显低下或疑有胎儿宫内窘迫者。

8. 子痫的治疗

（1）控制抽搐:首选 25% 硫酸镁 20ml（5g）溶于 25% 葡萄糖注射液 20ml 缓慢静脉注,或置小瓶中缓慢静脉滴注,再将硫酸镁以 2g/h 的滴速静脉滴注,同时加用冬眠合剂或地西泮等。血压高时静脉给予降压药。降低颅内压时,给予 20% 甘露醇 250ml 快速静脉滴注,出现水肿时则用呋塞米 20~40mg 静脉注射。

（2）防止受伤：单人暗室，专人护理，床沿置挡板以防跌落。如有义齿应取出，并以纱布缠绕的压舌板置于上、下臼齿间以防咬伤舌。减少各种刺激以免诱发抽搐。

严密观察病情变化，及时进行必要的检查了解母儿状态，及早发现与处理并发症。抽搐控制6~12小时应终止妊娠。如宫颈条件不成熟应作剖宫产结束分娩。

三、中成药应用

（一）治疗原则

平肝潜阳。根据辨证选加育阴、清热化痰、健脾化湿、补益气血之品。慎用温阳助火之剂，以免助风火之邪。

（二）辨证分型使用中成药

妊娠眩晕常用中成药一览表

证型	常用中成药
阴虚肝旺证	坤宝丸、二至丸
痰火上扰证	牛黄清心丸
脾虚肝旺证	参苓白术散
血虚肝旺证	八珍颗粒

1. 阴虚肝旺证

〔**证候**〕**主症**：妊娠期出现头晕目眩；**次症**：双目干涩，视物模糊，耳鸣失眠，五心烦热，口干咽燥，颜面潮红，潮热盗汗；**舌脉**：舌红，苔薄或少苔，脉细弦数。

〔**治则**〕育阴潜阳。

〔**方药**〕杞菊地黄丸（《医级》）加石决明、钩藤、天麻。

〔**中成药**〕（1）坤宝丸（药典）。见第82页。

（2）二至丸（药典）。见第33页。

2. 痰火上扰证

〔**证候**〕**主症**：妊娠期出现头晕目眩目胀；**次症**：耳鸣耳聋，急躁易怒，失眠多梦，口苦咽干，面红目赤，尿黄便结，带下黄稠；**舌脉**：舌红，苔黄厚，脉滑数。

〔**治则**〕清热化痰，平肝潜阳。

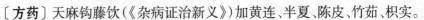

〔**方药**〕天麻钩藤饮（《杂病证治新义》）加黄连、半夏、陈皮、竹茹、枳实。

〔**中成药**〕牛黄清心丸（药典）（由阿胶、白蔹、白芍、炒白术、冰片、柴胡、川芎、大豆黄卷、大枣、当归、防风、茯苓、干姜、甘草、黄芩、桔梗、炒苦杏仁、羚羊角、六神曲（炒）、麦冬、牛黄、蒲黄（炒）、人参、肉桂、山药、麝香或人工麝香、水牛角浓缩粉、雄黄、朱砂组成）。功能主治：清心化痰，镇惊祛风。用于风痰阻窍所致的头晕目眩，痰涎壅盛，神志混乱，言语不清及惊风抽搐、癫痫。用法用量：口服，1 次 1 丸（3g），1 日 1 次。

3. **脾虚肝旺证**

〔**证候**〕**主症**：妊娠期出现头晕头重目眩；**次症**：呕逆泛恶，倦怠嗜睡，胸闷心烦，面浮肢肿，面色苍白或白，纳少便溏；**舌脉**：舌淡体胖，苔白腻，脉弦滑。

〔**治则**〕健脾化湿，平肝潜阳。

〔**方药**〕半夏白术天麻汤（《医学心悟》）加钩藤、丹参。

〔**中成药**〕参苓白术散（药典）。见第 74 页。

4. **血虚肝旺证**

〔**证候**〕**主症**：妊娠期出现头晕目眩；**次症**：眼前发黑，心悸健忘，少寐多梦，神疲乏力，气短懒言，面色苍白或萎黄；**舌脉**：舌淡，脉细弱。

〔**治则**〕调补气血，平降肝阳。

〔**方药**〕八珍汤（《正体类要》）加钩藤、何首乌、石决明。

〔**中成药**〕八珍颗粒（药典）。见第 65 页。

四、单验方

1. 韩百灵（黑龙江中医药大学）验方——养阴除烦汤　知母、麦冬、黄芩、生地黄、白芍、茯苓、竹茹、淡豆豉、石菖蒲各 9g。功效：清肝养阴，降逆除烦。用于妊娠子痫属阴虚肝阳上扰型。症见妊娠后心烦不宁，坐卧不安，或胸胁胀满，气逆喘促不得卧，口苦咽干，手足心热，潮热盗汗，面红唇焦，大便秘，小便赤短；舌干红无苔，或微黄，脉象弦细数。

2. 裘笑梅（浙江省中医院）验方——牡蛎龙齿汤　牡蛎 15~30g，龙齿 12~18g，杜仲 15~30g，石决明 15~30g，制女贞子 9~12g，白芍 9~12g，夏枯草 9~15g，桑寄生 9~15g，茯苓 9~12g，泽泻 9~12g。功效：滋阴养血，平肝息风。用于子痫或先兆子痫。若水肿甚者，加车前草、赤小豆、猪苓；夹痰者，加竹沥、半夏、制胆星、石菖蒲、旋覆花。

3. 马龙伯（北京中医药大学东直门医院）验方——养血潜阳熄风汤　桑寄生 20g，夏枯草 10g，秦当归 10g，生地黄 5g，川芎 4.5g，生白芍 12g，钩藤 10g，

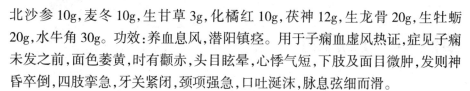

北沙参 10g,麦冬 10g,生甘草 3g,化橘红 10g,茯神 12g,生龙骨 20g,生牡蛎 20g,水牛角 30g。功效:养血息风,潜阳镇痉。用于子痫血虚风热证,症见子痫未发之前,面色萎黄,时有颧赤,头目眩晕,心悸气短,下肢及面目微肿,发则神昏卒倒,四肢挛急,牙关紧闭,颈项强急,口吐涎沫,脉息弦细而滑。

4. 钱伯煊(中国中医科学院西苑医院)验方

羚角琥珀散:羚羊角、琥珀、天竺黄、天麻、蝉蜕、地龙各等分。功效:镇肝定痉,息风宁心。用于心肝阳亢,风火交炽之子痫证,症见妊娠后期或在分娩期间,突然发生头痛剧烈,头目眩晕,遂致昏迷,两目上窜,四肢抽搐,牙关紧闭,少顷渐平,继后复作。

平肝散:黄芩、夏枯草、炒牛膝、白薇、当归、菊花。功效:平肝清热。用于先兆子痫,症见头痛头晕、目花泛恶、血压较高等。

5. 黄莉萍(南方医科大学南方医院)验方——地参滋阴方　生地黄 20g,沙参 12g,枸杞子 12g,麦冬 12g,川楝子 10g,桑寄生 15g,白芍 15g,丹参 15g,石决明 30g。功效:滋阴潜阳。用于肝肾阴虚型妊娠高血压。

（陈莹莹　姚婷）

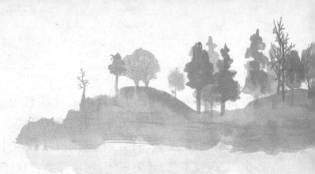

第四章　产后病

第一节 产后发热

产后发热是指产褥期内出现发热持续不退，或低热持续，或突然高热寒战，并伴有其他症状，又称产褥感染。产褥感染是指分娩及产褥期生殖道受病原体侵袭所引起的局部或全身感染。如分娩24小时后至产后10日内，体温有2次达到或超过38℃者称为产褥病率。产褥病率大部分病例为产褥感染，但也包括产后生殖道以外的其他感染，如泌尿系感染、乳腺炎、上呼吸道感染等。产褥感染的发病率为1%~8%，是产褥期最常见的严重并发症，是产妇死亡的四大原因之一。根据病理类型分为急性外阴炎、阴道炎、宫颈炎；急性子宫内膜炎、子宫肌炎；急性盆腔结缔组织炎、急性输卵管炎；急性盆腔腹膜炎及弥漫性腹膜炎；血栓静脉炎和脓毒血症及败血症。引起本病的原因主要与妇女生殖道或其他部位寄生的病原体如细菌、支原体、衣原体等，在一定的诱发因素如患者体质因素（贫血、营养不良、慢性疾病免疫功能低下）和各种产伤情况下，细菌由会阴、外阴、阴道、宫颈等的伤口及胎盘剥离面入侵而致。

本病中医病名国家标准称产后发热。亦属于"产后感染发热""产后恶露不绝"等范畴。

一、诊断要点

（一）病史

素体虚弱，营养不良，孕期贫血，子痫，阴道炎，孕晚期不禁房事；分娩产程过长，胎膜早破，产后出血，剖宫产、助产手术及产道损伤或胎盘、胎膜残留，消毒不严，产褥不洁；或产时、产后当风感寒，不避暑热，或情志不畅。

（二）症状

1. 发热　产褥期内，尤以新产后出现以发热为主症，分娩24小时后体温升高≥38℃为标志，或寒战高热、或发热恶寒，或低热缠绵，或寒热时作，还可见头痛、烦躁、食欲减退等全身不适。

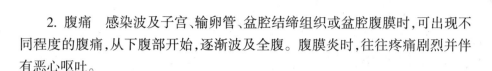

2. 腹痛 感染波及子宫、输卵管、盆腔结缔组织或盆腔腹膜时,可出现不同程度的腹痛,从下腹部开始,逐渐波及全腹。腹膜炎时,往往疼痛剧烈并伴有恶心呕吐。

3. 恶露异常 轻度子宫内膜炎时恶露常不多,且无臭味。重度内膜炎患者,恶露明显增多或呈脓性,有臭味。

4. 其他 下肢血栓静脉炎可见下肢持续性疼痛、肿胀,站立时加重,行走困难。

（三）体征

1. 体格检查 体温升高,脉搏增快,下腹部压痛、腹肌紧张及反跳痛。

2. 妇科检查 如外阴、阴道、宫颈创面或伤口感染,可见局部红肿、化脓或伤口裂开、压痛、脓血性恶露、气臭;若出现子宫内膜炎或子宫肌炎,则子宫复旧不良、压痛、活动受限;若炎症蔓延至附件及宫旁组织,检查时可触及附件增厚、压痛或盆腔肿物,表现出盆腔炎性疾病和腹膜炎的体征。

（四）辅助检查

1. 血液检查 血常规检查可见白细胞总数及中性粒细胞计数升高;血培养可发现致病菌,并做药敏试验。检测血清 C 反应蛋白 >8mg/L(速率散射浊度法),有助于早期诊断产褥感染。

2. 宫颈分泌物检查 分泌物检查或培养可发现致病菌,并做药敏试验。

3. B 超检查 有助于盆腔炎性肿物、脓肿的诊断。

4. 影像学检查 怀疑肺部有血管栓塞时应摄胸片;B 超、磁共振成像等对感染形成的炎性包块、脓肿可定位或定性诊断。

（五）鉴别诊断

1. 乳痈发热 除发热外兼见乳房局部红肿热痛,或有硬块,甚至溃烂化脓,可触及腋下肿大压痛的淋巴结。

2. 泌尿系统感染 发热伴尿频、尿急、尿痛等症状。急性肾盂肾炎肾区有叩击痛,尿液检查可见白细胞、红细胞、管型,尿培养有致病菌生长。

3. 伤食发热 有饮食不节史,常伴胸脘饱闷,或作痛、嗳腐恶食或吞酸、吐泻。

4. 产后痢疾 大便次数增多,脓血样便,里急后重,或有腹痛、肛门灼热等。大便检查可见红、白细胞或脓细胞。

5. 上呼吸道感染 发热伴鼻塞、流涕、咽痛、胸痛等,检查可见咽部充血,扁桃体肿大,肺部呼吸音增粗。可拍摄胸片以排除肺部疾病。

6. 产后中暑 多发于长夏炎热酷暑之时,有严格的季节性,发病急,身热多汗,可突然头晕胸闷,甚至不省人事,血常规检查可鉴别。

二、西医治疗要点

应积极处理,切勿耽搁时机,否则病情加剧随时可致患者中毒性休克、多脏器功能衰竭而死亡。治疗原则是抗感染,辅以整体护理、局部病灶处理、手术或中药等治疗。

(一)一般治疗

半卧位以利于恶露引流,并可使炎症局限在盆腔内。进食高蛋白、易消化的食物,多饮水,补充维生素、纠正贫血、水电解质紊乱。发热者以物理退热方法为主,高热者酌情给予 50~100mg 双氯芬酸栓塞肛门退热,一般不使用安替比林退热,以免体温不升。重症患者应少量多次输新鲜血或血浆、白蛋白,以提高机体免疫力。

(二)药物治疗

1. 常用药物

(1)青霉素粉针剂:40 万 U/ 瓶,80 万 U/ 瓶;静脉滴注,320 万 ~400 万 U/次,1 日 3 次。肌内注射,80 万 U/ 次,1 日 2~3 次。对多数革兰氏阳性菌、部分革兰氏阴性菌、各种螺旋体和放线菌有抗菌作用,是女性生殖道感染的首选药物。对青霉素过敏者禁用。

(2)氨苄西林粉针剂:0.5g/ 瓶。静脉滴注,2g/ 次,1 日 3 次。肌内注射,2g/d,分 2~3 次注射。对革兰氏阳性菌的作用不如青霉素,但对革兰氏阴性菌的作用较强。宜与其他药物如庆大霉素、卡那霉素等合用。与青霉素有交叉过敏,对青霉素过敏者禁用。

(3)林可霉素粉针剂:0.6g/ 瓶;片剂,0.25g/ 片,0.5g/ 片。静脉滴注,0.6~1.8g/d,分 3~4 次滴注。肌内注射,1 次 0.6g,1 日 2~3 次。口服:1 次 0.5~1g,1日 3~4 次。抗菌谱广,对大多数革兰氏阳性菌和厌氧性革兰氏阴性菌有抗菌作用。常见的不良反应为胃肠道刺激。

(4)庆大霉素注射剂:8 万 U/ 支。静脉滴注,16 万 ~24 万 U/d,分 2~3 次用。肌内注射,1 次 8 万 U,1 日 2~3 次。主要作用于革兰氏阴性菌。注意氨基糖苷类抗生素的肾毒性、耳毒性等。

2. 常规药物用法

(1)抗生素应用:产褥期感染常为需氧菌与厌氧菌的混合感染,应以两三种药物的联合应用为宜,首选青霉素和氨基糖苷类抗生素的联合使用。应按照药敏试验选用广谱高效抗生素,注意需氧菌、厌氧菌及耐药菌株问题。病情较轻者,可口服用药:头孢氨苄 0.375g,1 日 3 次;或罗红霉素 0.15g,1 日 2 次 + 甲硝唑 0.2g,1 日 2 次。

病情严重或口服效果不佳者,需要经静脉用药,可用以下任一组:①青霉素皮试阴性者,青霉素 400 万 U,加入 5% 葡萄糖 250ml 静脉滴注;或庆大霉素 8 万 U,加入 5% 葡萄糖 500ml 静脉滴注,每 8 小时 1 次,连用 4~7 日;甲硝唑 1.0g,加入 5% 葡萄糖 250ml 静脉滴注,1 日 1 次,连用 4~7 日。头孢唑林 3.0g,加入 5% 葡萄糖 250ml 静脉滴注,1 日 2 次,连用 4~7 日;甲硝唑 1.0g,加入 5% 葡萄糖 250ml,1 日 1 次,连用 4~7 日。②经静脉用药青霉素皮试阳性者,林可霉素 0.6g 加入 5% 葡萄糖氯化钠 500ml 静脉滴注,1 日 3 次,连用 4~7 日;红霉素 0.6g 加入 5% 葡萄糖 500ml 静脉滴注,1 日 1 次,连用 4~7 日。

重症或上述治疗效果不明显时,可以酌情选用下列药物:克林霉素 0.6g,加入 5% 葡萄糖 500ml 静脉滴注,1 日 3 次;或头孢西丁 2.0g,加入 5% 葡萄糖 500ml 静脉滴注,1 日 4 次,连用 4~7 日;头孢替坦 2.0g,加入 5% 葡萄糖 500ml 静脉滴注,1 日 4 次,连用 4~7 日;头孢孟多 2.0g,加入 5% 葡萄糖 500ml 静脉滴注,1 日 4 次,连用 4~7 日;头孢曲松 2.0g,加入 5% 葡萄糖 500ml 静脉滴注,1 日 1 次,连用 4~7 日。

(2)产后子宫感染:感染常见病原体,青霉素或第一代头孢菌素和氨基糖苷类抗生素(如链霉素或庆大霉素)联合作为首选;或选择克林霉素和氨基糖苷类或甲硝唑与氨基糖苷类联合。现多选广谱青霉素、头孢菌素等治疗产褥感染;针对厌氧菌可选用甲硝唑或替硝唑等。亚胺培南 - 西拉司丁钠对引起产褥感染常见的耐药细菌如肠球菌、金黄色葡萄球菌均具有杀灭作用,宜作为保留抗生素,限用于盆腔脓肿及其他抗生素治疗无效的严重感染。

(3)剖宫产术后腹部伤口感染处理:腹部伤口脓肿首先要拆除伤口缝线,否则会导致感染扩散。抗微生物治疗常规联合应用抗生素或选用广谱抗生素,抗生素选择原则同子宫感染。

1)蜂窝织炎:处理蜂窝织炎时无需打开伤口及引流。关键是早期诊断和抗生素的正确选择。临床上仍选择广谱抗生素,如替卡西林 - 克拉维酸、氨苄西林 - 舒巴坦、头孢西丁等。这些抗生素对革兰氏阳性球菌和革兰氏阴性菌可同时有效。

2)坏死性感染:对芽孢杆菌感染首选大剂量青霉素,如怀疑非芽孢杆菌所致的感染,则加用克林霉素和氨基糖苷类抗生素。同时应尽早清创,切除被感染的肌肉,少数病例需要多次清创,并可以用高压氧舱治疗。

(4)会阴、阴道伤口处理:感染者应行热敷、理疗,必要时清创引流。会阴侧切伤口裂开早期修复可获得满意效果。

1）引流通畅：及时拆除伤口缝线，否则会导致感染扩散，形成阴道旁和宫颈旁结缔组织炎。

2）尽早坐浴：1 日至少予 1 : 5 000 高锰酸钾冲洗伤口或坐浴 2 次。

3）应用广谱抗生素：一般于抗生素治疗 24~48 小时后好转，对治疗反应差或一般情况不良者，应及时行清创术，伤口疼痛者可用止痛药。

4）高压氧舱治疗：限用于由芽孢杆菌感染所致的坏死性筋膜炎或肌炎。

3. 常用治疗方案

方案Ⅰ：青霉素 + 氨基糖苷类抗生素，1 次静脉滴注青霉素 320 万 ~640 万 U、庆大霉素 8 万 U，每 8 小时 1 次。

方案Ⅱ：青霉素 + 氨苄西林，1 次静脉滴注青霉素 320 万 ~400 万 U、氨苄西林 2g，每 8 小时 1 次。

方案Ⅲ：林可霉素 + 氨基糖苷类抗生素，1 次静脉滴注林可霉素 0.6g，庆大霉素 8 万 U，每 8 小时 1 次。

方案Ⅳ：青霉素 + 氨苄西林 + 甲硝唑，1 次静脉滴注青霉素 320 万 U、氨苄西林 2g，甲硝唑 0.5g，每 8 小时 1 次。

4. 西医特殊用药方案

（1）对于血栓静脉炎的治疗：抗生素 + 抗凝血药，抬高下肢，局部热敷、理疗。在应用大量抗生素的同时可加用肝素，即 1mg/(kg·d) 肝素加入 5% 葡萄糖 500ml 中静脉滴注，每 6 小时 1 次，体温下降后改为 1 日 2 次，连用 4~7 日，尿激酶 40 万 U 加入 0.9% 氯化钠或 5% 葡萄糖 500ml 中静脉滴注 10 日，用药期间监测凝血功能，口服双香豆素、阿司匹林等。

（2）对于子宫复旧不全的治疗：抗生素 + 子宫收缩剂，肌内注射缩宫素或麦角新碱，促进宫缩，有利于宫腔内容物排出。但必须与抗生素联合应用，否则可引起感染扩散。

（3）中毒症状严重者的治疗：中毒症状严重者，短期加用肾上腺皮质激素 + 抗生素，提高机体应激能力。

（4）病情严重或合并贫血者治疗：抗生素及大量静脉输液及营养液，多次少量输入新鲜血或血浆。

（5）细菌培养或怀疑为厌氧菌者：可以选用琥珀酰氯霉素 2.0g 静脉滴注，3 次 /d。

（6）怀疑有支原体感染者：加用多西环素 0.1g，静脉滴注，2 次 /d，连用 2 周。

（三）手术治疗

1. 局部病灶的处理　有宫腔残留者应予以清宫,对外阴或腹壁切口感染者可采用物理治疗,如红外线或超短波局部照射,有脓肿者应切开引流,盆腔脓肿者行阴道后穹窿穿刺或切开引流。并取分泌物培养及药物敏感试验。

2. 严重的子宫感染经积极的抗感染治疗无效,病情继续扩展恶化者,尤其是出现败血症、脓毒血症者,应果断、及时地行子宫全切术或子宫次全切除术,以清除感染源,拯救患者的生命,切不可为保留子宫而贻误时机。

三、中成药应用

（一）治疗原则

调气血,和营卫。根据产后多虚多瘀的特点,清热勿过于苦寒,解表勿过于发散,化瘀勿过于攻逐,补虚勿忘祛邪,勿犯虚虚实实之戒。其中感染邪毒证为产后发热之重证,必要时应中西医结合诊治。

（二）辨证分型使用中成药

产后发热常用中成药一览表

证型	常用中成药
感染邪毒证	安宫牛黄丸、紫雪散、苏合香丸
外感风寒证	荆防颗粒
外感风热证	感冒清热颗粒
血瘀证	妇科千金片
血虚证	八珍颗粒、人参养荣丸

1. 感染邪毒证

〔**证候**〕**主症**:产后高热寒战,壮热不退,小腹疼痛拒按,恶露量或多或少,色紫暗如败酱,或如脓血,气臭秽;**次症**:烦躁口渴,尿少色黄,大便秘结;**舌脉**:舌红,苔黄或黄腻,脉滑数。

〔**治则**〕清热解毒,凉血化瘀。

〔**方药**〕五味消毒饮(《医宗金鉴》)合失笑散(《太平惠民和剂局方》)加牡丹皮、赤芍、益母草。

〔**中成药**〕(1)安宫牛黄丸^(药典)(由牛黄、麝香或人工麝香、朱砂、黄连、栀子、冰片、水牛角浓缩粉、珍珠、雄黄、黄芩、郁金组成)。功能主治:清热解毒,镇惊开窍。用于热病,邪入心包,高热惊厥,神昏谵语;中风昏迷及脑炎、脑膜炎、中毒性脑病、脑出血、败血症见上述证候者。用法用量:口服。1次1丸,1日1次;小儿3岁以内1次1/4丸,4~6岁1次1/2丸,1日1次;或遵医嘱。

(2) 紫雪散^(药典)[由石膏、北寒水石、滑石、磁石、玄参、木香、沉香、升麻、甘草、丁香、芒硝(制)、硝石(精制)、水牛角浓缩粉、羚羊角、人工麝香、朱砂组成]。功能主治:清热开窍,止痉安神。用于热入心包、热动肝风证,症见高热烦躁、神昏谵语、惊风抽搐、斑疹吐衄、尿赤便秘。用法用量:口服,冷开水调下。1次1.5~3g,1日2次。

(3) 苏合香丸^(药典)[由苏合香、安息香、冰片、水牛角浓缩粉、人工麝香、檀香、沉香、丁香、香附、木香、乳香(制)、荜茇、白术、诃子肉、朱砂组成]。功能主治:芳香开窍,行气止痛。用于痰迷心窍所致的痰厥昏迷、中风偏瘫、肢体不利,以及中暑、心胃气痛。用法用量:口服。1次1丸,1日1~2次。

2. 外感风寒证

〔证候〕**主症**:产后恶寒发热;**次症**:头身疼痛,无汗,鼻塞流涕,咳嗽;**舌脉**:舌苔薄白,脉浮紧。

〔治则〕养血疏风,散寒解表。

〔方药〕荆防四物汤(《医宗金鉴》)。

〔中成药〕荆防颗粒^(医保目录)(由柴胡、川芎、独活、防风、茯苓、甘草、荆芥、桔梗、前胡、羌活、枳壳组成)。功能主治:发汗解表,散风祛湿。本品用于风寒感冒,头痛身痛,恶寒无汗,鼻塞清涕,咳嗽白痰。用法用量:开水冲服。1次1袋,1日3次。

3. 外感风热证

〔证候〕**主症**:产后发热,微恶风寒;**次症**:头痛身痛,咳嗽痰黄,口干咽痛,微汗或无汗;**舌脉**:舌红,苔薄黄,脉浮数。

〔治则〕辛凉解表,疏风清热。

〔方药〕银翘散(《温病条辨》)。

〔中成药〕感冒清热颗粒^(药典)(由荆芥穗、薄荷、防风、柴胡、紫苏叶、葛根、桔梗、苦杏仁、白芷、紫花地丁、芦根组成)。功能主治:疏风散寒,解表清热。用于风寒感冒,头痛发热,恶寒身痛,鼻流清涕,咳嗽咽干。用法用量:开水冲服。1次1袋,1日2次。

4. 血瘀证

〔证候〕**主症**:产后寒热时作,恶露不下或下亦甚少,色紫暗有血块;**次症**:小腹疼痛拒按,块下痛减,口干不欲饮;**舌脉**:舌质紫暗或有瘀点,脉弦涩。

〔治则〕活血化瘀,和营退热。

〔**方药**〕生化汤(《傅青主女科》)加牡丹皮、益母草。

〔**中成药**〕妇科千金片^(药典)。见第 112 页。

5. 血虚证

〔**证候**〕**主症**:产时或产后失血过多,低热不退,腹痛绵绵,恶露量多或少,色淡质稀;**次症**:气短自汗,头晕眼花,心悸失眠;**舌脉**:舌质淡,苔薄白,脉细弱。

〔**治则**〕补血益气,和营退热。

〔**方药**〕八珍汤(《正体类要》)加枸杞子、黄芪。

〔**中成药**〕(1)八珍颗粒^(药典)。见第 65 页。

(2)人参养荣丸^(药典)。见第 48 页。

四、单验方

1. 刘云鹏(湖北省荆州市中医院)验方——芩连半夏枳实汤 半夏 9g,黄连 9g,黄芩 9g,枳实 9g,厚朴 9g,郁金 9g,陈皮 9g,荆芥 9g,黄连 6g,当归 15g,白芍 15g,益母草 15g。功效:清热除湿,调和气血。用于产后发热,症见发热恶寒,恶露不尽,小腹疼痛;舌质紫暗。

2. 王渭川(成都中医药大学)验方——生化汤加减 生地黄 9g,白芍 9g,地骨皮 9g,牡丹皮 9g,没药 6g,桃仁 9g,金银花 9g,连翘 9g,升麻 9g,红花 5g,柴胡 6g。功效:清热,凉血,开窍。用于产后感染,症见产后数日,恶寒战栗,体温升高,有脓性恶露,频频不绝,甚者谵妄昏迷,皮肤或显出血斑,面红目赤,口渴心烦,腹满硬而痛,大便秘结,小便短赤,脉滑大而数;舌红苔黄。本方可同时与犀角地黄汤、神犀丹类合用。腹满便结者,可结合调胃承气汤。

3. 夏桂成(江苏省中医院)验方——加味生化汤 当归、益母草各 15g,川芎、炮姜各 6g,桃仁、山楂各 9g,甘草 5g,金银花、连翘各 10g,败酱草 15g,贯众 9g。功效:活血化瘀。用于产后血瘀发热,症见寒热时作,恶露较多、不畅,色紫暗而有瘀块,少腹阵痛拒按,腰酸而胀,胃纳差,身倦无力;舌质紫暗,苔薄黄,脉数虚大无力。

4. 刘奉五(北京中医医院)验方

加减荆防败毒散:荆芥 30g,柴胡 15g,黄芪 15g,防风 15g,薄荷 15g,当归 15g,陈皮 10g,白芍 10g,党参 12g,益母草 15g,生姜 10g。功效:解表散寒,养血清热。用于产后血虚,外感风寒,症见高热,恶寒,头晕头痛,全身酸痛,流清涕,心慌气短,不能入睡,纳差口干,尿黄;舌淡质薄黄,脉滑细。

柴胡桂枝汤加减:柴胡 30g,桂枝 12g,黄芩 15g,党参 15g,半夏 6g,桑白皮 12g,前胡 6g,生姜 8g,荆芥 12g,瓜蒌 12g,大枣 4 枚。功效:和解少阳,清化肺热。用于产后感邪致少阳枢机不利证发热,症见往来寒热,胸满纳差,头晕头痛,咳嗽,吐黄痰,口干欲饮;舌淡苔薄白,脉弦滑略数。

5. 宓伟毅(平湖市第一人民医院)验方——芪桂退热汤 生黄芪 30g,白芍 12g,桂枝 3g,白术 12g,炒当归 9g,柴胡 12g,升麻 12g,防风 12g,大腹皮 9g,青蒿 9g,紫苏梗 9g,甘草 6g。功效:益气解表,和营退热。用于产褥感染,症见体虚发热;舌淡苔薄白,脉弦滑略数。

6. 肖佩群(贵阳市妇幼保健院)验方——四五消毒饮 金银花 30g,野菊花 30g,蒲公英 30g,紫花地丁 30g,紫背天葵 15g,熟地黄 10g,当归 10g,白芍 10g,川芎 6g。功效:清热解毒,补血。用于盆腔感染致产褥感染,症见腹痛伴腰部酸痛,恶露量不尽;舌红苔厚腻,脉数。

7. 姚欣艳(湖南中医药大学第一附属医院)验方——加味当归补血汤 黄芪 30g,当归、柴胡、酒炒白芍、地骨皮各 10g。功效:益气补血活血。用于产后发热。症见体温升高,恶露不尽,体虚乏力;舌淡苔白,脉细数。

8. 牛角鸡肉汤 水牛角片、麦冬(连心)各 20g,紫草、竹叶心各 10g,鸡肉 100g,生姜、红枣各 15g,精盐、味精、酱油等调料适量。制法:鸡肉去油脂,切块;生姜拍烂,红枣去核,其余用料洗净。将全部用料放入锅内,加清水 1 500ml,文火煮 1 小时,去牛角片、麦冬、紫草、竹叶心,加食盐等调料调味。用法:随意饮用。功效:清热解毒,凉血化瘀。

9. 桃仁粥 桃仁 15g,粳米 50g,红糖少许。制法:将桃仁洗净,捣烂如泥,装入洁净纱布袋,加水研汁去渣,以其汁煮粳米为粥。用法:每天早晨起床后食用。功效:活血化瘀。

10. 益母草煮鸡蛋 益母草 45g,鸡蛋 2 只,红糖适量。制法:益母草、鸡蛋加水 1 000ml 同煮,蛋熟后去壳再煮片刻,去药渣,加红糖适量即成。用法:吃蛋喝汤,1 日 1 料,连用 5~7 天。功效:活血化瘀。

11. 产后感冒方 黄芪、生姜、红枣各 20g,当归、防风各 10g,精瘦肉 150g,食盐 2g。制法:将精瘦肉去油脂,切块;其余用料洗净;红枣去核,生姜拍烂。将全部用料放入锅内,加清水 1 000ml,文火煮 1.5 小时,加食盐调味。用法:随意饮用。功效:益气解表。

（毛思思 林洁）

第二节 产后腹痛

产后腹痛是指产妇在产褥期发生与分娩或产褥有关的小腹疼痛。又称"儿枕痛""儿枕腹痛""产后腹中痛"。产后腹痛多由于子宫收缩引起,经产妇较初产妇为重,一般 3~4 天会自行消失,个别严重和持续时间较长者则需治疗。严重的产后腹痛,其部位多位于脘腹之间或在小腹部。西医学称"宫缩痛""产后痛",属生理现象,一般不需治疗。若腹痛阵阵加剧,难以忍受,或腹痛绵绵,疼痛不已,影响产妇的康复,则为病态,应予治疗。

一、诊断要点

(一) 病史

好发于经产妇,可有难产、胎膜早破、产后出血等病史(如顺产后、剖宫产及引产后)。

(二) 症状

表现为分娩 1 周以上,小腹疼痛仍不消失,或产后不足 1 周,但小腹阵发性疼痛加剧,或有恶露异常。

(三) 体征

1. 腹部检查 可有子宫复旧不全。

2. 妇科检查 注意恶露的量、色、质、气味有无异常;有无伤口感染;宫颈口有无组织物嵌顿;盆腔有无触痛包块。

(四) 辅助检查

1. 血液检查 必要时行血常规检查、分泌物培养,排除产褥感染可能。

2. B 超检查 了解子宫复旧情况。

(五) 鉴别诊断

1. 产褥感染腹痛 腹痛持续不减而拒按,伴恶寒发热、恶露臭秽。血常规化验、分泌物涂片及培养、妇科检查、B 超等检查可资鉴别。

2. 产后下痢腹痛 起病急,有不洁进食史。疼痛部位在脐周,或伴有发热,里急后重,下痢脓血。大便常规培养异常。

3. 伤食腹痛 有饮食失节史。疼痛部位多在胃脘部,伴有嗳腐吞酸,食欲不振,大便或秘、或溏而不爽等消化道症状。恶露可无改变。

4. 癃闭腹痛　可有小便量少,点滴而出,甚或闭塞不通为主症的病症,因小便不通,膀胱充盈过度发生小腹胀急疼痛。

5. 产后肠痈　转移性右下腹疼痛,少腹肿痞,按之即痛,可有恶寒发热,恶心呕吐,腹肌紧张、麦氏点压痛、反跳痛等特征。血常规提示白细胞计数增高,腹部检查及阑尾区 B 超可资鉴别。

二、西医治疗要点

(一)一般治疗

1. 加强产后护理,勿食生冷、辛辣之品,避免风寒。

2. 后倾后屈严重者,可膝胸卧位,以利于恶露排出,减轻疼痛。

3. 子宫腔内有积血,按摩子宫,减轻疼痛。

(二)西医治疗

1. 药物治疗　疼痛影响产妇休息和睡眠时需要给适量的止痛药物,如索米痛片、氟灭酚、吲哚美辛等。

2. 清除宫腔残留物　如有胎盘、胎膜残留,应在常规消毒下行清宫术,术后抗感染。

三、中成药应用

(一)治疗原则

补血化瘀,调畅气血。虚者补而调之,实者通而调之,促使气充血畅,胞脉流通则腹痛自除。根据产后多虚多瘀,药贵平和,补虚不可碍实,泄实不可伤正,忌用攻下破血之品。

(二)辨证分型使用中成药

产后腹痛常用中成药一览表

证型	常用中成药
血虚证	产泰口服液、补血益母颗粒
寒凝血瘀证	少腹逐瘀丸
气滞血瘀证	生化丸

1. 血虚证

〔**证候**〕**主症**:产后小腹隐隐作痛,喜按,恶露量少,色淡,无块;**次症**:面色萎黄,神疲乏力,头晕眼花,心悸失眠,爪甲无华,大便干结;**舌脉**:舌质淡,苔薄白,脉细弱。

〔**治则**〕补血益气,缓急止痛。

〔**方药**〕肠宁汤(《傅青主女科》)。

〔**中成药**〕(1)产泰口服液[指南推荐](由黄芪、川芎、何首乌、当归、炮姜组成)。功能主治:补虚扶正,化瘀生新,益气养血,润燥生津,固表敛汗,促进子宫修复及产妇生理功能恢复。用于分娩、人工流产、自然流产、引产后子宫复旧不良,体虚乏力、恶露量多,恶露不尽,褥汗过多,大便燥结等症。对妇女月经不调、痛经等症也有一定疗效。用法用量:口服。20ml/次,3次/d,温开水送服。

(2)补血益母颗粒[指南推荐](由当归、黄芪、阿胶、益母草、陈皮组成)。功能主治:补益气血,祛瘀生新。用于气血两虚兼血瘀证产后腹痛。用法用量:开水冲服。1次12g,1日2次。

2. 寒凝血瘀证

〔**证候**〕**主症**:产后小腹冷痛,得热痛减,不喜揉按,恶露量少,色紫暗,有血块,恶露不下或滞涩不畅;**次症**:畏寒肢冷,喜暖,面色青白,四肢不温;**舌脉**:舌淡暗,或有瘀点、瘀斑,苔薄白,脉沉紧。

〔**治则**〕温经散寒,化瘀止痛。

〔**方药**〕少腹逐瘀汤(《医林改错》)。

〔**中成药**〕少腹逐瘀丸[药典]。见第20页。

3. 气滞血瘀证

〔**证候**〕**主症**:产后小腹胀痛或刺痛,按之痛甚,排血后腹痛减轻,恶露量少,色紫暗,有血块,恶露不下或滞涩不畅;**次症**:胸胁胀闷疼痛,乳房胀痛,精神抑郁,烦躁易怒,善太息,口唇色暗;**舌脉**:舌质暗红,或有瘀点、瘀斑,苔薄白,脉弦涩。

〔**治则**〕行气化瘀,活血止痛。

〔**方药**〕生化汤(《傅青主女科》)加乌药、延胡索、川楝子。

〔**中成药**〕生化丸[指南推荐][由当归、川芎、桃仁、干姜(炒炭)、甘草组成]。功能主治:养血祛瘀。用于产后受寒恶露不行或行而不畅,夹有血块,小腹冷痛。用法用量:口服。1次1丸,1日3次。

四、单验方

1. 班秀文(广西中医药大学)验方——化瘀导滞方　枳实10g,当归10g,川芎10g,熟大黄(后下)5g,赤芍10g,桃红5g。功效:清热除湿,调和气血,活血化瘀,导滞行滞,用于产后腹痛证属离经之血停滞、经脉不利之病变。

2. 史怀春(岚县中医院)验方——活血止痛方　当归尾 12g,延胡索、蒲黄、五灵脂、牛膝、桃仁、红花各 10g,桂心 6g,益母草 15g。功效:活血化瘀。用于产后腹痛证属瘀血内停,壅滞不通,瘀阻胞中者。

3. 四物佛手羊肉汤　羊肉 500g,当归、党参、山药各 25g,佛手 15g,精盐、味精等调料适量。制法:将羊肉洗净切块;当归、党参、佛手用纱布包扎好,同放砂锅内加水 1 500ml;大火煮沸后小火煮煨 2 小时,去药渣,调味后吃肉喝汤。用法:1 日 1 次,连服 7~8 日。功效:健脾和中,气血双补。

4. 补血母鸡汤　母鸡 1 只(约 750g)。功效:黄芪、党参、白芍、大枣各 30g,精盐、酱油、味精等调料适量。制法:鸡杀后去毛及肠杂,洗净切块;黄芪、党参、白芍用纱布包好,与大枣同放砂锅内,加水 2 000ml 煮汤,炖至烂熟后去药渣,调味服食。用法:分两次服,1 个月内可服数次。功效:益气补血,缓急止痛。

5. 姜归羊肉汤　羊肉 400g,干姜 50g,当归 100g,精盐、味精、酱油等调料适量。制法:将羊肉洗净切块;当归、干姜用纱布包好,加水适量共煮汤;待羊肉烂熟后去药渣,调味即可。用法:吃肉喝汤,隔天 1 次,连服 4~5 次。功效:温中散寒,补血活血。

6. 羊肉猪蹄糕　羊肉 250g,猪蹄 1 只(约 500g)。蒜头 1 瓣捣泥,茴香 0.5g,桂皮 1g,黄酒、葱、姜、酱油、米醋、精盐、白糖、味精各适量。制法:猪蹄洗净后加酒、酱油渍 1 小时;羊肉切成方块;用少许油爆香蒜泥,投入羊肉翻炒至干;烹米醋,再炒焙干,以去尽膻味;然后加入葱、姜、桂皮及调料,加水 2 000ml 煮沸后投入猪蹄;改用小火焖熟,拆去骨,收干卤汁。用法:食肉饮汤,每周 1 次。功效:温经散寒,活血补血。

7. 参芪鸡　人参 6g,黄芪 30g,子雌鸡 1 只(约 500g)。功效:姜末、葱花、精盐等调味品适量。制法:宰鸡去毛及肠杂,洗净切块,加水 1 500ml,与参、芪同炖至鸡熟烂。食时入姜末、葱花、食盐、味精等调料。用法:食鸡饮汤。功效:健脾益气,补虚止痛。

8. 八宝鸡汤　党参 10g,白术 10g,茯苓 10g,炙甘草 10g,熟地黄 10g,白芍 10g,当归 15g,川芎 7.5g,母鸡 1 只(约 1 000g),姜末、葱、精盐等调味品适量。制法:宰母鸡去毛及肠杂,洗净切块,与上列药物同炖至鸡熟烂,入姜末、葱、食盐等调味即可。用法:食鸡饮汤。功效:益气养血,行气止痛。

9. 桂圆煮鸡蛋　桂圆肉 10g,鸡蛋 2 个,当归 20g,红糖适量。制法:取桂圆、当归、鸡蛋,一齐放锅内,加水 1 000ml 煮,待鸡蛋熟后去壳,加红糖,再煮 5~10

分钟,择去当归,即可。用法:食蛋饮汤,1 日 1 次。功效:生血止痛。

10. 产后腹痛汤　羊肉 60g,生姜 10g,当归 20g,精盐、味精等调料适量。制法:羊肉洗净切块,当归、生姜切片,一齐入锅内,加水 1 000ml 煮,至肉烂,去当归,加盐调味,即可。用法:吃肉饮汤,1 日 1 次。功效:养血活血,散寒止痛。

11. 三七鸡汤　田三七末 5g,子鸡 1 只(约 500g)。功效:姜、葱、精盐等调料适量。制法:宰鸡去毛及肠杂,洗净切块,文火炖熟烂,再入姜、葱、盐,调试口味即可。用法:吃鸡饮汤,1 次用鸡汤冲服三七末 2g,1 日 2~3 次。功效:活血止痛。

(毛思思　林洁)

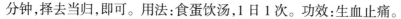

第三节　产后恶露不绝

　　产后恶露不绝是指产后血性恶露持续 10 日以上仍淋漓不尽或计划生育终止妊娠后,出血超过 10 日以上者。又称"恶露不尽""恶露不止""血露不尽"。西医上称子宫复旧不全,是指子宫复旧功能受到阻碍时,子宫不能恢复到原来的大小。产褥期变化最大的是子宫体。在正常情况下,分娩后,由于子宫体及纤维收缩及缩复作用,肌层内的血管管腔狭窄甚至栓塞,使局部血液供应明显减少,子宫肌细胞缺血发生自溶而逐渐缩小,胞质减少,因而子宫体积明显缩小,子宫腔内的胎盘剥离面随着子宫的逐渐缩小而相应缩小,加之子宫内膜的再生使剥离面得以修复,子宫通常在产后 5~6 周时恢复到接近非孕时状态,这个过程称为子宫复旧。

一、诊断要点

(一)病史

　　产前体质虚弱;产时感受寒邪,或操作不洁、或产时宫颈损失;既往多孕多产,有难产、剖宫产、胎盘胎膜残留、子宫肌瘤、子宫腺肌瘤等病史。

(二)症状

　　产后血性恶露持续 10 日以上仍淋漓不尽或计划生育终止妊娠后,出血超过 10 日以上,或时断时续,或突然大出血,并有色、质、味的异常,或血性恶露停止后又有脓性分泌物流出。可伴有腰痛,下腹坠胀,或小腹疼痛。

（三）体征

妇科检查阴道血性分泌物，来自宫腔。宫颈较软，宫颈外口松弛，多数可容一指通过；若为宫颈撕裂伤愈合欠佳，可见伤口处有活动性出血；若为胎盘残留，可见胎盘组织堵塞于宫颈口；子宫较同时期正常产褥子宫稍大且软；若为子宫内膜炎、子宫肌炎或盆腔感染所致，子宫压痛明显，附件亦有压痛。

（四）辅助检查

1. B超检查　了解子宫大小，宫腔内有无残留的胎盘、胎膜或蜕膜组织，有无合并子宫肌瘤、子宫腺肌瘤等。

2. 诊断性刮宫　必要时行刮宫，以确诊有无胎盘、胎膜或蜕膜残留，有无胎盘部位滋养细胞肿瘤。

3. 血 β-HCG、HPL 测定　有助于诊断胎盘残留，并排除绒毛膜癌及胎盘部位滋养细胞肿瘤。

4. 血常规检查　了解失血情况及有无感染。

5. 凝血功能检查　除外凝血机制障碍。

（五）鉴别诊断

1. 绒毛膜癌　除有产后阴道出血淋漓不尽外，还可伴有转移症状如咯血，或阴道有紫蓝色结节；子宫增大，变软，一侧或两侧可触及包块；血 β-HCG 始终保持较高水平，或下降后又上升，B超提示子宫腔内无胎盘胎膜残留，应考虑滋养细胞肿瘤，亦可行诊断性刮宫术以协助诊断。恶露不绝仅有阴道出血，淋漓不尽，子宫稍大稍软，无转移灶，β-HCG 水平低或正常。

2. 子宫肌瘤或子宫腺肌瘤　产前有子宫肌瘤或子宫腺肌瘤病史，产后阴道出血淋漓不尽，B超示宫腔内无胎盘胎膜残留，子宫大，可见肌瘤或腺肌瘤影像。

3. 胎盘部位滋养细胞肿瘤　表现为继发于足月产、流产或葡萄胎后的不规则阴道出血，或月经过多，或闭经，有时也可合并妊娠，常伴贫血、水肿。子宫均匀增大或不规则增大，血 β-HCG、HPL 轻度升高或隐性，B超、诊断性刮宫有助于确诊。

4. 凝血功能障碍　妊娠合并凝血功能障碍性疾病，如血小板减少症、白血病、再生障碍性贫血、重症肝炎等，这些疾病多在妊娠前即存在。

二、西医治疗要点

1. 急症住院治疗　如有休克立即纠正休克，同时记录出血量，并给予支持疗法，观察期间和术后注意改善贫血，定期检查血常规。

2. 止血、抗感染 少量或中等量阴道流血,应给予广谱抗生素、子宫收缩剂。

3. 清除宫内残留物 疑有胎盘、胎膜残留或者胎盘附着部位复旧不全者,在输液、备血及准备开腹手术的条件下刮宫,刮出物送病理检查。

4. 剖宫产术后出血

(1)超声除外胎盘残留者:应绝对卧床休息,大量广谱抗生素和缩宫素静脉滴注,密切观察病情变化。若反复多量阴道流血,可行剖腹探查。若切口周围组织坏死范围小、炎症反应轻微,可行清创缝合及髂内动脉、子宫动脉结扎止血或髂内动脉栓塞术;若组织坏死范围大,酌情采用低位子宫次全切除术或者子宫全切除术。

(2)剖宫产术后如疑有胎盘残留:应在手术室输血、输液并做好手术准备的条件下刮宫,或有条件者在 B 超下行清宫术,操作应轻柔。一旦出血不止立即剖腹探查。

5. 肿瘤引起的阴道流血 应做相应处理。

三、中成药应用

(一)治疗原则

固冲止血。

(二)辨证分型使用中成药

产后恶露不绝常用中成药一览表

证型	常用中成药
气虚证	补中益气丸、八珍益母丸、妇康宝口服液
实热证	安宫止血颗粒
虚热证	葆宫止血颗粒
血瘀证	益母草颗粒、加味生化颗粒、生化丸、桂枝茯苓胶囊

1. 气虚证

〔证候〕**主症**:产后恶露逾期不止,量多或淋漓不止,色淡红,质清稀,无臭味;**次症**:小腹空坠,神疲乏力,气短懒言,面色㿠白;**舌脉**:舌质淡,苔薄白,脉缓弱。

〔治则〕补气固冲止血。

〔方药〕补中益气汤(《脾胃论》)加阿胶、艾叶、益母草、海螵蛸。

〔**中成药**〕(1) 补中益气丸^(药典)。见第 3 页。

(2) 八珍益母丸^(药典)。见第 56 页。

(3) 妇康宝口服液^(指南推荐)(由阿胶、艾叶、白芍、川芎、当归、甘草、红糖、熟地黄组成)。功能主治:补血,调经,止血。本品用于面色萎黄,头晕乏力,月经后期,量多色淡,经期延长。用法用量:口服,1 次 1 支,1 日 2 次。

2. 血热证

〔**证候**〕**主症**:产后恶露逾期不止,量较多,色红或深红,质稠,或如败酱,气秽臭;**次症**:面红唇赤,咽干口燥,或有腹痛、便秘,或兼五心烦热;**舌脉**:舌质红,苔燥或少苔,脉滑数或细数。

(1) 实热证

〔**治则**〕清热固冲止血。

〔**方药**〕保阴煎(《景岳全书》)加茜草、海螵蛸、益母草。

〔**中成药**〕安宫止血颗粒^(药典)。

(2) 虚热证

〔**治则**〕养阴清热,固冲止血。

〔**方药**〕两地汤(《傅青主女科》)合二至丸(《医方集解》)。

〔**中成药**〕葆宫止血颗粒^(指南推荐)。见第 9 页。

3. 血瘀证

〔**证候**〕**主症**:产后恶露逾期不止,量时多时少,色紫暗有血块,小腹疼痛拒按,块下痛减;**次症**:胸腹胀痛;**舌脉**:舌紫暗,边尖有瘀斑瘀点,脉弦涩。

〔**治则**〕化瘀固冲止血。

〔**方药**〕生化汤(《傅青主女科》)加益母草、炒蒲黄。

〔**中成药**〕(1) 益母草颗粒^(药典)。见第 14 页。

(2) 加味生化颗粒^(药典)[由当归、桃仁、益母草、赤芍、艾叶、川芎、炙甘草、炮姜、荆芥、阿胶组成]。功能主治:活血化瘀,温经止痛。用于瘀血不尽,冲任不固所致的产后恶露不绝,症见恶露不止、色紫暗或有血块、小腹冷痛。用法用量:口服。1 次 1 袋,1 日 3 次。

(3) 生化丸^(指南推荐)。见第 165 页。

(4) 桂枝茯苓胶囊^(药典)。见第 49 页。

四、单验方

1. 陈雨苍(福建中医药大学)验方——益母饮　当归 6g,川芎 6g,益母草 9g,泽兰 9g,北山楂 9g,百草霜(布包)9g。功效:补血活血,散瘀止痛。用于产后子宫复旧不全。症见恶露不净,小腹疼痛,量时多时少,色紫暗,有血块,小腹疼痛拒按;舌质紫,脉弦涩。

2. 宋光济(浙江中医药大学)验方——加味生化汤　当归9g,失笑散(包)9g,桃仁6g,捣山楂6g,川芎3g,炮姜3g,益母草12g。功效:活血化瘀,散寒止痛。用于产后子宫复旧不全,症见产后恶露不绝,腹痛拒按。或见发热,口渴,尿黄便干;舌红苔黄,脉数。

3. 吴昌生(安徽中医药大学)验方——加味桃仁二丹四物汤　桃仁、重楼、生蒲黄、炒蒲黄各6g,牡丹皮、丹参、当归尾、赤芍、黄芩各10g,生地黄、焦山楂各15g,红花6g,川芎5g,益母草15g。功效:活血化瘀,清热解毒。用于产后子宫复旧不全。症见恶露不绝,恶露量多或淋漓不止,色暗红,质稠,有臭味,小腹拒按;舌红苔黄,脉弦。

4. 赵荣胜(安庆市中医院)验方——产乐颗粒　桃仁5g,红花10g,当归15g,川芎10g,山楂15g,蒲黄10g,益母草15g,乌梅10g,马齿苋20g。功效:清热解毒,化瘀止血。用于产后恶露不绝,症见恶露量多或淋漓不止,色紫暗,或混浊如败酱,臭秽,小腹疼痛拒按,发热,口渴,尿黄便干;舌红苔黄,脉数。

5. 人参糯米粥　人参末3g,糯米50g,冰糖末少许。制法:人参、糯米同入锅中,加水500ml,以小火炖煮成粥,徐徐加入适量冰糖末即可食用。用法:清晨空腹食用。功效:补气固脱。

6. 乌鸡汤　雄乌鸡1只(约300g),陈皮、高良姜各3g,胡椒6g,葱段2根,醋少许,精盐、味精等调料适量。制法:鸡杀后去毛及肠杂,洗净切块;与陈皮、高良姜、胡椒布包同放砂锅内加水适量,大火烧开后,小火再慢炖2小时,至内烂离火,葱段、醋、精盐、味精等调料调味即可。用法:吃肉喝汤,1次1剂,每周2次。功效:健脾行气补虚。

7. 当归羊肉芪姜汤　羊肉500g,生姜、黄芪各30g,当归60g,大枣10枚。精盐、味精、香油、酱油等调料适量。制法:将羊肉洗净切块;当归、生姜、黄芪同放入锅中,加水2 000ml共煮汤;小火煮,待羊肉烂后加入调料调味即可。用法:吃肉喝汤。功效:益气养血,活血行瘀。

8. 桂圆枣仁芡实汤　桂圆肉、炒枣仁各10g,芡实12g。制法:上3味同入锅中,加水400ml煎煮,去渣取汁饮服。用法:1日1剂,连服5~7日。功效:健脾补虚,安神益智。

（毛思思　林洁）

第四节　产后缺乳 ·

　　产后缺乳是指哺乳期内乳汁甚少,或逐渐减少,或全无,不能满足周岁以内婴儿需要者。常发生在产后2~3日或半个月内,也可发生在整个哺乳期内。本病按病情轻重分级,可分为:轻度,满足婴儿需要量的2/3;中度,满足婴儿需要量的1/3;重度,几乎没有乳汁,不能喂养婴儿。产后缺乳的发病率约占产妇的22.2%(20%~30%),且有上升趋势。本病发生的原因,西医学认为除少数为乳腺发育不良外,多为产后调理不当,营养不良,乳汁生成减少;或为哺乳方法不当,开乳过迟,未按需哺乳;或早产儿或先天性腭异常儿吸吮力弱,排空不畅;或为产妇恐惧、焦虑、抑郁等不良情绪抑制垂体释放催乳素等。

　　本病中医病名国家标准称缺乳、乳汁不行,亦属于"产后乳汁不足""产后乳汁不行""产后乳无汁""乳难"等范畴。

一、诊断要点

(一) 病史

先天乳腺发育不良;产后失血过多;产后情志不畅;产后过食肥甘;劳逸失常;哺乳不当(乳过迟,未按需哺乳)。

(二) 症状

产妇在哺乳期内乳汁排出量少,或逐渐减少甚或全无。

(三) 体征

检查时,乳腺发育正常或欠佳,乳房柔软,挤压乳汁点滴而出,质稀;或乳房胀硬,或有积块,皮色不变,挤压乳汁疼痛难出,质稠;或乳房丰满,按之松软,乳汁不多,质稀。

(四) 辅助检查

血常规检查了解有无贫血及感染。

(五) 鉴别诊断

乳痈可表现为乳汁缺少,但初期恶寒发热,乳房红肿热痛,有块或有波动感,继而化脓溃破成痈,缺乳则无此征,可资鉴别。

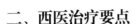

二、西医治疗要点

(一) 一般治疗

1. 加强营养,补充高蛋白、高热量、易消化及富含胶原蛋白饮食(如动物的皮、筋类),注意补充体液。有贫血者及时予以纠正。

2. 充分休息,保持良好心理状态。按需哺乳,使乳腺排空,促进乳汁分泌。

(二) 药物治疗

1. 药物促进法　在产褥初期对乳汁分泌不足的产妇给予舒必利 50mg,2 次 /d,连服 7 日。产后 1 个月以上乳汁分泌减少时 50mg,3 次 /d,促进乳汁分泌量增多。

2. 口服药物　维生素 B_1 20mg,3 次 /d;维生素 B_2 20mg,3 次 /d;维生素 E 100mg,1 次 /d。

(三) 物理治疗

如超声波、红外线乳房照射。

三、中成药应用

(一) 治疗原则

固冲止血。调理气血,通络下乳。同时要指导产妇正确哺乳,采取多种方法综合治疗。

(二) 辨证分型使用中成药

产后缺乳常用中成药一览表

证型	常用中成药
气血虚弱证	八珍益母丸、十全大补丸
肝郁气滞证	逍遥丸、乳泉颗粒
痰湿阻滞证	香砂六君丸

1. 气血虚弱证

〔证候〕主症:产后乳少,或逐渐减少甚或全无,乳汁清稀,乳房柔软无胀感,挤压乳汁点滴而出;次症:面色少华,神疲乏力,气短懒言,头昏眼花,心悸怔忡,纳少便溏;舌脉:舌质淡,苔薄白,脉细弱。

〔治则〕补气养血,佐以通乳。

〔方药〕通乳丹(《傅青主女科》)。

〔**中成药**〕(1) 八珍益母丸^(药典)。见第 56 页。

(2) 十全大补丸^(药典)〔由党参、炒白术、茯苓、炙甘草、当归、川芎、酒白芍、熟地黄、炙黄芪、肉桂组成〕。功能主治:温补气血。用于气血两虚,面色苍白,气短心悸,头晕自汗,体倦乏力,四肢不温,月经量多,缺乳等。用法用量:口服。水蜜丸 1 次 30 粒(6g)。大蜜丸 1 次 1 丸。1 日 2 次。

2. 肝郁气滞证

〔**证候**〕**主症**:产后乳汁涩少或不下,浓稠,乳房胀硬,或有积块,或突然情志所伤,乳汁骤减或不下;**次症**:情志抑郁不乐,嗳气叹息,胸胁胀满,胃脘不舒,食欲不振;**舌脉**:舌质正常,苔薄白,脉弦。

〔**治则**〕疏肝解郁,通络下乳。

〔**方药**〕下乳涌泉散(《清太医院配方》)。

〔**中成药**〕(1) 逍遥丸^(药典)。见第 30 页。

(2) 乳泉颗粒^(指南推荐)〔由王不留行、天花粉、当归、漏芦、穿山甲(炙)、炙甘草组成〕。功能主治:通经,活血,下乳。用于产后乳少,乳汁不畅。用法用量:口服。1 次 15g,1 日 2 次。

3. 痰湿阻滞证

〔**证候**〕**主症**:产后乳汁稀少,或点滴皆无,乳汁不稠,乳房丰满,按之松软而无胀感;**次症**:形体肥胖,胸闷泛恶,纳少便溏,大便黏滞不畅,或食多乳少;**舌脉**:舌淡胖,苔白腻,脉弦滑。

〔**治则**〕健脾化痰,通络下乳。

〔**方药**〕漏芦散(《太平惠民和剂局方》)合苍附导痰丸(《叶天士女科诊治秘方》)。

〔**中成药**〕香砂六君丸^(药典)(由香、砂仁、党参、炒白术、茯苓、炙甘草、陈皮、姜半夏组成)。功能主治:益气健脾,和胃。用于脾虚气滞,消化不良,嗳气食少,脘腹胀满,大便溏泄,产后缺乳。用法用量:口服。1 次 6~9g,1 日 2 次。

四、单验方

1. 罗元恺(广州中医药大学)验方

通乳丹:黄芪 30g,当归 12g,麦冬 15g,木通、桔梗各 10g,猪蹄(去毛爪)1~2 只。功效:益气补血,佐以通乳。用于气血虚弱证乳汁甚少或全无,症见乳房发育不良,或乳头凹陷,乳房柔软无胀满感,或量少而清稀,面色无华,头晕目眩,短气,心悸怔忡,倦怠无力,饮食量少,大便溏薄或不畅;舌淡红、少苔或薄白苔,脉细弱。

通肝生乳汤:熟地黄、白芍各20g,柴胡、白术各10g,当归2g,麦冬15g,藿香、通草各9g,远志6g。功效:疏肝解郁,通络下乳。用于产后或哺乳期间缺乳,症见乳房胀痛,乳汁黄稠稀少,精神忧郁,胸胁胀满,饮食减少,睡眠欠佳,或多梦,或有微热,烦躁不宁;舌暗红、或尖边红赤,苔薄黄,脉弦数。

2. 何子淮(杭州市中医院)验方——益源涌泉饮 党参30g,黄芪30g,当归25g,羊乳20g,熟地黄20g,焦白术15g,天花粉15g,通草10g,王不留行10g。功效:壮脾胃,以滋化源,补益气血,佐以通乳。用于气血虚而乳汁稀少者,症见乳汁且少,或不行,无乳胀感,以手揉之濡软,挤之仍无乳汁泌出,或仅见点滴,质多清稀而淡。面色黄、㿠白无华,精神疲倦,头目眩晕,或耳鸣,心悸,或盗汗,食欲不振;脉虚细,或细数。

3. 刘云鹏(荆州市中医院)验方——发乳方 党参30g,黄芪30g,当归15g,山甲珠9g,通草6g,王不留行9g,七孔猪蹄1只。功效:补气养血,通络下乳。用于产后气血虚弱的缺乳症,症见乳少,质稀,色淡,乳房柔软无胀感,神疲食少;舌淡,脉虚细。

4. 孙一民(北京华北国医学院)验方——通乳汁方 路路通9g,穿山甲9g,王不留行9g,通草6g,鹿角霜9g,赤小豆30g,当归身9g,漏芦9g,全瓜蒌15g,炒枳壳6g,桔梗6g,郁金9g,七星猪蹄1只。功效:通络下乳,理气解郁。用于肝郁气滞证缺乳,症见产后乳汁不足或乳汁不行,乳房胀痛,或逆气叹息。

5. 熊寥笙(重庆市中医院)验方——漏芦通乳汤 漏芦9g,炒穿山甲12g,炒皂角刺6g,路路通9g,炒丝瓜络9g,当归12g,川芎9g,木通9g,瓜蒌15g。功效:利窍通乳,开结活络。用于产后缺乳,症见新产妇人,素体康健,气血两盛,而乳壅不通,点滴全无,膨胀难耐。若气血俱虚,无血生乳者,去皂角刺、穿山甲、木通,加黄芪、党参。

6. 全宗景(山西省广灵县中医院)验方——加味香砂六君子汤 人参10g,白术10g,茯苓15g,炙甘草5g,陈皮10g,半夏10g,木香5g,砂仁5g,葛根10g,通草10g,荷叶10g。功效:健脾和胃通乳。用于营养不良性产后缺乳。症见形体消瘦,面色苍白,倦怠乏力;舌淡苔白,脉细。若兼食滞,去人参,加山楂、神曲、莱菔子、鸡内金;若夹瘀血,加山楂、桃仁、川芎、当归。

7. 鲫鱼汤 鲫鱼1条(100~150g),生油50g,姜末、精盐、味精等调料适量。制法:生油50g倒入砂锅内用旺火熬熟,然后将洗净鲫鱼一条放入,煎至六七成熟,加水700ml,文火煮汤,鱼熟后加入少许姜末、食盐、味精等调料。忌酱油。用法:1日1剂,分2次服,可连服7日。功效:健脾通乳。

8. 黄芪花生炖猪蹄 猪蹄2只,花生200g,黄芪100g,精盐适量。制法:

将猪蹄去毛、爪,切开洗净,黄芪用布包,加水1 500ml炖至猪蹄烂熟,去黄芪,加食盐调味。用法:吃肉喝汤,可常服。功效:补中益气通乳。

9. 穿山甲炖猪蹄 穿山甲30g,王不留行15g,猪蹄1对,精盐少许。制法:穿山甲(洗净)、王不留行用布包好与猪蹄(去毛爪)一起置砂锅内,加水适量,入姜葱少许,文火炖至烂。食时入盐适量调味。用法:1日食肉喝汤数次,连服数日。功效:通经下乳。

10. 冬子鲢鱼汤 鲢鱼1条(约300g)、冬瓜子40g。制法:取鲢鱼,去鳞、腮和内脏,洗净,与冬瓜子放锅中加水500ml,炖至鱼熟烂时即可。用法:食鱼饮汤,隔日1次。功效:健脾利湿,通经下乳。

（毛思思 林洁）

第五节 产后抑郁

产后抑郁是指产妇分娩后,在产褥期内出现的以情绪低落、精神抑郁为主要临床症状的病证。相当于西医的"产褥期抑郁症"。产褥期抑郁症是指产妇在产褥期内出现抑郁症状,是产褥期精神综合征中最常见的一种类型。多在产后2周发病,产后4~6周症状明显,表现为心情压抑,情感淡漠,自我评价较低,自暴自弃,敌对情绪,创造性思维受损,反应迟钝,对生活缺乏信心,厌食,疲倦,睡眠障碍,性欲减退,易激惹,恐怖,焦虑,沮丧和对自身及婴儿健康过度担忧,常失去生活自理及照料婴儿的能力,有时还会陷入错乱状态,重者出现自杀倾向。本病发生的原因,西医学认为有生物、心理和社会诸多因素的影响,主要有神经内分泌和精神因素两方面,妊娠后期体内雌激素和黄体酮显著增高,分娩后这些激素突然减退,导致脑内和内分泌组织的儿茶酚胺减少,从而影响高级脑活动。国外报道本病的发生率高达30%,国内资料较少。

本病中医病名国家标准称郁证,亦属于"产后发狂""产后癫狂""产后脏躁""产后乍见鬼状"等范畴。

一、诊断要点

(一) 病史

素性抑郁或有产前抑郁症史;产时失血过多,或产后余血未尽;或有不良分娩史;或产妇有内科合并症,如甲状腺功能低下、糖尿病、高血压等。

（二）症状

产后 2 周开始出现精神抑郁,情绪低落,伤心流泪,悲观厌世,失眠多梦,易疲乏;或内疚,焦虑,易怒;或默默不语,不愿与他人交流。严重者自理能力低下,不能照顾婴儿,甚至有伤婴者或反复出现自杀想法。

（三）体征

产后抑郁量表（EPDS）是目前多采用的评分量表。该表包括 10 项内容,每项内容分 4 级评分（0~3 分）,总分相加≥13 分可诊断为产后抑郁。

（四）鉴别诊断

1. 产后神经衰弱　主要表现为失眠、多梦、记忆力下降及乏力等,经充分休息,可较快恢复。

2. 产后抑郁综合征　多发生于产后 7 天以内,以产后 3 日内发病居多,又称为第 3 天抑郁症、泌乳状态忧郁综合征、产后轻度抑郁、产后哭泣等。为短暂的阵发哭泣及忧郁状态,病情轻,病程短,90% 仅持续 1~3 日,可自行缓解。

3. 产后抑郁性精神病　多发生于产后 2 周,有精神分裂症表现,如语言行为混乱、妄想、狂躁、幻觉、有自杀行为等。

二、西医治疗要点

（一）一般治疗

1. 心理治疗　心理治疗对产褥期抑郁症非常重要。通过心理咨询,以解除致病的心理因素（如婚姻关系不良、对婴儿性别不满意、既往有精神障碍史等）,指导其养成良好的睡眠习惯。心理治疗的关键是:①增强患者的自信心,提高其自我价值意识;②根据患者的个性特征、心理状态、发病原因给予个体化的心理辅导。

2. 同时也可以结合穴位按摩、电休克、音乐等辅助疗法,以缓解焦虑,使产妇达到宁静和肌肉松弛、大脑放松、心理释放、去除抑郁症的目的。

（二）药物治疗

主要选用不分泌入乳汁的抗抑郁药。常用口服药物有:

1. 氟西汀　20mg/d, 1 次 /d,根据病情可增加至 80mg/d。

2. 帕罗西汀　20mg/d, 1 次 /d,连续用药 3 周后,根据病情增减剂量, 1 次增减 10mg,间隔不得少于 1 周。

3. 舍曲林　50mg/d,为开始剂量, 1 次 /d,数周后可增加至 100~200mg/d。

4. 阿米替林　50mg/d,2 次 /d,渐增至 150~300mg/d,2~3 次 /d。维持量 50~

150mg/d。

（三）西医特殊用药方案

1. 雌激素合并抗抑郁药治疗　产后抑郁症的发生部分研究表明与产后雌激素下降有关,雌激素可以作用于基因水平和膜水平,从而影响中枢神经递质系统。可使用雌激素类药如孕酮栓剂,800mg/d,阴道给药,1次/d;口服谷维素,10mg/次,3次/d;配合抗抑郁药氟西汀20mg/d,1次/d。但要注意雌激素治疗的副作用,如增加乳腺癌、子宫内膜癌的发生率以及静脉血栓和肺栓塞率。

2. 加用抗焦虑药物　有明显焦虑症状者可给予阿普唑仑0.4mg,3次/d。

3. 合并甲状腺疾病者　甲状腺功能亢进者采用β受体阻滞剂,甲状腺功能低下者可选用甲状腺素治疗。

三、中成药应用

（一）治疗原则

解郁安神。

（二）辨证分型使用中成药

产后抑郁常用中成药一览表

证型	常用中成药
心脾两虚证	归脾丸、柏子养心丸、天王补心丸
肝郁气滞证	逍遥丸
瘀血内阻证	血府逐瘀胶囊

1. 心脾两虚证

〔**证候**〕**主症**:产后情绪低落,精神委靡,心神不宁,失眠多梦,伴有神疲乏力,面色萎黄,纳少便溏,脘闷心悸;**次症**:恶露色淡,质稀;**舌脉**:舌淡,苔薄白,脉细弱。

〔**治则**〕健脾益气,养心安神。

〔**方药**〕归脾汤(《校注妇人良方》)合甘麦大枣汤(《金匮要略》)。

〔**中成药**〕(1)归脾丸^(药典)。见第39页。

(2)柏子养心丸^(指南推荐)(由柏子仁、党参、炙黄芪、川芎、当归、茯苓、制远志、酸枣仁、肉桂、醋五味子、半夏曲、炙甘草、朱砂组成)。功能主治:补气,养血,安神。用于心气虚寒,心悸易惊,失眠多梦,健忘。用法用量:口服。水蜜丸1次6g,小蜜丸1次9g,大蜜丸1次1丸,1日2次。

(3)天王补心丸^(药典)。见第83页。

2. 肝郁气滞证

〔证候〕**主症**:产后情绪抑郁,烦躁易怒,心神不安,惊恐不寐,伴有胸胁苦满,善太息;**次症**:恶露量或多或少,色紫暗有块;**舌脉**:苔薄,脉弦。

〔治则〕疏肝解郁,宁心安神。

〔方药〕逍遥散(《太平惠民和剂局方》)。

〔中成药〕逍遥丸^(药典)。见第30页。

3. 瘀血内阻证

〔证候〕**主症**:产后抑郁寡欢,默默不语,失眠多梦,精神恍惚,伴有面色晦暗,小腹疼痛;**次症**:恶露淋漓日久,色紫暗有块;**舌脉**:舌暗有瘀斑,苔白,脉弦或涩。

〔治则〕活血祛瘀,开郁安神。

〔方药〕安神生化汤(《傅青主女科》)。

〔中成药〕血府逐瘀胶囊^(药典)。见第25页。

四、单验方

1. 哈荔田(天津中医药大学)验方——加减温胆汤　清半夏15g,茯苓20g,陈皮10g,竹茹20g,莲子心15g,黄芩20g,柏子仁20g,炒枣仁20g,远志15g,夜交藤20g,麦冬20g。功效:健脾化痰,养心安神。用于产后脾虚不运,聚湿生痰,痰浊扰心而致心神不宁者。

2. 罗元恺(广州中医药大学)验方——补益心脾方　制首乌10g,桑寄生10g,乌豆衣10g,茯苓12g,山药12g,柏子仁10g,夜交藤15g,磁石20g,丹参10g。功效:补益心脾,养血安神。用于产后抑郁,彻夜不寐,伴头晕腰痛、极度疲倦、纳呆、脱发等。

3. 何子淮(杭州市中医院)验方——加减归脾汤　太子参24g,茯神12g,当归9g,半夏9g,炒白芍15g,北秫米15g,炙甘草5g,菖蒲4.5g,远志4.5g,红枣6枚。功效:补益心脾。用于产后恍惚心悸、夜寐不宁。

4. 李彩勤(河北省中医院)验方——舒利欣汤　炙黄芪30g,当归10g,桔梗10g,升麻6g,柴胡6g,白芍20g,熟地黄10g,五味子6g,甘草10g,瓜蒌10g,桑白皮10g,玉竹10g,茯苓10g,泽泻6g,黄连6g,丹参20g,竹叶10g,牡丹皮10g,赤芍10g,山茱萸10g,郁金10g,焦山楂10g,神曲10g,炒麦芽10g,远志10g,酸枣仁10g。功效:扶正祛邪,调和五脏。

5. 罗幼锐(云南省第三人民医院)验方——养血调肝汤 当归 15g,白芍 15g,柴胡 10g,丹皮 10g,丹参 15g,竹茹 6g,乌药 10g,佛手 15g,郁金 10g,酸枣仁 15g,合欢皮 15g,远志 6g。功效:疏肝养血,安神清热除烦。用于产后情志异常变化,精神抑郁,闷闷不舒,多疑善虑,悲伤欲哭,乳汁减少或乳房胀痛,头昏目眩,食欲不振,失眠多梦,舌质青紫边有瘀点、舌尖红。

6. 清蒸百合莲子心 百合 100g(干品 30g),莲子肉 20g,猪心 1 个,冰糖 50g。制法:将百合、莲子洗净,猪心洗净切成薄片,一起放入蒸盅里,加入冰糖及清水适量,隔水蒸熟即可。亦可去冰糖加入其他调味料。用法:隔日 1 次。功效:润肺养心,安神定魄。

7. 甘麦大枣粥 甘草 15g,小麦 100g,大枣 30 枚。制法:将甘草用纱布包裹,小麦略捣,大枣洗净,掰碎去核,同入锅中,加水适量,煮成稀粥即可。用法:1 日 1 剂,可连服 3~5 剂。功效:健脾养心安神。

(毛思思 林洁)

第六节 产后出血

产后出血指产后 24 小时内累计失血量≥1 000ml,或失血伴低血容量的症状或体征。对于顺产,失血量≥500ml 也需要高度考虑产后出血。本病属于中医"产后出血"范畴。病因主要归为以下 4 方面:宫缩乏力、创伤、胎盘组织残留、凝血异常。其中宫缩乏力最常见。产后出血仍是世界上导致产妇死亡的主要原因。

一、诊断要点

(一) 病史
宫缩乏力、产程延长史。

(二) 症状
胎儿娩出后阴道流血量多,伴有不同程度厥脱(休克)表现。

(三) 体征
胎盘娩出后宫体升高,子宫质软呈水袋状,阴道流血量多,产妇可出现头晕,面色苍白,脉搏细数,血压下降等。

（四）辅助检查

血液检查血小板和纤维蛋白原数量显著下降；试管法凝血时间 <4 分钟或 >12 分钟；血浆鱼精蛋白副凝（3P）试验阳性（阴性不能排除）；凝血酶时间（TT）、凝血酶原时间（PT）及部分凝血活酶时间（KPTT）较正常对照延长 3 秒以上；血清纤维蛋白（原）降解产物（FDP）增高；外周血见红细胞变形或有碎片；血气分析示低氧血症和酸血症。

（五）鉴别诊断

1. 软产道裂伤　胎儿娩出后立即发生阴道流血，色鲜红，伴阴道疼痛而阴道流血不多，应考虑隐匿性软产道损伤，如阴道血肿等。检查发现会阴、阴道、宫颈裂伤或软产道血肿、子宫破裂等。

2. 胎盘因素　胎儿娩出后数分钟出现阴道流血，色暗红，检查胎盘嵌顿、滞留、剥离不全、粘连或部分植入。

3. 凝血功能障碍　胎儿娩出后持续流血，且血液不凝。皮下紫癜及针孔溢血。

二、西医治疗要点

（一）复苏流程

1. 轻度产后出血　开通静脉通路，急查血型、全血细胞计数及凝血功能。每 15 分钟监测 1 次生命体征，晶体液扩容。

2. 严重产后出血

（1）保证呼吸道通畅和正常呼吸，评估循环情况；平卧位，维持合适体温。

（2）无论氧饱和度是否正常，均给予 10~15L/min 高浓度面罩吸氧。

（3）如有必要，尽快输血，血液到达前以晶体 / 胶体液补充容量以维持主要器官的有效灌注。英国血液标准委员会建议大量失血的患者应通过血制品的补充保持血红蛋白 >80g/L，血小板计数 >50×10⁹/L，凝血酶原时间 <1.5 倍正常上限，部分凝血酶原时间 <1.5 倍正常上限，纤维蛋白原 >2g。避免血液稀释性凝血病。

（4）血压仍低时应用升压药物及肾上腺皮质激素，改善心、肾功能。

（5）抢救过程中随时做血气检查，及时纠正酸中毒。

（6）防止肾衰竭，如尿量少于 25ml/h，尿比重高，应积极快速补充液体，视尿量是否增加。尿比重在 1.010 或以下者，输液要慎重，利尿时注意高钾血症。

（7）保护心脏，出现心力衰竭时应用强心药物，同时加用利尿药，如呋塞米 20~40mg 静脉滴注，必要时 4 小时后可重复使用。

（8）抢救过程中应注意无菌操作,并给予大剂量广谱抗生素,预防感染。

（二）输血选择及注意事项

1. 红细胞　①通常认为血红蛋白 >100g/L 不需输血,而 <60g/L 时需输血。但对于急性失血者,不推荐以单次血红蛋白结果作为独立实验室指标来决定是否输血。建议结合临床表现与实验室检查综合决定。②严重产后出血且未知血型时,应立即输注 RhD⁻/K⁻ 的 O 型血,并尽早根据血型结果调整用血。③自体血细胞回输:可减少 38% 的输血需求,降低 21% 的异体间输血相关风险。

2. 新鲜冷冻血浆　①持续出血且没有可参考的凝血结果时,应在输注 4U 红细胞后按 12~15ml/kg 给予新鲜冷冻血浆,输注的红细胞与血浆的体积比应维持在 6:4,直至获得凝血结果以调整治疗。②持续出血且凝血酶原时间 / 部分凝血酶原时间较正常上限延长,一般需要 12~15ml/kg 的新鲜冷冻血浆以维持凝血酶原时间 / 部分凝血酶原时间正常。当凝血酶原时间 / 部分凝血酶原时间延长至 1.5 倍或以上,可给予高于 15ml/kg 剂量的新鲜冷冻血浆以纠正凝血功能。③怀疑凝血异常且没有可参考的凝血结果（如胎盘早剥或羊水栓塞）,或产后出血诊断延误时,应考虑给予新鲜冷冻血浆。若已给予至少 8U 红细胞仍无法止血,且无凝血和血小板计数结果时,建议给予 2U 冷沉淀以及 1U 血小板。

3. 纤维蛋白原　①进行性产后出血患者的纤维蛋白原不应低于 2g/L。②冷沉淀可用于纤维蛋白原的补充。③ 2U 冷沉淀或 60mg/kg 纤维蛋白原浓缩液一般可以使患者纤维蛋白原升高 1g/L。

4. 血小板　血小板计数 $<75 \times 10^9/L$ 者建议输注血小板。进行性产后出血者血小板计数应维持在 $\geq 50 \times 10^9/L$。

5. 抗纤溶药　产后出血患者应视情况给予氨甲环酸。

（三）止血方法选择

处理原则:针对出血原因,迅速止血;补充血容量,纠正失血性休克;防止感染。

1. 子宫收缩乏力　加强宫缩能迅速止血。导尿排空膀胱后可采用以下方法:

（1）按摩子宫:①腹壁按摩宫底:胎盘娩出后,术者一手的拇指在前、其余四指在后,在下腹部按摩并压迫宫底,挤出宫腔内积血,按摩子宫应均匀而有节律。若效果不佳,可选用腹部阴道双手压迫子宫法。②腹部阴道双手压迫子宫法:一手戴无菌手套伸入阴道,握拳置于阴道前穹窿,顶住子宫前壁,另一手在腹部按压子宫后壁,使宫体前屈,两手相对紧压并均匀有节律地按摩子宫。剖宫产时用腹壁按摩宫底的手法直接按摩子宫。注意:按摩子宫一定要有效,评价有效的标准是子宫轮廓清楚、收缩有皱褶、阴道或子宫切口出血减少。按压时间以子宫恢复正常收缩并能保持收缩状态为止,有时可长达数小时,按摩时配合使用宫缩剂。

（2）应用宫缩剂:①缩宫素(oxytocin)10U 加于生理盐水 500ml 中静脉滴注,必要时缩宫素 10U 直接宫体注射。②前列腺素类药物:缩宫素无效时,尽早使用前列腺素类药物。

（3）宫腔纱条填塞:助手在腹部固定子宫,术者用卵圆钳将无菌特制的宽 6~8cm、长 1.52m 的 4~6 层不脱脂棉纱布条自宫底由内向外有序地填紧宫腔,压迫止血。若留有空隙可造成隐性出血。24 小时后取出纱条,取出前使用宫缩剂,并给予抗生素预防感染。也可采用宫腔放置球囊代替宫腔填塞止血。

（4）子宫压缩缝合术:常用 B-Lynch 缝合法。适用于子宫乏力性产后出血,在剖宫产时使用更方便。首先将子宫从腹壁切口托出,用两手托住并挤压子宫体观察出血情况,判断缝合成功的概率。加压后出血明显减少或停止,成功可能性大。

（5）结扎盆腔血管:经上述处理无效,出血不止,为抢救产妇生命,先经阴道结扎子宫动脉上行支;如无效应迅速开腹结扎。经上述处理无效,可分离出髂内动脉起始点,以 7 号丝线结扎髂内动脉。

（6）髂内动脉或子宫动脉栓塞:行股动脉穿刺插入导管至髂内动脉或子宫动脉,注入明胶海绵颗粒栓塞动脉。栓塞剂可于 2~3 周后吸收,血管复通。适用于产妇生命体征稳定时进行。

（7）切除子宫:经积极抢救无效、危及产妇生命时,应行子宫次全切除或子宫全切除术,以挽救产妇生命。

2. 胎盘因素　胎儿娩出后,疑有胎盘滞留时,立即做宫腔检查。若胎盘已剥离则应立即取出胎盘;若胎盘粘连,可试行徒手剥离胎盘后取出。若剥离困难疑有胎盘植入,停止剥离,根据患者出血情况及胎盘剥离面积行保守治疗或子宫切除术。

（1）保守治疗:适应于孕产妇一般情况良好,无活动性出血;胎盘植入面积小、子宫壁厚、子宫收缩好、出血量少者。可采用局部切除、髂内动脉栓塞术、甲氨蝶呤等治疗。保守治疗过程中应用彩色多普勒超声密切监测胎盘大小及周围血流变化、观察阴道出血情况以及是否有感染。如出血增多或感染,应用抗生素同时行清宫或子宫切除术。

（2）切除子宫：如有活动性出血、病情加重或恶化、穿透性胎盘植入时应切除子宫。需要注意的是，胎盘全部植入可无活动性出血或出血较少，此时切忌强行剥离胎盘而造成大量出血，最安全的处理是切除子宫。

特别强调瘢痕子宫合并前置胎盘，尤其胎盘附着于子宫瘢痕（凶险性前置胎盘）时，处理较为棘手，采用彩色多普勒超声结合 MRI 检查，初步判断有无胎盘植入。及时转诊至有条件的医院。

3. 软产道损伤 应彻底止血，按解剖层次逐层缝合裂伤。宫颈裂伤 <1cm 且无活动性出血者不需缝合；若裂伤 >1cm 且有活动性出血应缝合。缝合第一针应超过裂口顶端 0.5cm，常用间断缝合；若裂伤累及子宫下段，缝合时应避免损伤膀胱和输尿管，必要时可经腹修补。修补阴道和会阴裂伤时，需按解剖层次缝合各层，缝合第一针应超过裂伤顶端，不留死腔，避免缝线穿透直肠黏膜。软产道血肿应切开血肿、清除积血、彻底止血、缝合，必要时可置橡皮引流。

4. 凝血功能障碍 首先应排除子宫收缩乏力、胎盘因素、软产道损伤等原因引起的出血，尽快输血、血浆、血小板、纤维蛋白原或凝血酶原复合物、凝血因子等。若并发弥散性血管内凝血（DIC）应按 DIC 处理。

三、中成药应用

（一）治疗原则

益气止血救脱。在积极控制出血，防止神昏的同时，迅速查明出血原因，以便有效地止血以防加重病情。可采用中西医结合方法救治。

（二）辨证分型使用中成药

产后出血常用中成药一览表

证型	常用中成药
气血虚弱证	复方阿胶浆、产妇康颗粒
血虚气脱证	生脉饮

1. 气血虚弱证

〔证候〕主症：产后阴道出血量多，色淡红质稀；次症：头晕心悸，汗出肢冷，面色㿠白，小腹空坠；舌脉：舌淡，苔白，脉细弱或大而虚。

〔治则〕益气止血。

〔方药〕举元煎（《景岳全书》）加阿胶、龙骨、牡蛎、仙鹤草、益母草。

〔**中成药**〕（1）复方阿胶浆（药典）。见第 25 页。

（2）产妇康颗粒（指南推荐）[由益母草、当归、人参、黄芪、何首乌、桃仁、蒲黄、熟地黄、香附(醋制)、昆布、白术、黑木耳组成]。功能主治:补气养血,祛瘀生新。用于气虚血瘀所致的产后恶露不绝,症见产后出血过多、淋漓不断、神疲乏力,腰腿无力。用法用量:开水冲服。1 次 5g,1 日 3 次;5~7 日为一疗程;产褥期可长期服用。

2. 血虚气脱证

〔**证候**〕**主症**:产后阴道出血量多;**次症**:伴神疲气短,面色苍白,突然出现头晕目眩,心悸烦闷,渐至昏不知人,甚至四肢厥冷,冷汗淋漓,手撒眼闭口开;**舌脉**:舌淡,少苔,六脉微细欲绝或浮大而虚。

〔**治则**〕益气固脱。

〔**方药**〕独参汤(《十药神书》)。

〔**中成药**〕生脉饮（药典）。见第 131 页。

四、单验方

1. 裘笑梅(浙江省中医院)验方——清魂散　当归 10g,泽兰 10g,血竭 6g,延胡索 10g,制没药 3g,益母草 10g,赤芍 9g。功效:行血逐瘀。用于产后腹痛胸闷作满,头晕呃逆,面色紫暗,继而不省人事,脉迟涩,舌质泛紫之血逆实证。

2. 黄亮运(浙江省金华市文荣医院)验方——逐瘀缩宫汤　黄芪 30g,党参 15g,白术 15g,山药 15g,当归 15g,红花 12g,桃仁 12g,艾叶 10g,蒲黄 10g,牡丹皮 10g,柴胡 10g,升麻 10g,炮姜 5g,阿胶 2g。功效:补气养血,化瘀生新。用于产后恶露不绝。

3. 阿胶五味子糊　阿胶 10g,五味子 10g,大米粉 30g。用法:先将五味子水磨,加入阿胶,大米粉,煮成糊状,服食。每日 1 次,连服数日。功效:补血止血。用于阴血虚脱证。

4. 四元母鸡汤　母鸡 1 只(约 1 000g),黄芪、党参各 30g,山药 50g,红枣 20 枚。制法:鸡去毛剖腹去肠杂洗净,黄芪、党参用纱布包扎好,与鸡齐放盘中,加黄酒至药面,隔水蒸熟后去药渣即可。用法:分数次服,食鸡饮汤,连服 3~5 剂。功效:健脾益气止血。

5. 人参粥　大米 50g,人参末、姜汁各 10g。制法:大米煮粥,加入人参末、姜汁搅拌均匀。用法:供早晚餐服食。功效:健脾益气止血。

6. 黄芪党参炖乌鸡　乌鸡肉 200g,党参 30g,黄芪 15g,精盐、味精、酱油等调料适量。制法：将党参、黄芪洗净，鸡肉洗净切成小块；全部用料一齐放入炖盅内，加清水适量，隔水文火炖3小时，调味即可。用法：随量服用，每周1次。功效：益气养血。

（毛思思　林洁）

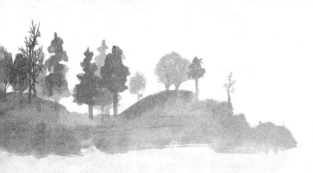

第五章　妇科杂病

不孕症 •

　　不孕症是指婚后夫妇同居，性生活正常，配偶生殖功能正常，未避孕未孕1年者；或曾孕育过，未避孕又1年以上未再受孕者。前者称为"原发性不孕症"，后者称为"继发性不孕症"。

　　本病中医病名国家标准亦称不孕症，亦属于"断绪""断续""全不产""绝产""绝嗣""绝子"等范畴。

一、诊断要点

（一）病史

　　注意结婚年龄，健康状况，性生活情况，月经史、分娩史及流产史等。注意有无生殖器感染，是否采用避孕措施，有无结核史、内分泌病史、代谢性疾病以及腹部手术史。

（二）症状

　　婚后夫妇同居，性生活正常，配偶生殖功能正常，未避孕未孕1年；或曾孕育过，未避孕又1年以上未再受孕。

（三）体征

　　因致病原因不同，体征各异，如输卵管炎症，妇科检查可见有附件增厚、压痛；子宫肌瘤，可伴有子宫增大；多囊卵巢综合征常伴有多毛、肥胖，或扪及增大卵巢等。

（四）辅助检查

　　1. 精液常规及质量分析　注意精液量、精子数量、活动度、畸形率等。

　　2. 卵巢功能检查　BBT测定、宫颈黏液（CM）检查、阴道细胞学检查、子宫内膜活组织检查等。

　　3. 内分泌学检查　根据病情择期做如下检查：FSH、LH、PRL、T、E_2、P，以及肾上腺皮质激素和甲状腺功能检查。

4. 输卵管通畅检查　输卵管通液术、子宫输卵管造影或 B 超下输卵管通液术。

5. B 超检查　监测卵泡发育及排卵情况,诊断子宫、附件及盆腔占位病变。

6. 免疫试验　检测精子抗体、透明带抗体、子宫内膜抗体、封闭抗体和细胞毒抗体等。

7. 宫腔镜检查　了解宫腔及输卵管开口的情况。

8. 腹腔镜检查　直视子宫、附件及盆腔情况,有无粘连、输卵管扭曲和子宫内膜异位病灶。

9. 染色体核型分析。

10. CT 或 MRI 检查　对疑有垂体瘤时可作蝶鞍分层摄片;腹腔、盆腔情况检查。

（五）鉴别诊断

暗产　有妊娠迹象但很快伴随月经而自然消失,类似现代所言生化妊娠。

二、西医治疗要点

（一）一般治疗

1. 排卵期性生活　掌握性知识,学会预测排卵,选择排卵期性生活,可增加受孕机会（排卵前 2~3 日或排卵后 24 小时内）。

2. 精神疗法　男女双方因不孕而过度紧张,从而影响精子的产生、排卵和输卵管功能,应解除思想顾虑。

3. 矫正不良生活习惯　戒烟酒,增强体质,促进健康,有利于恢复生育能力。

（二）西医治疗

1. 常用诱发排卵与健全黄体功能的药物

（1）枸橼酸氯米芬:枸橼酸氯米芬为首选促排卵药,适于体内有一定雌激素水平者。从月经周期第 3~5 日起,口服 50mg/d,连服 5 日,3 个周期为 1 疗程。若无排卵可增加剂量至 100~150mg/d,排卵率高达 80%,但受孕率仅为 30%~40%,可能与其抗雌激素作用有关。若用药后有排卵但黄体功能不健全,可加用绒促性素,于月经周期第 15~17 日连服 5 日,每日肌内注射 1 000~2 000U。治疗 6 个周期仍无排卵者应进一步检查不孕原因。

（2）绒促性素:绒促性素具有类似黄体生成素的作用,常与枸橼酸氯米芬合用。于枸橼酸氯米芬停药后 7 日加用绒促性素 2 000~5 000U,一次肌内注射。

（3）尿促性素:尿促性素为高效促排卵剂,每支含黄体生成素与卵泡刺激素各 75U,促进卵泡发育成熟。于月经第 6 日开始,每日 1 支,肌内注射,共 7 日。用药过程需观察宫颈黏液,测血雌激素水平及 B 超监视卵泡发育,一旦卵泡发育成熟即停用尿促性素。停药后 24~36 小时,加用绒促性素 5 000~10 000U 一次肌内注射,促进排卵及黄体形成。

（4）黄体生成激素释放激素脉冲疗法:适用于下丘脑性无排卵。采用微泵脉冲式静脉注射,脉冲间隔为 90 分钟。小剂量,每脉冲 1~5μg 较佳,排卵率为 91.4%,妊娠率为 85.8%;大剂量,每脉冲 10~20μg,排卵率为 93.8%,妊娠率为 40.6%。用药 17~20 日。

（5）溴隐亭:为多巴胺受体激动剂,能抑制垂体分泌催乳激素,适用于无排卵伴有高催乳素血症者。从小剂量(1.25mg/d)开始,若无反应,1 周后改为 2.5mg,口服,每日 2 次。一般连续用药 3~4 周时血催乳素降至正常,多可排卵（排卵率为 75%~80%,妊娠率为 60%）。

（6）补充黄体激素:适用于黄体功能不全。于月经期第 15 日开始,每日肌内注射绒促性素 1 000~2 000U;或于月经周期 20 日开始,肌内注射黄体酮,每次 10~20mg,每日 1 次,连用 5 日。

（7）改善宫颈黏液:从月经周期第 5 日起,口服戊酸雌二醇片 0.1~0.2mg,连服 10 日,使宫颈黏液稀薄,有利于精子穿过。

2. 生殖道病变的处理

（1）生殖器先天异常的处理:无孔处女膜、阴道隔及阴道瘢痕狭窄应手术治疗;轻度子宫发育不良者可做人工周期治疗。

（2）生殖道局部疾病的治疗:严重的宫颈糜烂或宫颈炎致分泌物多而黏稠者,可作局部上药或激光、微波、冷冻等治疗。

宫颈息肉、肌瘤、子宫黏膜下肌瘤、子宫内膜息肉、子宫纵隔可做相应的切除或切开手术。

3. 输卵管阻塞的治疗

（1）输卵管内注射药液:当输卵管轻度粘连或闭塞时,可由宫颈向子宫腔、输卵管内注射药物(方法与输卵管通液术同),使药物和输卵管病灶直接接触,并通过注射时的一定压力分离粘连。注射药物常用庆大霉素 4 万 U,地塞米松磷酸钠注射液 5mg,溶于 20ml 生理盐水中,在 150mmHg 压力下,以 1ml/min 的速度缓慢经输卵管通液导管推注。自月经干净 3~5 日起,隔日 1 次或每周 2 次,直到排卵期前。可用 2~3 个周期。

（2）输卵管成形术:经子宫、输卵管造影明确输卵管阻塞部位,可考虑输卵管成形术。近年来采用显微外科手术,使用无创伤器械,减少了输卵管的损伤,提高了输卵管成形术的成功率。

（3）输卵管导管扩通术:在透视或超声观察下,经阴道、宫颈、子宫向输卵管内插入同轴导管导丝,借助导丝的作用将阻塞的输卵管扩通;或通过向插入输卵管的导管内注药,借助药液的作用将输卵管扩通。手术时间为月经结束后3~5日内。

4. 免疫性不孕的治疗

（1）避孕套疗法:如因免疫因素引起不孕者,应用避孕套半年或以上,暂避免精子与女方生殖器接触,以减少女方体内的抗精子抗体浓度。在女方血清内精子抗体效价降低或消失时,于排卵期不再使用避孕套,使在未形成抗体前达到受孕目的。此法约1/3可获得妊娠。

（2）皮质类固醇疗法:皮质类固醇有抗炎及免疫抑制作用,临床亦可用于治疗免疫失调病。男女都可用于对抗抗精子抗体,抑制免疫反应。可在排卵前2周用泼尼松5mg,每日3次,亦有用肾上腺皮质激素者。

（3）宫内人工授精:对宫颈黏液中存在抗精子抗体者,可从男方精子中分离出高活力的精子,进行宫内人工授精。

5. 不明原因性不孕　因为找不到确切的病因,所以只能依靠经验治疗。综合治疗效果、复杂性和费用,促排卵联合宫内人工授精是最佳的治疗方案,可先进行3个周期的促排卵联合宫内人工授精治疗,若失败,可考虑采用其他辅助生殖技术。

6. 辅助生殖技术

（1）人工授精:人工授精分为配偶间人工授精和非配偶间人工授精。配偶间人工授精用于丈夫患性功能障碍或女方阴道狭窄等原因致性交困难者;非配偶间人工授精用于丈夫患无精症,或精液异常影响生育及患遗传病者。在排卵期前后,将新鲜的或冷冻的精液注入阴道穹窿、宫颈管内及宫颈周围,术后卧床20分钟,每个周期授精1~3次。

（2）体外受精和胚胎移植:也称"试管婴儿",是指从女性卵巢内取出成熟的卵子,和精子在体外受精发育,再移植至母体子宫内发育成胎儿的方法。主要指征为:输卵管疾病引起的不孕症如输卵管阻塞或切除,或输卵管周围粘连,子宫内膜异位等而丧失正常功能;免疫因素和病因不明的不孕症;少精症引起的不孕。男性生育所需精子数目至少为20×10^6/L,而体外受精为50×10^6/L。

（3）配子输卵管内移植:是指将卵子和处理过的精子放入输卵管壶腹部受精的方法。其条件是患者至少有一侧输卵管是通畅的,适应于不明原因的不孕症;各种精液缺陷所致的不孕;体外受精和胚胎移植失败者;只有一侧输卵管及对侧卵巢。

三、中成药应用

(一) 治疗原则

治疗当辨证与辨病相结合。治疗重点是温养肾气,调理气血,使经调病除,则胎孕可成。此外,还须情志舒畅,房事有节,择氤氲之时而合阴阳,以利于成孕。

(二) 辨证分型使用中成药

不孕症常用中成药一览表

证型	常用中成药
肾气虚证	五子衍宗丸、滋肾育胎丸
肾阳虚证	右归丸、金匮肾气丸
肾阴虚证	六味地黄丸
血虚证	定坤丹
肝郁证	逍遥丸
痰湿证	苍附导痰丸
湿热证	坤复康胶囊
血瘀证	桂枝茯苓胶囊、丹莪妇康煎膏、散结镇痛胶囊

1. 肾气虚证

〔证候〕主症:婚久不孕,月经不调,经量或多或少;次症:头晕耳鸣,腰痛腿软,精神疲倦,小便清长;舌脉:舌淡,苔薄,脉沉细,两尺尤甚。

〔治则〕补益肾气,调经助孕。

〔方药〕毓麟珠(《景岳全书》)。

〔中成药〕(1) 五子衍宗丸^(药典)。见第 4 页。

(2) 滋肾育胎丸^(指南推荐)。见第 136 页。

2. 肾阳虚证

〔证候〕主症:婚久不孕,月经后期,量少色淡,甚则闭经,平时白带量多;次症:腰痛如折,腹冷肢寒,性欲淡漠,小便频数或不禁,面色晦暗;舌脉:舌淡,苔白滑,脉沉细,或迟,或沉迟无力。

〔**治则**〕温肾助阳,化湿固精。

〔**方药**〕温胞饮(《傅青主女科》)。

〔**中成药**〕(1)右归丸^(药典)。见第70页。

(2)金匮肾气丸^(指南推荐)。见第48页。

3. 肾阴虚证

〔**证候**〕**主症:**婚久不孕,月经愆期,量少色淡;**次症:**头晕耳鸣,腰酸腿软,眼花心悸,皮肤不润,面色萎黄;**舌脉:**舌淡,苔少,脉沉细。

〔**治则**〕滋肾养血,调补冲任。

〔**方药**〕养精种玉汤(《傅青主女科》)。

〔**中成药**〕六味地黄丸^(药典)。见第24页。

4. 血虚证

〔**证候**〕**主症:**婚后无子,月经后期,量少色淡;**次症:**肌色萎黄,肤色不润,形体瘦弱,头晕目眩;**舌脉:**舌淡苔薄,脉细弱。

〔**治则**〕养血滋肾调经。

〔**方药**〕加味四物汤(《叶天士女科诊治秘方》)。

〔**中成药**〕定坤丹^(药典)。见第19页。

5. 肝郁证

〔**证候**〕**主症:**婚久不孕,经常乳房胀痛,周期前后不定,经血夹块;**次症:**胸胁不舒,小腹胀痛,精神抑郁,或烦躁易怒;**舌脉:**舌红,苔薄,脉弦。

〔**治则**〕疏肝解郁,理血调经。

〔**方药**〕百灵调肝汤(《百灵妇科》)。

〔**中成药**〕逍遥丸^(药典)。见第30页。

6. 痰湿证

〔**证候**〕**主症:**婚久不孕,形体肥胖,经行后期,甚或闭经,带下量多;**次症:**色白黏无嗅,头晕心悸,胸闷泛恶,面色㿠白;**舌脉:**舌苔白腻,脉滑。

〔**治则**〕燥湿化痰,调理冲任。

〔**方药**〕启宫丸(《医方集解》)。

〔**中成药**〕苍附导痰丸^(指南推荐)(由苍术、香附、陈皮、胆南星、枳壳、半夏、川芎、滑石、茯苓、神曲组成)。功能主治:燥湿化痰。用于婚久不孕,带下色白黏无嗅,头晕心悸,胸闷泛恶,面色㿠白,舌苔白腻,脉滑。用法用量:淡姜汤下,每服3~5g,1日2次。

7. 湿热证

〔**证候**〕**主症:**继发不孕,月经先期,经期延长,淋漓不断,赤白带下;**次症:**

腰骶酸痛,少腹坠痛,或低热起伏;**舌脉**:舌红,苔黄腻,脉弦数。

〔**治则**〕清热利湿,活血调经。

〔**方药**〕解毒四物汤(《医学入门》)。

〔**中成药**〕坤复康胶囊^(指南推荐)(由赤芍、苦参、香附、猪苓、女贞子、南刘寄奴、乌药、粉萆薢、萹蓄组成)。功能主治:继发不孕,月经先期,经期延长,淋漓不断,赤白带下,腰骶酸痛,少腹坠痛,或低热起伏;舌红,苔黄腻,脉弦数。用法用量:口服。1次3~4粒,1日3次。

8. 血瘀证

〔**证候**〕**主症**:多年不孕,月经后期,经量多少不一,色紫夹块;**次症**:经行腹痛,少腹作痛不舒,或腰骶痛拒按;**舌脉**:舌紫暗,或舌边有瘀点,脉弦涩。

〔**治则**〕活血化瘀,温经通络。

〔**方药**〕少腹逐瘀汤(《医林改错》)。

〔**中成药**〕(1)桂枝茯苓胶囊^(药典)。见第49页。

(2)丹莪妇康煎膏^(指南推荐)。见第49页。

(3)散结镇痛胶囊^(药典)。见第55页。

四、单验方

1. 韩百灵(黑龙江中医药大学)验方——保育灵　熟地黄25g,白芍20g,山茱萸15g,龟甲15g,续断20g,桑寄生20g,杜仲20g,山药15g,牡蛎15g,牛膝15g,牡丹皮15g。功效:滋补阴精。用于肾阴虚不孕。症见颜面潮红,头晕耳鸣,腰痛,足跟痛,手足心热,口干不欲饮,月经量少,色鲜红,少腹柔软不拒按,皮肤干枯不润;舌红无苔,脉细数者。

2. 朱小南(中国医学科学院)验方——逍遥助孕汤　香附、郁金、当归、茯苓、合欢皮、娑罗子、路路通各9g,白芍、陈皮各6g,柴胡4g。功效:疏肝解郁。用于肝气郁滞不孕。

3. 夏桂成(江苏省中医院)验方——滋阴抑抗汤　炒当归10g,赤、白芍各10g,怀山药10g,山茱萸9g,甘草6g,牡丹皮10g,钩藤15g,地黄10g,功效:滋阴降火,调肝宁神。用于免疫性不孕。症见月经先期或正常,量偏少或多,色红有小血块,头晕耳鸣,心悸失眠,腰腿酸软,烦躁内热,口干;舌质红,苔黄腻,脉细弦数。

4. 何子淮(杭州市中医院)验方——导湿种玉汤　苍术、白术、椒目、肉桂、艾叶、姜半夏、香附、生山楂、车前子、川芎、青皮、陈皮、蛇床子等。功效:导湿驱脂。用于婚后多年不孕,见形体肥胖,神疲乏力,面色㿠白,头晕心悸及月经延期、量少,白带增多。舌见淡胖,苔多白腻或厚腻,脉弦滑。

5. 孙一民(安阳市人民医院)验方——助孕汤 月季花 6g,玫瑰花 6g,丹参 15g,当归 9g,生地黄 9g,白芍 9g,柴胡 6g,香附 9g,紫苏梗 9g,桔梗 6g,淫羊藿 9g,鹿衔草 9g。功效:调经助孕。用于月经不调,久不孕育者。

6. 茶树根、小茴香。用法:适量黄酒隔水炖 2~3 小时,去渣加红糖,于月经来时服用。月经净后的第 2 日,再将凌霄花根 30g,炖老母鸡,加少许米酒和食盐服食。每个月 1 次,连服 3 个月。用于痛经不孕。

7. 淫羊藿 250g,熟地黄 150g。用法:将上 2 味,同捣碎细,用纱布袋盛,置净器中,以醇酒 1 250g 浸泡,密封口,密封 3 日方可开取。每日不拘时随量饮之,常令有酒力相续,勿大醉。若酒尽,再添酒泡制。功效:补肾壮阳,祛风湿,强筋骨。用于肾虚阳痿,宫冷不孕,腰膝无力,筋骨酸痛。

8. 木天蓼果实虫。用法:黄酒送服。用于妇女腰下腹冷,久不受孕。

9. 鸡 1 只,附子 30g。用法:加佐料炖烂,食肉饮汤,早晚各 1 次,3 日吃完。用于女子宫寒不孕。

10. 鲜姜 500g,红糖 500g。用法:鲜姜洗净切片,捣烂如泥,调入红糖,放锅中蒸 1 小时,取出放阳光充足之处晒 3 天,然后再蒸再晒,如此共蒸 9 次,即每伏蒸晒 3 次。服用时间应在月经来潮的头 1 日。每次 1 汤匙,每日 3 次,连服 1 个月不得间断。此间忌房事。用于子宫虚冷之不孕。

11. 全当归、远志各 150g,好甜酒 1 500g。用法:将全当归细切碎后与远志和匀,以白布袋贮,置净器中,用酒浸泡,密封后可开取,去渣备用。每晚温饮,随量饮之,不可间断。酒用尽,依法再制。功效:活血通经,调和气血。用于妇女经水不调,不能受孕,或气血不足者。

（张娟 雷磊）

第二节 癥瘕·

癥瘕是指妇女下腹胞中结块,伴或胀,或痛,或满,或异常出血者。癥、瘕之间的区别在于:癥者,坚硬成块,固定不移,推揉不散,痛有定处,病属血分;瘕者,痞满无形,时聚时散,推揉转动,痛无定处,病属气分。

本病中医病名国家标准也称癥瘕,亦属于"肠覃""石瘕""血癥"等范畴。

一、诊断要点

（一）病史

可有月经病史、带下病史、不孕史、盆腔炎性疾病史、精神创伤史、肿瘤家族史。

（二）症状

临床可无症状,可有下腹胀满,或伴有带下增多、月经异常、痛经,或伴有不孕、贫血、压迫症状如尿频尿急、大便改变等。

（三）体征

下腹可扪及包块,质地硬或囊性。

（四）辅助检查

1. 肿瘤标志物检查　CA125、CA19-9、CA15-3、CEA、AFP、β-HCG 对判断下腹部肿块良、恶性有指导意义,同时也可以用于病情监测。

2. 影像学检查　B 超可检测到肿块的形态、大小、部位、性状,对鉴别肿瘤的性质有一定的意义,CT、MRI 检查可清晰显示肿块,对判断肿块良恶性以及有无侵犯周围脏器具有指导意义。

3. 宫、腹腔镜检查　可直接对宫腔、盆腔、腹腔及横膈部位进行探查。

4. 病理检查　对宫、腹腔内液体及组织进行活检取样,行细胞学及病理学检测。

（五）鉴别诊断

1. 妊娠子宫　患者有停经史,下腹胀满,伴有恶心呕吐,尿妊娠试验提示妊娠,B 超可明确子宫大小及胎儿发育情况。

2. 尿潴留　患者多有尿道梗阻病史,表现为尿不能排出或不能完全排空,膀胱胀满。通过耻骨上部的视诊和触诊以及 B 超检查和导尿以明确诊断。

3. 与内、外科病变相鉴别　主要与消化道肿瘤、泌尿系肿瘤、多囊肾等鉴别,一般通过妇科检查可以鉴别。但对于盆腔的包块,要结合病史并参考影像学检查进行鉴别。必要时需行腹腔镜探查以明确诊断。

二、西医治疗要点

（一）一般治疗

避免强烈的精神刺激,保持心情舒畅,提高机体体质;合理饮食,应该减少进食刺激性食物,忌油腻,忌饮酒,忌海鲜,忌腥荤及发物,多食水果蔬菜。

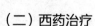

（二）西药治疗

如肌瘤无症状，可每 3~6 个月复查一次；如恶性肿瘤应立即行手术治疗。

三、中成药应用

（一）治疗原则

活血化瘀，软坚散结。根据患者体质强弱及病程长短，酌用攻补。新病体质较强者可行攻破；久病体质较弱者，可攻补兼施，或先攻后补，或先补后攻，随证施治。

（二）辨证分型使用中成药

癥瘕常用中成药一览表

证型	常用中成药
气滞血瘀证	丹莪妇康煎膏
寒凝血瘀证	小金丹
痰湿瘀阻证	散结镇痛胶囊
肾虚血瘀证	金匮肾气丸
气虚血瘀证	止痛化癥颗粒
湿热瘀阻证	夏枯草口服液

1. 气滞血瘀证

〔**证候**〕**主症**：下腹部包块质硬，下腹胀痛，月经先后无定期，经期延长，月经量多，有血块，色紫黑；**次症**：精神抑郁，心烦易怒，善太息，胸胁胀闷，乳房胀痛，面色晦暗，肌肤不润；**舌脉**：舌紫暗，舌尖、边有瘀点或瘀斑，苔薄白，脉弦涩。

〔**治则**〕行气活血，化瘀消癥。

〔**方药**〕香棱丸（《严氏济生方》）。

〔**中成药**〕丹莪妇康煎膏^{（指南推荐）}见第 49 页。

2. 寒凝血瘀证

〔**证候**〕**主症**：下腹部包块质硬，小腹冷痛，喜温畏冷，月经后期，量少，色暗淡，有血块；**次症**：面色晦暗或有暗斑，形寒肢冷，手足不温；**舌脉**：舌淡暗，舌边、尖有瘀点、瘀斑，苔白，脉弦紧。

〔**治则**〕温经散寒，祛瘀消癥。

〔**方药**〕少腹逐瘀汤（《医林改错》）。

〔**中成药**〕小金丹^{（指南推荐）}（由白胶香、草乌、五灵脂、地龙、制木鳖、制没药、制乳香、当归身、麝香、陈墨组成)。功能主治:下腹部包块质硬,小腹冷痛,喜温畏冷,月经后期,量少,色暗淡,有血块;面色晦暗或有暗斑,形寒肢冷,手足不温;舌淡暗,舌边、尖有瘀点、瘀斑,苔白,脉弦紧。用法用量:陈酒送服。1天1次,1次1丸。

3. 痰湿瘀阻证

〔证候〕主症:下腹部包块按之不坚,时或作痛,月经后期或闭经,经质稠黏,有血块;次症:形体肥胖,胸脘痞闷,恶心欲呕,肢体困倦,头晕嗜睡,带下量多,色白质黏稠;舌脉:舌暗紫,舌边、尖有瘀点、瘀斑,苔白厚腻,脉沉滑。

〔治则〕化痰除湿,活血消癥。

〔方药〕苍附导痰丸(《叶天士女科诊治秘方》)合桂枝茯苓丸(《金匮要略》)。

〔中成药〕散结镇痛胶囊(药典)。见第55页。

4. 肾虚血瘀证

〔证候〕主症:下腹部包块或触痛,月经后期,量或多或少,经色紫暗,有血块;次症:腰膝酸软,头晕耳鸣,不孕,夜尿频,性欲低下;舌脉:舌淡暗,苔薄白,脉沉涩。

〔治则〕补肾活血,消癥散结。

〔方药〕肾气丸(《金匮要略》)合桂枝茯苓丸(《金匮要略》)。

〔中成药〕金匮肾气丸(指南推荐)。见第48页。

5. 气虚血瘀证

〔证候〕主症:下腹部包块按之不坚,小腹空坠,经期或者经后腹痛,月经量多,经期延长,经色淡红,有血块;次症:面色㿠白,神疲乏力,气短懒言,头晕目眩,语声低微,倦怠嗜卧,纳少便溏;舌脉:舌质暗淡,舌尖、边有瘀斑,薄白,脉弦细涩。

〔治则〕益气活血,消癥散结。

〔方药〕四君子汤(《太平惠民和剂局方》)合桂枝茯苓丸(《金匮要略》)。

〔中成药〕止痛化癥颗粒(指南推荐)[由党参、炙黄芪、白术(炒)、丹参、当归、鸡血藤、三棱、芡实、山药、延胡索、川楝子、鱼腥草、北败酱、炮姜、蜈蚣、全蝎、土鳖虫、肉桂组成]。功能主治:益气活血,散结止痛。用于下腹部包块按之不坚,小腹空坠,经期或者经后腹痛,月经量多,经期延长,经色淡红,有血块,面色㿠白,神疲乏力,气短懒言,头晕目眩,语声低微,倦怠嗜卧,纳少便溏;舌质暗淡,舌尖、边有瘀斑,薄白,脉弦细涩。用法用量:冲服。1次2~3袋,1日2~3次。

6. 湿热瘀阻证

〔证候〕主症:下腹部包块疼痛拒按,带下量多色黄,月经量多,经期延长,有血块,质黏稠;**次症**:头晕目赤,发热咽干,烦躁易怒,便秘,尿少色黄,肌肤甲错,夜寐不安;**舌脉**:舌质暗红,舌边有瘀点、瘀斑,苔黄腻,脉弦滑数。

〔**治则**〕清热利湿,化瘀消癥。

〔**方药**〕大黄牡丹皮汤(《金匮要略》)。

〔**中成药**〕夏枯草口服液^(药典)(由夏枯草组成)。功能主治:清火、散结、消肿。用于下腹部包块疼痛拒按,带下量多色黄,月经量多,经期延长,有血块,质黏稠;头晕目赤,发热咽干,烦躁易怒,便秘,尿少色黄,肌肤甲错,夜寐不安;舌质暗红,舌边有瘀点、瘀斑,苔黄腻,脉弦滑数。用法用量:口服。1 次 10ml,1 日 2 次。

四、单验方

1. 刘云鹏(荆州市中医院)验方

非经期方:当归 9g,川芎 9g,地黄 9g,白芍 9g,桃仁 9g,红花 9g,昆布 15g,海藻 15g,三棱 9g,莪术 9g,土鳖虫 9g,丹参 15g,刘寄奴 15g,鳖甲 15g,青皮 9g,荔枝核 9g,橘核 9g。功效:活血化瘀,消癥。用于子宫肌瘤的非经期治疗。

经期方:当归 9g,地黄 9g,白芍 9g,川芎 9g,阿胶(兑)12g,茜草 9g,丹参 15g,刘寄奴 9g,益母草 12g,蒲黄炭 9g,紫草根 15g。功效:活血养血,调经消癥。用于子宫肌瘤的经期治疗。

2. 柴胡、青皮各 5g,山楂、白芍各 6g,肉桂、砂仁各 3g,牡丹皮、茯苓、鳖甲各 6g,鸡肫皮 3 个,夜明砂、五灵脂各 12g。制法:鳖甲醋炙,五灵脂醋炒,鸡肫皮焙燥,研细末,姜汤滴为丸如梧子大,晒干,亦可作汤剂。用法:半空腹服,每服 30 丸,日服 3 次。用于癥瘕属气滞血瘀证者。

3. 白毛藤 1 两,红枣适量。用法:水煎。用于癥瘕属湿热瘀阻证者。

(张娟　雷磊)

第三节　子宫脱垂

子宫脱垂是指子宫从正常位置沿阴道下降,宫颈外口达坐骨棘水平以下,甚至子宫完全脱出于阴道口以外者。常合并阴道前壁和后壁膨出,发生脱垂的年龄以 40~60 岁最多。

本病中医病名国家标准为阴挺,亦属于"阴脱""阴挺下脱""阴菌""阴蕈""阴痔""产肠不收""葫芦颓"等范畴。

一、诊断要点

(一)病史

多有分娩损伤史,或产后过早操劳负重失于调护史;长时间腹压增加史;盆底组织先天发育不良或退行性变史;卵巢功能减退病史;营养不良史。

(二)症状

自觉阴道口有物脱出,持重、站立脱出加重,平卧休息缩小或消失,腰骶部有疼痛感或下坠感,带下淋漓,排尿困难甚至尿潴留,或尿频尿急,或张力性尿失禁。

(三)体征

妇科检查子宫大小多正常,宫颈外口达坐骨棘水平以下,甚或子宫全部脱出于阴道口外,可伴有阴道前、后壁膨出,或不同程度的尿道膨出。

临床分度

Ⅰ度:轻型者子宫颈外口距处女膜缘小于 4cm,但未达处女膜缘;重型者子宫颈外口已达处女膜缘,阴道口可见宫颈。

Ⅱ度:轻型者子宫颈脱出阴道口外,但宫体仍在阴道内;重型者宫颈及部分体脱出至阴道口外。

Ⅲ度:子宫颈及子宫体全部脱出至阴道口外。

(四)鉴别诊断

1. 宫颈延长 宫体仍在盆腔内,宫颈细长如柱状,阴道前后壁无膨出,前后穹窿位置无下降。妇科检查和 B 超检查可明确诊断。

2. 宫颈息肉、宫颈肌瘤、子宫黏膜下肌瘤 脱出物表面见不到宫颈外口,阴道内可触及宫颈,妇科检查和 B 超检查可协助诊断。

3. 慢性子宫内翻症 脱出物找不到子宫颈外口,但可找到输卵管开口,表面被覆红绒样子宫内膜,双合诊时盆腔内空虚,触不到宫体。

4. 阴道壁囊肿或肿瘤 肿物在阴道壁内,不能移动,宫颈和宫体可触及。妇科检查可协助诊断。

二、西医治疗要点

1. 子宫托疗法 子宫托是一种支持子宫和阴道壁并使其维持在阴道内而不脱出的工具。国内常用及近年研制的子宫托有如下 4 种:①喇叭花型子宫托;②环型子宫托;③球型子宫托;④球腹 - 蘑菇头子宫托。适用于因全身情况或严重的心、肝、肾等疾病而不宜手术治疗者;拒绝手术治疗,或因环境、经济等无条件施行手术治疗者;轻度子宫脱垂合并腰背酸痛等症状严重的患者,先采用子宫托保守治疗后症状缓解者,可作为手术治疗的适应证。使用时的禁忌证是阴道、宫颈有明显炎症或溃疡者,须在治愈后放置;阴道口宽敞,阴道短浅,四周穹窿部变浅或消失,不能支持子宫托于生殖裂孔之上;盆腔有明显炎症或肿瘤者;会阴Ⅲ度裂伤,或有尿瘘、粪瘘者;月经期、妊娠期、产褥期。

子宫托的使用:按子宫托的不同类型,均可分大、中、小 3 种,经配放子宫托后,脱垂的子宫与阴道壁能回纳于阴道内,患者立感舒适而子宫不脱出者为放置合适,并需教会患者放取与叮嘱患者每晚取出洗净,晨间再行放置、一般放置时患者平卧,两腿屈曲分开,将托的后缘偏斜,沿阴道后壁推入至阴道顶部,再将子宫托的前缘推至耻骨联合的后面,然后让患者屏气,使子宫下降,检查托的位置是否正确,取托时应轻轻侧斜方向取出。

2. 宫旁药物注射　此法的作用在于激起化学性炎症,形成瘢痕,瘢痕挛缩后缩短松弛的主韧带,使子宫上提。此疗法对轻度子宫脱垂有效,重度无效。但不易巩固,且若注射位置不当,可并发尿瘘,故不宜推广。

3. 体育疗法　用体操方法进行有关肌肉的运动和锻炼,目的是使松弛的盆底组织逐步恢复张力。产褥期产道正在恢复时期,是锻炼的最有效时期,常用的有肛提肌运动,膝胸卧式,早晚各 1 次,每次 5~15 分钟。早晨锻炼应在起床前进行。有压力性尿失禁者,每次排尿时有意识地停顿排尿动作数次,并使之形成习惯,对加强肛提肌的张力,甚为有益。

4. 手术治疗　凡Ⅱ、Ⅲ度子宫脱垂或有症状的膀胱膨出、直肠膨出患者以及非手术治疗无效者,均可根据患者年龄,生育要求及全身健康情况,选择下列各种不同手术。

(1)阴道前后壁修补术:适用于Ⅰ、Ⅱ度子宫脱垂伴明显阴道前、后壁膨出但宫颈延长不明显者。

(2)阴道前后壁修补术加主韧带缩短及宫颈部分切除术:又称曼彻斯特手术,适用于年龄较轻,宫颈较长的Ⅱ、Ⅲ度子宫脱垂患者。

(3)阴道子宫全切除及阴道前后壁修补术:适用于Ⅱ、Ⅲ度子宫脱垂,且年龄较大,无需考虑生育功能的患者。但在将子宫切除后,应将双侧切断的主韧带、宫骶韧带和圆韧带残端分别相互贯穿缝合,以加强盆底的支托功能。

(4)阴道纵隔形成术:又称阴道闭合术,系将阴道前后壁各切除相等大小的黏膜瓣,然后将前后壁剥离创面相对缝合以部分封闭阴道,术后失去性交功能。

三、中成药应用

（一）治疗原则

补虚、举陷、固脱。合并湿热者,宜先清热利湿,热清湿去仍以补虚升提为主。

（二）辨证分型使用中成药

子宫脱垂常用中成药一览表

证型	常用中成药
气虚证	补中益气丸
肾虚证	金匮肾气丸、五子衍宗丸
湿热下注证	龙胆泻肝丸、二妙丸

1. 气虚证

〔**证候**〕**主症**:子宫下移或脱出于阴道口外,阴道壁松弛膨出,劳则加重,平卧则回纳;**次症**:小腹下坠,身倦懒言,面色不华,四肢乏力,小便频数,带下量多,质稀色淡;**舌脉**:舌淡苔薄,脉缓弱。

〔**治则**〕益气补中,升提举陷。

〔**方药**〕补中益气汤(《脾胃论》)加减。

〔**中成药**〕补中益气丸^(药典)。见第 3 页。

2. 肾虚证

〔**证候**〕**主症**:阴中有物脱出或脱出阴道口外,久脱不复;**次症**:头晕耳鸣,腰膝酸软冷痛,小便频数,夜间尤甚,小腹下坠,带下清稀;**舌脉**:舌质淡红,苔薄,脉沉弱。

〔**治则**〕补肾固脱,益气升提。

〔**方药**〕大补元煎(《景岳全书》)加减。

〔**中成药**〕(1)金匮肾气丸^(指南推荐)。见第 48 页。

(2)五子衍宗丸^(药典)。见第 4 页。

3. 湿热下注证

〔**证候**〕**主症**:子宫脱出,或见阴道前后壁膨出,局部破溃,红肿不消,灼热痒痛,黄水淋漓,色黄秽臭,阴部红肿热痛,小腹坠胀;**次症**:心烦多怒,胸胁满闷,口苦咽干,大便秘,小便赤,手足发热;**舌脉**:舌红苔黄腻,脉弦滑数。

〔**治则**〕清热利湿。

〔**方药**〕龙胆泻肝汤(《医宗金鉴》)合五味消毒饮(《医宗金鉴》)。

〔**中成药**〕(1)龙胆泻肝丸^(药典)。见第 66 页。

(2)二妙丸^(药典)〔由苍术(炒)、黄柏(炒)组成〕。功能主治:清利湿热。用于湿热下注之子宫脱垂。用法用量:口服。成人 1 次 6~9g,1 日 3 次。

四、单验方

1. 王渭川(成都中医药大学)验方——龙胆泻肝汤　龙胆 9g,柴胡 9g,泽泻 9g,车前子 9g,生地黄 9g,栀子 9g,红藤 24g,蒲公英 24g,金银花 9g,败酱草 24g,桔梗 9g,生牛蒡子 24g,藿香 5g,生谷芽 60g,琥珀末 6g,炒升麻 24g。功效:疏肝胆,清湿热。用于阴挺,脱处肿痛。症见面色垢腻,心烦内热,或身热自汗,口苦胸闷,纳呆,夜寐不安,大便秘结,小便短赤。脉滑数;舌质红绛,苔黄燥。

2. 蒋健(上海中医药大学)验方——升陷汤加减　红参 6g,党参 60g,黄芪 60g,升麻 15g,桔梗 20g,柴胡 15g,知母 15g。功效:补气升提。用于气虚下陷型子宫脱垂。

3. 粳米 100g,黄芪 30g,白术 15g,柴胡 15g。将后三味药水煎取汁,兑入粳米粥内即成。每日 1 剂,分 2 次服。用于气虚型子宫脱垂。

4. 枸杞叶 250g,粳米 150g,羊肉 100g,羊肾 1 只。葱白 2 个,精盐适量。将羊肉洗净切块;羊肾剖开,去筋膜,洗净切块;葱白洗净切碎;粳米淘洗干净;枸杞叶洗净。锅内加水适量,先将枸杞叶煎煮去渣,再入羊肾、羊肉、葱白、粳米煮为稀粥,加盐调食。每日 1 剂,分 2 次服。用于肾虚型子宫脱垂。

5. 粳米 100g,金樱子 20g。先将金樱子水煎去渣,再入粳米煮粥食用。每日 1 剂,分 2 次服。用于气虚型子宫脱垂。

6. 粳米 100g,枸杞子 20g,人参 3g。共煮粥食用。每日 1 剂,分 2 次服。用于肾虚型子宫脱垂。

(张娟　李慧芳)

第四节　卵巢早衰

卵巢早衰是指因卵巢功能过早衰竭致使女性 40 岁之前出现闭经,同时伴有低雌激素,高促性腺激素水平的一种疾病。中医学无卵巢早衰之名,与古籍

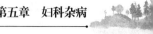

记载的"月水先闭""经水早断"最为相似。

一、诊断要点

（一）病史

多数患者无明确诱因。少数可有家族遗传史；自身免疫性疾病引起的免疫性卵巢炎病史；幼时腮腺炎及结核、脑炎、盆腔器官感染史；盆腔放射、全身化疗、服用免疫抑制剂及生殖器官手术等医源性损伤史；吸烟饮酒、有毒有害物质接触史；或在发病前有突发的惊恐或持续不良的精神刺激史。

（二）症状

月经不规则是首要线索，患者一般是先出现月经周期延后、经期缩短、经量减少、不规则子宫出血，而后逐渐发展为闭经；少部分患者月经周期可正常，突然出现闭经；部分患者或可出现潮热等绝经过渡期症状。如由自身免疫性疾病引起的卵巢早衰，可出现相关疾病的表现。

（三）体征

妇科检查　生殖器官萎缩，阴道黏膜充血、皱襞消失。

（四）辅助检查

1. 生殖内分泌激素测定　间隔 1 个月持续 2 次以上 FSH≥40U/L，E_2≤73.2pmol/L。

2. 免疫指标和内分泌指标检测　根据临床表现，可以有选择地进行相关疾病的指标检测：自身抗体、红细胞沉降率、免疫球蛋白、类风湿因子测定、甲状腺功能、肾上腺功能，甲状旁腺及血糖测定。

3. 染色体检查　对于 25 岁以下闭经或第二性征发育不良者，可行染色体核型分析。25 岁以上继发闭经者，很少有染色体核型异常。

4. B 超检查　子宫内膜菲薄或子宫及卵巢萎缩，卵巢中无卵泡。

5. 骨密度检查　必要时可进行此项检查，以明确是否伴发骨质疏松症。

6. 诊断标准　具有以下 3 条则可诊断：① 40 岁前闭经；②两次以上血清 FSH≥40U/L；③ E_2≤73.2pmol/L。

（五）鉴别诊断

1. 高催乳素血症　临床表现是月经稀发、闭经及非哺乳期乳汁自溢。PRL≥25μg/L。B 超可见卵巢内有发育的卵泡，血清 LH、FSH 及 TSH 的水平均正常。

2. 多囊卵巢综合征　可出现月经稀发或闭经、不孕，但以高雄激素血症、高胰岛素血症及代谢综合征为其特征，血清 FSH 水平在正常范围，常伴有肥胖、多毛、痤疮及黑棘皮征。

3. 希恩综合征　产后大出血和休克持续时间过长,导致腺垂体急性梗死和坏死,引起低促性腺激素性闭经,同时伴有肾上腺皮质、甲状腺功能减退。临床表现为闭经、脱发、阴毛和腋毛脱落、低血压、畏寒、嗜睡、贫血、消瘦等症状。

4. 抵抗性卵巢综合征　又称卵巢不敏感综合征,亦属 FSH 升高之高促性腺闭经。镜下卵巢形态饱满,具有多数始基卵泡及初级卵泡,很易与卵巢早衰相鉴别。

5. 中枢神经-下丘脑性闭经　包括精神应激性、神经性厌食、体重下降、剧烈体育运动、药物等引起的下丘脑分泌促性腺激素释放激素功能失调或抑制引发闭经。

二、西医治疗要点

卵巢早衰的发生取决于卵泡数量和卵泡消耗的开始时间和速度,如何恢复卵巢早衰患者的内分泌功能,提高生活质量,是目前女性生殖内分泌临床研究的重要方向。卵巢早衰应根据病程、病史,结合患者不同的需要,进行科学的、专业的、合理的治疗,基本原则是早发现、早治疗。

目前西医学治疗主要采取激素替代疗法,但停药后复发率高,长期使用会增加乳腺癌、子宫内膜癌的危险性。对有生育要求的年轻妇女,采用较大剂量雌激素以维持子宫发育及在短时间内抑制 FSH 至正常水平,定期停药以期排卵的恢复。对卵巢早衰的患者,一般不直接采用促性腺或氯米芬诱发排卵。

三、中成药应用

(一) 治疗原则

补肾贯穿治疗始终。在治疗中切勿破血行气以通经见血为快,应补中有通,通中有养;补肾兼顾养血、疏肝、健脾、清心之法。

(二) 辨证分型使用中成药

卵巢早衰常用中成药一览表

证型	常用中成药
肝肾阴虚证	坤宝丸
肾虚肝郁证	妇科调经片

续表

证型	常用中成药
脾肾阳虚证	参茸白凤丸、调经促孕丸
心肾不交证	天王补心丹
肾虚血瘀证	定坤丹、女宝胶囊
气血虚弱证	复方阿胶浆

1. 肝肾阴虚证

〔证候〕**主症**:月经周期延后,量少,色红,质稠,或闭经;**次症**:五心烦热,烘热汗出,失眠多梦,阴户干涩、灼痛,头晕耳鸣,腰酸膝软,两目干涩,视物昏花;**舌脉**:舌红,少苔,脉弦细数或脉细数。

〔治则〕滋补肝肾,养血调经。

〔**方药**〕左归丸(《景岳全书》)。

〔**中成药**〕坤宝丸^(药典)。见第82页。

2. 肾虚肝郁证

〔证候〕**主症**:月经周期延后,量少,色暗,挟有血块或闭经;**次症**:腰酸膝软,烘热汗出,精神抑郁,胸闷叹息,烦躁易怒;**舌脉**:舌质暗淡,苔薄黄,脉弦细,尺脉无力。

〔治则〕补肾疏肝,理气调经。

〔**方药**〕一贯煎(《续名医类案》)。

〔**中成药**〕妇科调经片^(药典)。见第30页。

3. 脾肾阳虚证

〔证候〕**主症**:月经周期延后,量少,色淡,质稀或闭经;**次症**:腹中冷痛,面浮肢肿,畏寒肢冷,腰膝酸软,带下清冷,性欲淡漠,久泻久痢或五更泄泻;**舌脉**:舌淡胖,边有齿痕,苔白滑,脉沉迟无力或脉沉迟弱。

〔治则〕温肾健脾,养血调经。

〔**方药**〕毓麟珠(《景岳全书》)。

〔**中成药**〕(1) 参茸白凤丸^(药典)[由人参、鹿茸(酒制)、党参(炙)、酒当归、熟地黄、黄芪(酒制)、酒白芍、川芎(酒制)、延胡索(制)、胡芦巴(盐炙)、酒续断、白术(制)、香附(制)、砂仁、益母草(酒制)、酒黄芩、桑寄生(蒸)、炙甘草组成]。功能主治:月经周期延后,量少,色淡,质稀或闭经;腹中冷痛,面浮肢肿,畏寒肢冷,腰膝酸软,带下清冷,性欲淡漠,久泻久痢或五更泄泻;舌淡胖,边有齿痕,苔白滑,脉沉迟无力或脉沉迟弱。用法用量:口服。1次50粒,1日2次。

（2）调经促孕丸^(药典)[由鹿茸（去毛）、淫羊藿（炙）、仙茅、续断、桑寄生、菟丝子、枸杞子、覆盆子、山药、莲子（去心）、茯苓、黄芪、白芍、酸枣仁（炒）、钩藤、丹参、赤芍、鸡血藤组成]。功能主治:温肾健脾,活血调经。用于脾肾阳虚卵巢早衰。用法用量:口服。1次50丸,1日2次。

4. 心肾不交证

〔证候〕**主症**:月经周期延后,量少,色红,质稠或闭经;**次症**:心烦不寐,心悸怔忡,失眠健忘,头晕耳鸣,腰酸膝软,口燥咽干,五心烦热;**舌脉**:舌尖红,苔薄白,脉细数或尺脉无力。

〔治则〕清心降火,补肾调经。

〔方药〕黄连阿胶汤（《伤寒论》）。

〔中成药〕天王补心丸^(药典)。见第83页。

5. 肾虚血瘀证

〔证候〕**主症**:月经周期延后,量少,色暗,质稠或闭经;**次症**:头晕耳鸣,腰酸膝软,口干不欲饮,胸闷胁痛,口唇紫暗;**舌脉**:舌质紫暗,边有瘀点或瘀斑,苔薄白,脉沉涩无力。

〔治则〕补肾益气,活血调经。

〔方药〕肾气丸（《金匮要略》）合失笑散（《太平惠民和剂局方》）。

〔中成药〕（1）定坤丹^(药典)。见第19页。

（2）女宝胶囊^(指南推荐)[由人参、川芎、鹿胎粉、银柴胡、牡丹皮、沉香、吴茱萸（制）、肉桂、延胡索（醋制）、木香、香附（醋制）、当归、海螵蛸、青皮、荆芥穗（炭）、炮姜、丹参、阿胶、泽泻（盐炒）、附子（制）、甘草（炭）、桃仁（炒）、杜仲（炭）、牛膝、红花、豆蔻、鹿茸（去毛）、茯苓、乳鹿粉、砂仁、白术（炒）、陈皮、龟甲（醋制）、干漆（炭）、焦槟榔、鳖甲（醋制）、熟地黄、莪术、姜厚朴、盐小茴香、白芍（酒制）、蒲黄炭、赤芍、棕榈炭、三棱组成]。功能主治:肾虚血瘀证之卵巢早衰。用法用量:口服。1次4粒,1日3次。

6. 气血虚弱证

〔证候〕**主症**:月经周期延后,量少,色淡,质稀或闭经;**次症**:神疲肢倦,头晕眼花,心悸气短,面色萎黄;**舌脉**:舌质淡,苔薄白,脉细弱或沉缓。

〔治则〕补气养血,和营调经。

〔方药〕人参养荣汤（《太平惠民和剂局方》）。

〔中成药〕复方阿胶浆^(药典)。见第25页。

四、单验方

1. 王小云（广州中医药大学）验方——肾虚肝郁方　熟地黄 30g,鹿角胶 15g（烊化）,女贞子 30g,山茱萸 25g,当归 10g,郁金 10g,牡丹皮 15g,茯苓 15g。功效：温肾疏肝。用于肾虚肝郁证。

2. 胡国华（上海中医药大学）验方——胡氏早衰方　党参 15g,生黄芪 30g,生、熟地黄各 12g,女贞子 12g,桑椹 12g,巴戟天 12g,肉苁蓉 12g,紫丹参 18g。功效：养肝益肾,调补冲任。用于肝肾阴虚,冲任不足证。

3. 山药 15g,胡萝卜、鲜菇、鸽肉各适量。用法：煲汤,每周 1~2 次。用于卵巢早衰属肾精亏虚证者。

（张娟　雷磊）

第五节　多囊卵巢综合征

多囊卵巢综合征（polycystic ovary syndrome,PCOS）是一种发病多因性、临床表现多态性的内分泌综合征。以月经紊乱、不孕、多毛、肥胖、痤疮、双侧卵巢持续增大,以及雄激素过多、持续无排卵为临床特征。PCOS 是目前临床常见难治性妇科疾病,育龄期妇女最常见,占育龄期妇女的 6%~10%,闭经病例中 25% 是由本病引起,占妇科内分泌异常疾病的 20%~60%,占无排卵不孕的 75%,在多毛妇女中发生率可高达 85% 以上。特别是在青春期及育龄期妇女中发病率有逐渐上升趋势。中医学无此病名,根据其临床表现,与"月经失调、闭经""不孕症"等有相似之处。

一、诊断要点

（一）病史

发病于青春期,渐现月经稀发、闭经,或月经频发、淋漓不净。

（二）症状

1. 月经失调　主要表现是闭经,绝大多数由月经稀发,逐渐演变为继发性闭经；也有月经先期而至或淋漓不尽,表现出顽固的崩漏征象者。

2. 不孕　通常在婚后伴有不孕,主要由于月经失调和无排卵所致。

（三）体征

1. 多毛　可出现不同程度的多毛,尤以性毛为主,如阴毛浓密,延及肛周腹股沟及腹中线,乳晕周围的毛发浓密,唇口可见细须。

2. 痤疮　多见油性皮肤和痤疮,以颜面额部较著。

3. 黑棘皮症　常在阴唇、颈背部、腋下、乳房下和腹股沟等皮肤皱褶部位出现灰褐色色素沉着,呈对称性,皮肤增厚,质地柔软。

4. 肥胖　常见腹部肥胖(腰围／臀围≥0.80),体重指数≥25kg/m²。

（四）辅助检查

1. BBT测定　呈单相型。

2. B超检查　双侧卵巢均匀性增大,包膜回声增强,轮廓较光滑,间质增生内部回声增强,一侧或两侧卵巢各有12个以上直径为2~9mm的无回声区,围绕卵巢边缘,呈车轮状排列,称为"项链征"。连续监测未见主导卵泡发育和排卵迹象。

3. 生殖内分泌激素测定　血清睾酮、脱氢表雄酮、硫酸脱氢表雄酮浓度升高,睾酮水平通常不超过正常范围上限2倍;血清FSH值偏低而LH值升高,LH/FSH>2~3,无排卵前LH峰出现;血清雌激素测定,雌酮(E_1)升高,E_2为正常或稍增高,恒定于早卵泡期水平,无周期性变化,$E_1/E_2>1$,高于正常周期;尿17-酮皮质类固醇正常或轻度升高,正常时提示雄激素来源于卵巢,升高时提示肾上腺功能亢进;部分患者血清PRL轻度增高。腹型肥胖者测定空腹血糖及口服葡萄糖耐量试验(OGTT),测定空腹胰岛素水平(正常<20mU/L)及葡萄糖负荷后血清胰岛素(正常<150mU/L),肥胖型患者可有甘油三酯增高。

4. 诊断性刮宫　月经前或月经来潮6小时内行诊断性刮宫,子宫内膜呈增生期或增生过长,无分泌期变化。对B超提示子宫内膜增厚的患者应进行诊断性刮宫,以除外子宫内膜不典型增生或子宫内膜癌。

5. 腹腔镜检查　通过腹腔镜直接窥视,可见卵巢增大,包膜增厚,表面光滑,呈灰白色,有新生血管。包膜下显露多个卵泡,但无排卵征象(排卵孔、血体或黄体)。在诊断的同时可进行腹腔镜治疗。

（五）鉴别诊断

1. 卵泡膜细胞增殖症　临床和内分泌征象与多囊卵巢综合征相仿,但更严重,患者比多囊卵巢综合征更肥胖,男性化更明显,睾酮水平也高于多囊卵巢综合征,可高达5.2~6.9nmol/L。血清硫酸脱氢表雄酮正常,LH/FSH比值可正常。腹腔镜下可见卵巢皮质黄素化的卵泡膜细胞群,皮质下无类似多囊卵巢综合征的多个小卵泡。

2. 卵巢雄激素肿瘤　卵巢睾丸母细胞瘤等均可产生大量雄激素,但多为单侧实性肿瘤,可通过 B 超、CT 或 MRI 协助鉴别。

3. 肾上腺皮质增生或肿瘤　血清硫酸脱氢表雄酮值超过正常范围上限 2 倍或 >18.2pmol/L 时,应与肾上腺皮质增生或肿瘤相鉴别。肾上腺皮质增生患者血 17α- 羟孕酮明显增高,肾上腺皮质激素兴奋试验反应亢进,地塞米松抑制试验抑制率≤0.70;肾上腺皮质肿瘤患者则对这两项试验均无明显反应。

二、西医治疗要点

(一) 一般治疗

调整生活方式,对肥胖型多囊卵巢综合征患者,应控制饮食和增加运动以降低体重和缩小腰围,可增加胰岛素敏感性,降低胰岛素、睾酮水平,从而恢复排卵及生育功能。

(二) 西药治疗

药物治疗,诱发排卵,促进受孕。

(1) 枸橼酸氯米芬:于月经周期第 5 日或孕激素撤药出血的第 5 日起开始口服,每次 50mg,每日 1 次,连续服用 5 日。

(2) 枸橼酸氯米芬加绒促性素:当枸橼酸氯米芬的剂量已达200mg,1次/d,仍无排卵或排卵后黄体期短,则可在枸橼酸氯米芬后第 7~10 日加用绒促性素,剂量为绒促性素 5 000~10 000U 肌内注射 1 次。最好在 B 超的监护下使用,当主要卵泡增大,其直径达到 17~20mm 时,效果好。在经过正确选择的患者中,约 70% 可获得排卵,40% 可妊娠。

(3) 枸橼酸氯米芬与尿促性素:枸橼酸氯米芬促排卵失败者,服 100mg,1 次/d,5 日的同时,注射尿促性素 75U,1 次/d,2~3 日,以 B 超观察卵泡,若卵泡直径不足 17~20mm 时可加用绒促性素 5 000U 一次,以促排卵。再以基础体温或 B 超监测排卵。

(4) 促性腺激素:PCOS 患者应于孕酮撤药时或自然月经第 3~5 日起用卵泡刺激素 1 支,1 次/d,为初始剂量,共 4~5 日。然后令患者返院监测。观察宫颈黏液评分,早晨 8~9 时取血做雌二醇检查和 B 超检查卵泡发育情况。根据黏液评分及超声所见,调整卵泡刺激素的用量及疗程。若 B 超下卵泡增长明显,则维持原剂量,卵泡将以 1~2mm/d 的速度增长;若未见卵泡增大,则 7 日后考虑以 1 支/d 的速度增加剂量。

(5) 雌孕激素合剂:对无生育要求又无明显多毛者,可口服避孕药Ⅱ号、Ⅲ号,按避孕方法服用。

（6）雌 - 孕激素序贯疗法：戊酸雌二醇每次 1mg，1 次 /d，口服，连续服用 20 日，最后 5 日加黄体酮 20mg，1 次 /d，连用 5 日。

（7）肾上腺皮质类固醇治疗：多毛或 17- 酮皮质类固醇增高的患者于月经第 5 日口服泼尼松，10mg/d，连服 20 日，连续治疗 3~6 个周期。

（8）螺内酯：每次 100mg，1 次 /d，口服，连服 3 个月。

（三）手术治疗

1. 卵巢楔形切除术　经腹施行手术以切除部分卵巢皮质下的小卵泡囊。切除组织一般不宜超过卵巢的 1/3。多于术后 4 周内发生排卵，排卵率 52%~86%，妊娠率 25%~71%。

2. 卵巢皮质下卵泡囊刺穿术　应用内镜进行电灼或激光楔形切除卵巢等手术。方法是用单电极活检钳或输卵管绝育钳置于卵巢表面使之固定，以免损伤盆腔内邻近组织，然后置电极于卵巢表面压放 2~4 秒，可足以刺穿包膜；每个穿刺孔直径为 1~3mm，深度为 2~4mm，每侧卵巢穿刺孔可达 8 个，两侧合 10 个以上效果较好。

三、中成药应用

（一）治疗原则

青春期重在调经，以调畅月经为先，恢复周期为本，闭经者，虚则补而通之，实则泄而通之；育龄期患者，调经意在种子。

（二）辨证分型使用中成药

多囊卵巢综合征常用中成药一览表

证型	常用中成药
肾虚证	右归丸
痰湿阻滞证	二陈丸
肝郁化热证	丹栀逍遥丸
肝经湿热证	龙胆泻肝丸
气滞血瘀证	血府逐瘀胶囊
肾虚痰湿证	金匮肾气丸

1. 肾虚证

〔**证候**〕**主症**：月经后期，量少，色淡，质稀，渐至闭经；**次症**：不孕伴头晕耳鸣，腰膝酸软，形寒肢冷，小便清长，大便不实，性欲淡漠，形体肥胖，多毛；舌脉:舌淡,苔白,脉细无力。

〔**治则**〕补肾填精,调补冲任。

〔**方药**〕右归丸(《景岳全书》)加味。

〔**中成药**〕右归丸(药典)。见第70页。

2. 痰湿阻滞证

〔**证候**〕**主症**:月经量少,经行延后甚或闭经,婚久不孕,或带下量多;**次症**:头晕头重,胸闷泛恶,四肢倦怠,形体肥胖,多毛,大便不实;**舌脉**:苔白腻,脉滑或濡。

〔**治则**〕燥湿除痰,理气行滞。

〔**方药**〕苍附导痰丸(《叶天士女科诊治秘方》)加味。

〔**中成药**〕二陈丸^(药典)。见第20页。

3. 肝郁化热证

〔**证候**〕**主症**:闭经,或月经稀发,量少,或先后无定期,崩漏,婚久不孕;**次症**:毛发浓密,面部痤疮,经前乳房胸胁胀痛,或有溢乳;口干喜冷饮,大便秘结;**舌脉**:苔薄黄,脉弦数。

〔**治则**〕疏肝解郁,清热泻火。

〔**方药**〕丹栀逍遥散(《内科摘要》)加减。

〔**中成药**〕丹栀逍遥丸^(指南推荐)。见第90页。

4. 肝经湿热证

〔**证候**〕**主症**:闭经或月经稀发、量少,或先后无定期,或崩漏,婚久不孕;**次症**:形体壮实,毛发浓密,面部痤疮,经前乳房胸胁胀痛,或有溢乳,口干喜冷饮,大便秘结;**舌脉**:苔薄黄,脉弦或弦数。

〔**治则**〕泻肝清热除湿。

〔**方药**〕龙胆泻肝汤(《医宗金鉴》)。

〔**中成药**〕龙胆泻肝丸^(药典)。见第66页。

5. 气滞血瘀证

〔**证候**〕**主症**:月经延后,或量少不畅,经行腹痛,拒按,或闭经,婚后不孕;**次症**:精神抑郁,胸胁胀满;舌质暗紫,或舌尖、边瘀点;**舌脉**:脉沉弦或沉涩。

〔**治则**〕行气导滞,活血化瘀。

〔**方药**〕膈下逐瘀汤(《医林改错》)加减。

〔**中成药**〕血府逐瘀胶囊^(药典)。见第25页。

6. 肾虚痰湿证

〔**证候**〕**主症**:月经后期,量少,色淡,质稀,渐至闭经,偶有先后无定期或崩漏,婚久不孕;**次症**:头晕耳鸣,腰膝酸软,精神不振,或形寒肢冷,小便清长,大便不实,性欲淡漠,或形体肥胖多毛;**舌脉**:舌质淡,苔薄白,脉细无力。

〔**治则**〕补肾填精,燥湿化痰。

〔**方药**〕肾气丸(《金匮要略》)合二陈汤(《太平惠民和剂局方》)。

〔**中成药**〕金匮肾气丸[指南推荐]。见第48页。

四、单验方

1. 夏碧其(重庆市万州区妇幼保健院)验方——补肾种子汤 熟地黄、山药、山茱萸、制何首乌、淫羊藿、巴戟天、黄芪、当归、枸杞子、益母草、甘草。每日1剂,水煎服,每日3次。功效:温补肾阳,填精补血。用于肾虚证。

2. 戴德英(上海中医药大学)验方——知柏方 生地黄15g,知母10g,黄柏9g,胆南星10g,陈皮6g,枳实10g,香附10g,当归9g,桃仁9g,川牛膝10g,生甘草5g。每日1剂,早晚分服,3个月为1疗程。功效:滋阴清热,化痰活血。用于肾虚证。

3. 尤昭玲(湖南中医药大学)验方——补肾化瘀法 紫石英30g,锁阳10g,覆盆子10g,菟丝子10g,山茱萸10g,地龙10g,三七6g,泽泻10g,泽兰10g。每日1剂,早晚分服。功效:补肾化瘀。用于肾虚证。

4. 朱慧萍(衢州市中医院)验方——五子种玉汤 菟丝子12g,枸杞子10g,覆盆子10g,蛇床子10g,茺蔚子10g,淫羊藿12g,当归10g,制香附10g,炙黄芪15~30g,怀山药15g,制何首乌15g。行经第5天开始服药,连服5~7剂,每日1剂,水煎服。功效:补肾益精促卵。用于肾虚证。

5. 猪腰1对,杜仲30g,核桃肉30g。用法:猪腰去白筋,与杜仲、核桃肉共入砂锅,加水500ml煮熟,去杜仲,食猪腰、核桃,喝汤。每日1次。功效:温肾填精。用于多囊卵巢综合征属肾阳不足证者。

6. 白鸽1只,鳖甲50g。用法:将白鸽去毛及内脏,鳖甲打碎放入白鸽肚内,加水1 000ml煮烂,加调料后食肉饮汤,每日1次。功效:滋补肝肾。用于多囊卵巢综合征属肝肾阴虚证者。

7. 莱菔子15g,大米50g,白糖少许。用法:将大米加水600ml,待粥将好时放入莱菔子,加入白糖,搅匀即成,每日1次。功效:化痰行滞。用于多囊卵巢综合征痰湿阻滞证。

8. 炒薏苡仁30g,陈皮6g,大米适量。用法:共煮粥服食。功效:去湿化痰,理气调经。用于多囊卵巢综合征属痰湿阻滞证者。

9. 人参3g,胡桃肉3枚。用法:煎汤服之。具有补益脾肾的功效。用于脾肾两虚引起的多囊卵巢综合征。

10. 菟丝子150g,茯苓100g,石莲子60g。用法:共研为末,加酒,糊调如梧桐子大,每服30~50丸。功效:补肾气。用于肾虚证。

(张娟 李慧芳)

第六节 子宫内膜异位症

子宫内膜异位症是指具有生长功能的子宫内膜组织(包括内膜的腺体及间质)出现在子宫腔被覆黏膜以外的身体其他部位而引起的病症。因其病变绝大多数出现在盆腔内生殖器官及其邻近器官的腹膜面,故临床常称盆腔子宫内膜异位症。其中以侵犯卵巢者最常见,约占80%,子宫内膜异位症的发病率近年明显增高,是目前常见妇科疾病之一。它在人群中的发病率尚不清楚,在妇科剖腹手术中占10%~30%,甚至高达50%。本病好发于育龄期妇女,以30~40岁妇女居多,是造成不孕和慢性盆腔疼痛的重要原因。

中医无"子宫内膜异位症"的病名记载,但根据其主要临床表现,可归属于"痛经""癥瘕""月经不调""不孕"等范畴。

一、诊断要点

(一)病史

有进行性加剧的痛经病史,或有不孕病史,或有剖宫产史、人工流产术等手术史。

(二)症状

继发性、进行性加剧的痛经,疼痛固定不移,多位于腰骶部、下腹部或盆腔,可放射至阴道、会阴、肛门或大腿内侧。常于经前1~2日开始,以经期第1日最剧,以后逐渐减轻并持续至整个月经期。约20%患者无症状,约40%的患者伴有原发或继发性不孕。也可伴有月经异常如经量增多、经期延长、经前点滴出血。若直肠子宫陷凹及子宫骶骨韧带有病灶时可伴有性交痛、肛门坠胀感,且经期加剧。若卵巢内膜异位囊肿破裂时,可引起突发性剧烈腹痛,伴恶心、呕吐和肛门坠胀。若为肠道子宫内膜异位症,可出现腹痛、腹泻或便秘,甚至周期性少量便血。若为尿道子宫内膜异位症,可出现周期性尿血。

（三）体征

妇科检查 子宫多后倾、活动或固定，大小正常或稍大。若病变位于卵巢可于宫旁一侧或双侧附件区扪及囊性肿块，常较固定，并有触痛，可有压痛。宫颈后上方、子宫后壁、宫骶韧带或直肠子宫陷凹处可扪及硬性触痛性结节，经前尤为明显。若病变位于宫颈，可见宫颈表面有稍突出的紫蓝色小点或出血点，质硬光滑而有触痛。若病变累及直肠阴道隔，可在阴道后穹窿扪及隆起的小结节或包块，甚至有时可直接看到局部隆起的蓝色斑点或结节。

（四）辅助检查

1. 血液检查 血清 CA125、抗子宫内膜抗体（EMAb）值的测定可提高子宫内膜异位症的诊断率，可作为药物疗效评价的指标。

2. 影像学检查 B 超检查有助于发现盆腔或其他病变累及部位的包块，了解病灶位置、大小和形状，对诊断卵巢内膜异位囊肿有重要意义。钡剂灌肠有助于发现直肠子宫陷凹及直肠阴道隔内的异位症病灶。必要时行盆腔 CT 及 MRI 检查。

3. 腹腔镜检查 是子宫内膜异位症诊断的首选方法，可直接了解病灶范围和程度。

（五）鉴别诊断

1. 卵巢恶性肿瘤 全身情况较差，病情发展迅速，疼痛呈持续性，与月经周期无关。检查可在子宫旁扪及较固定的包块，盆腔内可有散在的转移结节，但无明显压痛及触痛，常伴有腹水。B 超显示肿瘤包块以实性或混合性居多，形态多不规则。病理检查可明确诊断。

2. 卵巢囊肿 为一侧性，常无症状。检查可扪及球形囊性包块，表面光滑，边界清楚，活动，无明显压痛及触痛。B 超显示为形态规则的无回声区。

3. 盆腔炎性包块 可有一侧或双侧附件包块、压痛，盆腔粘连时子宫位置固定、不活动，结核性盆腔炎还可出现子宫骶骨韧带和后陷凹的结核性结节。腹腔镜可助鉴别。

4. 子宫腺肌病 亦表现为痛经，甚至更剧烈，疼痛位于下腹正中。检查子宫呈对称性增大或局部凸起，质硬而有压痛，经期压痛更明显。B 超和腹腔镜检查可助鉴别。

5. 原发性痛经 痛经常于 1~2 日内消失，而子宫内膜异位症的痛经持续时间长，进行性加重，甚至非周期性疼痛，经期加重。妇科检查和 B 超检查可助鉴别。

6. 其他 子宫内膜异位囊肿破裂时须与卵巢囊肿蒂扭转、异位妊娠、黄体破裂、盆腔炎性疾病、阑尾炎等鉴别。

二、西医治疗要点

(一)一般治疗

定期随访 病程进展缓慢,症状轻微,体征不明显者可每半年随访 1 次。一旦症状或体征加剧时,应改用其他较积极的治疗方法。患者有生育要求则应作有关不孕的各项检查,促进受孕。经过妊娠分娩,病变可能自然消退。

(二)西药治疗

1. 对症治疗 常选用氟芬那酸、布洛芬、甲睾酮等。氟芬那酸,每次 0.2g,每日 3 次;布洛芬 300mg,每日 2 次,均可缓解痛经,经期前使用至症状消失停用。

2. 性激素疗法 是临床上治疗内膜异位症的主要非手术疗法。但对较大的子宫内膜异位囊肿,特别是诊断未确定或肝功能异常者均忌用性激素治疗。

(1)假孕疗法:长期口服大量高效孕激素,并辅以少量雌激素防止突破性出血以造成类似妊娠的人工闭经,使异位内膜组织产生蜕膜样变、间质水肿,最终内膜坏死、萎缩。每日口服 18-甲基炔诺酮 0.3mg 和炔雌醇 0.03mg,连续 6~12 个月。若出现突破性出血时,18-甲基炔诺酮可增至 0.6~0.9mg,炔雌醇可加量至 0.06~0.09mg。该法症状缓解率约为 80%,妊娠率 20%~40%,但恶心、呕吐等不良反应明显。

(2)高效孕激素疗法:每日口服甲羟孕酮 20~30mg,连续服用 6 个月,或每 2 周肌内注射己酸孕酮 250mg 共 3 个月,随后每个月肌内注射 250mg,共 3~6 个月。单一孕激素疗法不良反应较小,妊娠率亦较假孕疗法为高。

(3)假绝经疗法:常用剂量为 400mg/d,2~4 次,口服,从月经开始服用,一般在 1 个月左右症状即有所减轻。如无效,可加至 600~800mg/d,取得效果后再逐渐减至 400mg/d。疗程一般为 6 个月,90%~100% 均取得闭经的效果。达那唑对盆腔腹膜的内膜异位症疗效较好,对直径 >1cm 的卵巢异位肿块疗效较差。

(4)GnRH-α:可用 GnRH-α 乙酰胺 200~400μg 鼻腔喷雾,每日 3 次,或丙氨瑞林 150μg,自月经来潮第 1 日开始,每日肌内注射 1 次,连续 3~6 个月。目前亦有应用长效制剂,如亮丙瑞林 3.75mg 皮下注射,4 周 1 次;或戈舍瑞林 3.6mg 皮下注射,4 周 1 次;或曲普瑞林 3.75mg 肌内注射,4 周 1 次。低雌激素水平可直接造成骨矿物质减少和骨质疏松。目前提出 GnRH-α 联合低剂量雌孕激素"反向添加疗法",如戈舍瑞林 3.6mg/28d+ 皮下注射 17β-雌二醇 25μg/

每周 2 次 + 甲羟孕酮 5mg/d，或曲普瑞林 3.75mg/28d+ 结合雄激素 0.625mg/d+ 甲羟孕酮 2.5mg/d，既不影响它对内膜异位症的疗效，亦可预防骨矿物质丢失的不良反应。均自月经第 1 日开始，连续治疗 6 个月。此法可明显改善症状和体征，但受孕率提高不理想。不良反应为潮热、阴道干燥、头痛、阴道少量流血等。

（5）雄激素：通过抗雌激素作用或直接影响子宫内膜细胞的局部代谢，促使异位内膜软化和退化。一般用小剂量甲睾酮（5mg/d）舌下含服，连续 3~6 个月。可缓解痛经，但不抑制排卵，发现停经应立即停药，以免孕期服药导致女胎男性化。

（6）内美通：即三烯高诺酮（R2323），为 19- 去甲睾酮衍生物，为最新研制的治疗内膜异位症药物，具有较高的抗孕激素活性及中度抗雌激素作用，抑制卵泡刺激素及黄体生成素分泌、使体内雌激素水平下降，异位内膜萎缩、吸收。用法用量为每周 2 次，每次 2.5mg，月经第 1 日开始，连续服药 6 个月。不良反应较达那唑小，停药后受孕率可达 60%。

3. 他莫昔芬　为双苯乙烯衍生物。剂量为 10mg，2 次 /d，月经第 5 日开始，20 日为 1 疗程。

4. 合成孕激素　可用炔异诺酮、炔诺酮或甲羟孕酮等进行周期性治疗，使异位内膜退化。从月经周期第 6 日开始至第 25 日，每日口服上述一种药物 5~10mg。疗程视治疗效果而定，此法可抑制排卵。因此，对希望生育者，可从月经周期第 16 日开始到第 25 日，每日应用炔异诺酮或炔诺酮 10mg。这样既可控制子宫内膜异位症，又不致影响排卵。部分病例在治疗期有较重的副作用，如恶心、呕吐、头痛发胀、子宫绞痛、乳房疼痛以及由于水液潴留及食欲改善而致体重过度增加等，给予镇静药、止吐药、利尿药及低盐饮食可以减轻。

（三）手术治疗

1. 保留生育功能手术　手术范围为尽量切净或灼除内膜异位灶，但保留子宫及双侧、一侧或至少部分卵巢。手术可经腹腔镜或剖腹直视下进行。

2. 保留卵巢功能手术　将盆腔内病灶及子宫予以切除，以杜绝子宫内膜再经输卵管逆流和蔓延的可能性，但要保留至少一侧卵巢或部分卵巢。

3. 根治性手术　将子宫、双侧附件及盆腔内所有内膜病灶予以切除。

三、中成药应用

（一）治疗原则

以活血化瘀为总则，根据辨证结果，分别佐以理气行滞、温经散寒、清热除湿、补气养血、补肾、化痰等法。还应结合月经周期的不同阶段、疼痛的性质与程度、出血的多少，在治疗上有所侧重。一般而言，经前宜行气活血，经期则以活血化瘀，行气止痛为主，经后需兼顾正气，在健脾补肾的基础上活血化瘀。

（二）辨证分型使用中成药

子宫内膜异位症常用中成药一览表

证型	常用中成药
气滞血瘀证	血府逐瘀胶囊、大黄䗪虫丸
寒凝血瘀证	少腹逐瘀丸
热郁瘀阻证	妇科通经丸
痰瘀互结证	散结镇痛胶囊
气虚血瘀证	八珍益母丸
肾虚血瘀证	归肾丸
阳虚血瘀证	桂枝茯苓胶囊

1. 气滞血瘀证

〔**证候**〕**主症**：经前、经期少腹胀痛，拒按；**次症**：乳房或胸胁胀痛，月经量少，色紫暗，有血块，块下痛减，腹中积块，固定不移；**舌脉**：舌紫暗或有瘀点、瘀斑，脉弦涩。

〔**治则**〕疏肝理气，活血化瘀。

〔**方药**〕膈下逐瘀汤（《医林改错》）。

〔**中成药**〕（1）血府逐瘀胶囊[药典]。见第25页。

（2）大黄䗪虫丸[药典]。见第49页。

2. 寒凝血瘀证

〔**证候**〕**主症**：下腹结块，经前或经期小腹冷痛，喜温畏冷，拒按，月经量少或经行不畅，色紫暗，夹血块，块下痛减；**次症**：伴形寒肢冷，面色青白，痛甚呕恶；**舌脉**：舌质紫暗，舌边、尖有瘀点、瘀斑，脉沉紧。

〔**治则**〕温经散寒，活血祛瘀。

〔**方药**〕少腹逐瘀汤（《医林改错》）。

〔**中成药**〕少腹逐瘀丸[药典]。见第20页。

3. 热郁瘀阻证

〔**证候**〕**主症**：下腹结块，婚久不孕，经前经期小腹灼痛，拒按，得热痛增；**次症**：月经量多，色红或深红，质黏，有血块，渴喜冷饮，小便短赤，大便秘结；舌脉:舌质紫暗,舌边、尖有瘀点,瘀斑,苔黄,脉数。

〔治则〕清热凉血,化瘀消癥。

〔方药〕清热调血汤(《古今医鉴》)加减。

〔中成药〕妇科通经丸^(药典)[由巴豆(制)、干漆(炭)、醋香附、红花、大黄(醋炙)、沉香、木香、醋莪术、醋三棱、郁金、黄芩、艾叶(炭)、醋鳖甲、硇砂(醋制)、醋山甲组成]。功能主治:清热凉血,解郁止痛。用于下腹结块,婚久不孕,经前经期小腹灼痛,拒按,得热痛增;月经量多,色红或深红,质黏,有血块,渴喜冷饮,小便短赤,大便秘结。舌质紫暗;舌边、尖有瘀点,瘀斑,苔黄,脉数。用法用量:口服,1次6g,1日2次。

4. 痰瘀互结证

〔证候〕主症:下腹结块,婚久不孕,经前经期小腹掣痛,疼痛剧烈,拒按;次症:平时形体肥胖,头晕沉重,胸闷纳呆,呕恶痰多,带下量多,色白质黏,无味;舌脉:舌暗,或舌边、尖有瘀斑瘀点,苔白滑或白腻,脉细。

〔治则〕化痰散结,活血逐瘀。

〔方药〕化痰逐瘀汤(《中西医结合妇产科学》)。

〔中成药〕散结镇痛胶囊^(药典)。见第55页。

5. 气虚血瘀证

〔证候〕主症:经期或经后腹痛,喜温喜按,肛门坠胀;次症:月经量多或少,色淡,质稀,或婚久未孕,面色少华,神疲乏力,大便不实;舌脉:舌淡暗,边有齿痕,苔薄白,脉细无力。

〔治则〕益气化瘀。

〔方药〕理冲汤(《医学衷中参西录》)。

〔中成药〕八珍益母丸^(药典)。见第56页。

6. 肾虚血瘀证

〔证候〕主症:经行或经后腹痛,痛引腰骶,月经先后无定期,经行量少,色暗淡,质稀,或夹血块;次症:婚久不孕,即使孕而易于流产,伴头晕耳鸣,腰膝酸软;舌脉:舌暗滞,或有瘀点、瘀斑,苔薄白,脉沉细而涩。

〔治则〕益肾调经,活血祛瘀。

〔方药〕归肾丸(《景岳全书》)合桃红四物汤(《医宗金鉴》)。

〔中成药〕归肾丸^(指南推荐)[由熟地黄、枸杞子、山茱萸、菟丝子、茯苓、当归、山药(炒)、杜仲(盐炒)组成]。功能主治:益肾调经,活血祛瘀。经行或经后腹痛,痛引腰骶,月经先后无定期,经行量少,色暗淡,质稀,或夹血块;婚久不孕,即使孕而易于流产,伴头晕耳鸣,腰膝酸软。舌暗淡,或有瘀点、瘀斑,苔薄白,脉沉细而涩。用法用量:口服,1 次 9g,1 日 2~3 次。

7. 阳虚血瘀证

〔**证候**〕**主症**:下腹结块,婚久不孕,经行或经后小腹、腰骶冷痛拒按,喜暖,经行量少,色暗淡,质稀,或夹血块;**次症**:平素畏寒肢冷,腰膝酸软,小便清长,夜尿频多带下量多,清冷质稀;**舌脉**:舌暗淡,或有瘀点、瘀斑,苔薄白,脉沉迟无力。

〔**治则**〕温阳活血,祛瘀消癥。

〔**方药**〕温阳化瘀汤(经验方)。

〔**中成药**〕桂枝茯苓胶囊[药典]。见第 49 页。

四、单验方

1. 蔡小荪(上海市第一人民医院)验方——"内异"I 方 当归 9g,丹参 9g,牛膝 12g,赤芍 12g,香附 9g,川芎 6g,桂枝 4.5g,没药 6g,失笑散 12g,血竭 3g。功效:理气活血。用于气滞血瘀的子宫内膜异位症。

2. 夏桂成(江苏省中医院)验方——补阳消癥汤 山药、续断、菟丝子、白芥子、鹿角片、当归、赤白芍、牡丹皮、茯苓各 10g,石打穿 15g,五灵脂 9g,生山楂 10g。功效:温补肾阳,消癥化痰。用于子宫内膜异位症。

3. 夏桂成(江苏省中医院)验方——内异止痛汤 钩藤 15g,紫贝齿 10g,当归、赤芍、五灵脂、延胡索、莪术各 10g,肉桂 3g,全蝎粉、蜈蚣粉各 1.5g,广木香 5g,川续断 10g。功效:活血化瘀。用于主治血瘀痛经剧烈的子宫内膜异位。

4. 王大增(上海中医药大学)验方——内异化瘀方 当归 9g,丹参 9g,川芎 4.5g,川牛膝 9g,制香附 9g,赤芍 9g,血竭 3g,制没药 6g,延胡索 9g,苏木 9g,失笑散 15g。每于经来前 3 天即开始服用,每日 1 剂。水煎服。功效:活血化瘀。用于子宫内膜异位症。

5,失笑散 15g(包煎),炒当归、丹参、牛膝、赤芍、香附、延胡索各 9g,桂枝、没药各 4.5g,血竭 3g。用法:经前 4 天起,每日 1 剂,水煎服,服 2 次。1 个月经周期为 1 疗程。用于痛经性子宫内膜异位症。

6. 黄芪 18g,党参、白芍、独活各 10g,桂枝、徐长卿各 9g,土鳖虫、血竭、制川乌各 6g,甘草、大黄各 5g,柴胡、升麻各 3g,山羊血 50ml。用法:每日 1 剂,水煎,分 2 次服。1 个月经周期服 10 剂。用于子宫内膜异位症属热邪瘀阻证者。

7. 王不留行 100g,牡蛎 50g,紫苏子 30g,熟地黄 20g,阿胶(烊化)15g,当归、白芍、艾叶各 10g,川芎、炙甘草各 5g。用法:每日 1 剂,水煎 2 次,早晚分服。

用于子宫内膜异位症属气滞血瘀证者。

（张娟　雷磊）

第七节　子宫腺肌病

子宫腺肌病是指子宫内膜腺体及间质侵入子宫肌层中，伴随周围肌层细胞的代偿性肥大和增生。既往曾称为内在性子宫内膜异位症。少数子宫内膜在子宫肌层中呈局限性生长而形成结节或团块，称为子宫腺肌瘤。属于中医的"痛经""月经过多""经期延长""癥瘕"等范畴。

一、诊断要点

（一）病史

有月经量多、进行性加剧的痛经病史，或有多次妊娠、反复宫腔操作、分娩时子宫壁创伤和慢性子宫内膜炎史。

（二）症状

主要表现为经量增多和经期延长，以及继发性、进行性加剧的痛经。多位于下腹正中。

（三）体征

妇科检查可发现子宫呈均匀性增大或有局限性结节隆起，质硬而有压痛，经期子宫增大，压痛明显，月经后子宫可缩小。合并子宫内膜异位症时子宫活动度有时较差。合并子宫肌瘤时，则依肌瘤的大小、数目、部位而异。双附件无明显异常。

（四）辅助检查

1. 血液检查　血清 CA125、子宫内膜抗体值测定可协助诊断子宫腺肌病。

2. 影像学检查　盆腔 B 超和 MRI 检查有助于子宫腺肌病的诊断及鉴别。

（五）鉴别诊断

1. 子宫肌瘤　可表现为月经量多，但多无痛经及进行性加剧的腹痛史。子宫增大或有不规则突出，浆膜下子宫肌瘤可扪及肌瘤质硬、活动，表面光滑，宫体增大、不规则、质硬。B 超检查，肌瘤结节为边界清晰的局限性低回声区。

2. 原发性痛经　原发性痛经 1~2 天内消失,而子宫腺肌病的痛经持续时间长,进行性加重,甚至每日均痛,经期加重。妇科检查原发性痛经无子宫增大或宫体压痛。B 超检查无异常包块。

3. 子宫内膜异位症　其症状与子宫腺肌病相似,患者也伴有痛经,进行性加重,但异位的子宫内膜发生部位不同,本病发生在除子宫肌壁以外的身体其他部位。妇科检查可触及包块,不活动,子宫正常大或稍大,后倾固定。B 超检查可见一侧或双侧附件包块。

二、西医治疗要点

(一) 一般治疗

子宫腺肌病的治疗原则需要根据患病程度的轻重、患者所处年龄段及有无生育要求而定。

(二) 西药治疗

1. 期待治疗　用于无症状、无生育要求的患者。

2. 药物治疗

(1) 非甾体抗炎药(NSAIDs):临床上常用布洛芬缓释胶囊、双氯芬酸钾片、洛索洛芬钠片等止痛药物。根据需要应用,间隔不少于 6 小时。如果一种非甾体抗炎药无效,可以尝试更换另外一种非甾体抗炎药。此类药物的副作用主要为胃肠道反应,偶有肝、肾功能异常。长期应用要警惕胃溃疡的可能。

(2) GnRH-α:目前常用的药物有戈舍瑞林、亮丙瑞林、曲普瑞林。GnRH-α每 28 日皮下注射 1 次,戈舍瑞林 3.6mg/ 次,曲普瑞林、亮丙瑞林 3.75mg/ 次,初次给药应从月经周期的 1~5 日开始,此后根据子宫的大小治疗 3~6 个月,B超监测子宫大小,决定药物用量及疗程。

(3) 口服避孕药(COC):临床常用的口服避孕药有去氧孕烯炔雌醇片、屈螺酮炔雌醇片、复方孕二烯酮片、炔雌醇环丙孕酮片、左炔诺孕酮炔雌醇三相片、去氧孕烯炔雌醇片等。COC 可连续或周期用药,持续 6 个月及以上。

(4) 激素类衍生物

1) 达那唑:服用方法为 400~600mg/d,分 2~3 次服用,从月经第 1 天开始,持续服药 6 个月。若用药后症状不缓解或不出现闭经,可加大药物用量至800mg/d,一般在停药后 4~6 周月经恢复。由于达那唑大部分在肝内代谢,已有肝功能损伤患者不宜服用。

2) 孕三烯酮:月经第 1 天开始服用,2.5mg/ 次,每周 2 次,疗程 3~6 个月。

（5）高效孕激素疗法：临床上最常用甲羟孕酮（安宫黄体酮）20~30mg/d，连续口服 6 个月。若出现突破性出血，可临时加服戊酸雌二醇 1mg。

（6）左炔诺孕酮宫内节育器（LNG-IUS）：如果月经量多、痛经明显，可以使用 LNG-IUS。它是一种带有高效孕激素的 T 形避孕环，也称为曼月乐环，纵臂带有尾丝，内含总量为 52mg 左炔诺孕酮的储库（占重量的 50%），以 20μg/d 的剂量释放，推荐使用时限为 5 年。

（7）孕激素受体拮抗剂：米非司酮每次 10~25mg，每天 1 次，连续服药 3~6 个月。值得注意的是，米非司酮至今仍未被 FDA 批准为治疗药物，在使用剂量、疗程方面还没有统一的规定。

（三）手术治疗

目前子宫腺肌病的根治手段仍然是经腹或经腹腔镜切除子宫。但对于年轻、有保留子宫意愿或者有生育要求的患者，显然根治手术是不适宜的。越来越多的子宫切除手术（uterus spaying operation，USO）应用于临床。USO 主要分为完全切除、部分切除、不切除病灶几大类。因手术不能完全切净病灶，术后有病情复发风险。手术可导致子宫形态和肌层结构破坏、术后粘连等，可能对术后妊娠产生不利影响。子宫腺肌病的子宫肌层增厚、质地硬，给手术缝合造成一定困难。另子宫腺肌病术后患者还存在妊娠期间子宫破裂的风险。因此，术前要仔细评估，做到患者充分知情，谨慎把握手术指征。

完全切除病灶手术是在开腹或腹腔镜下以完全切除子宫腺肌病病灶为目的，主要适用于局灶性子宫腺肌病（腺肌瘤）。手术步骤与子宫肌瘤剥出术相似。术前需要通过 MRI 或者超声检查明确子宫腺肌病的病灶部位及范围，仔细评估病灶完全切除的可能性或可能切除的范围，根据术中组织外观、质地等，通过钝性分离用剪刀、电切等尽可能多地切除病变组织和保留残存浆膜层或浆肌层。术前可以根据子宫大小给予 GnRH-α 治疗，使子宫缩小后进行手术。

高强度聚焦超声（high intensity focused ultrasound，HIFU）治疗：HIFU 治疗方法的机制是将超声波能量通过腹壁软组织后聚集于治疗的腺肌病灶靶区，主要利用其热效应，使超声能量在组织内转化为分子热运动能量并被其吸收，导致靶区组织蛋白质变性并出现凝固性坏死即细胞死亡，而对所通过的组织及靶区周围组织不损伤或损伤很小。术中实时监控靶区及靶区周围组织的温度，及时调整治疗参数，根据超声显示病灶的灰度变化判断治疗的实时效果。

三、中成药应用

(一) 治疗原则

活血化瘀。依据辨证结果分别佐以理气行滞、温经散寒、清热除湿、补气养血、补肾、化痰等法。还应结合病程长短及体质强弱决定祛邪扶正之先后。如病程短,体质较强,则属实证,以祛邪为主;如病程较长,体质较弱,多为虚实夹杂证,可扶正祛邪并用,或先扶正后祛邪。

(二) 辨证分型使用中成药

子宫腺肌病常用中成药一览表

证型	常用中成药
痰瘀互结证	散结镇痛胶囊
气滞血瘀证	血府逐瘀胶囊、大黄䗪虫丸
寒凝血瘀证	痛经丸
气虚血瘀证	八珍益母丸
肾虚血瘀证	归肾丸
湿热瘀阻证	独一味胶囊

1. 痰瘀互结证

〔证候〕主症:经前或经期小腹疼痛、拒按,或下腹结块,月经量多,有血块,带下量多,色白质稠;次症:形体肥胖,头晕,肢体沉重,胸闷纳呆,呕恶痰多;舌脉:舌紫暗,或边、尖有瘀斑,苔腻,脉弦滑或涩。

〔治则〕化痰散结,活血化瘀。

〔方药〕开郁二陈汤(《万氏妇人科》)合活络效灵丹(《医学衷中参西录》)。

〔中成药〕散结镇痛胶囊[药典]。见第 55 页。

2. 气滞血瘀证

〔证候〕主症:经前或经期小腹胀痛难忍、拒按,或下腹结块,月经量多,或行经时间延长,色紫暗有血块,块下而痛稍减;次症:经前心烦易怒,胸胁乳房胀痛,口干便结;舌脉:舌紫暗或有瘀斑瘀点,苔薄白,脉弦涩。

〔治则〕行气活血,消瘀散结。

〔方药〕血府逐瘀汤(《医林改错》)。

〔中成药〕(1) 血府逐瘀胶囊[药典]。见第 25 页。

(2) 大黄䗪虫丸[药典]。见第 49 页。

3. 寒凝血瘀证

〔**证候**〕**主症**：经前或经期小腹冷痛或绞痛,疼痛剧烈、拒按,得热痛稍减,或下腹结块,月经量多或少,色紫暗,有血块,块下痛减；**次症**：四肢厥冷；**舌脉**：舌质紫暗,有瘀斑瘀点,苔白,脉沉迟而涩。

〔**治则**〕温经散寒,化瘀止痛。

〔**方药**〕少腹逐瘀汤(《医林改错》)或温经汤(《金匮要略》)。

〔**中成药**〕痛经丸^(药典)。见第 19 页。

4. 气虚血瘀证

〔**证候**〕**主症**：经期小腹坠痛,疼痛难忍,或下腹结块,经行量多或经期延长,色淡质稀；面色淡而晦暗；**次症**：神疲乏力,少气懒言,纳差便溏；**舌脉**：舌淡胖,边尖有瘀斑,苔薄白,脉沉涩。

〔**治则**〕益气活血,化瘀止痛。

〔**方药**〕八珍汤(《正体类要》)加泽兰、益母草、水蛭。

〔**中成药**〕八珍益母丸^(药典)。见第 56 页。

5. 肾虚血瘀证

〔**证候**〕**主症**：经前或经期小腹痛,或下腹结块,月经先后无定期,量或多或少,色暗红,有血块；**次症**：腰膝酸软,腰脊刺痛,神疲肢倦,头晕耳鸣,面色晦暗,性欲减退,夜尿频；**舌脉**：舌质暗淡,苔白,脉沉细涩。

〔**治则**〕补肾益气,活血化瘀。

〔**方药**〕归肾丸(《景岳全书》)合桃红四物汤(《医宗金鉴》)。

〔**中成药**〕归肾丸^(指南推荐)。见第 218 页。

6. 湿热瘀阻证

〔**证候**〕**主症**：经前或经期小腹灼热疼痛、拒按,得热痛增,或下腹结块,月经量多,色红质稠,有血块,或经血淋漓不净,带下量多,色黄质黏,味臭；**次症**：身热口渴,头身肢体沉重刺痛,或伴腰部胀痛,小便溏不爽；**舌脉**：舌质紫红,苔黄而腻,脉滑数或涩。

〔**治则**〕清热除湿,化瘀止痛。

〔**方药**〕清热调血汤(《古今医鉴》)。

〔**中成药**〕独一味片(胶囊)^(药典)。见第 42 页。

四、单验方

1. 陈少春(浙江中医药大学)验方——扶正化瘀法　鹿角片 10g,杜仲 15g,生黄芪 15g,白芍 10g,赤芍 10g,炒牡丹皮 10g,当归 10g,半枝莲 30g,焦山楂 30g,片姜黄 10g,川楝子 10g,浙贝母 10g,穿山甲 10g,猫爪草 15g,炙甘草 5g。功效:补肾益气,活血化瘀。用于子宫腺肌病。

2. 刘金星(山东中医药大学)验方——化瘀消癥汤 桃仁 12g,红花 12g,三棱 12g,莪术 12g,川牛膝 12g,土鳖虫 9g,水蛭 6g,制香附 12g,枳壳 12g,鸡内金 15g,海藻 12g,玄参 12g,半枝莲 18g,山药 30g。功效:活血化瘀行气,消癥散结止痛。用于子宫腺肌病。

3. 白芍 20g,田七、延胡索各 5g。用法:水煎服,每日 1 剂,上、下午各服 1 次。用于子宫腺肌病。

（张娟 雷磊）

第八节 子宫肌瘤

子宫肌瘤是指以子宫增大,月经异常为主要症状的女性生殖道最常见的良性肿瘤,由平滑肌及结缔组织组成。属于中医的"癥瘕"范畴。

一、诊断要点

(一)病史

可有月经周期和经量改变史、痛经史、不孕及流产史,或有家族史。

(二)症状

部分病例可无症状,或有下腹包块,月经量多及经期延长,白带增多,痛经,或伴有不孕,贫血,压迫症状,如尿频尿急、大便改变等。

(三)体征

妇科检查触及子宫增大,质地偏硬,子宫表面不规则的突起。若为黏膜下肌瘤,有时可见宫颈口或颈管内有实性肿物突出,表面呈暗红色,有时可出现溃疡、坏死。

(四)辅助检查

1. 影像学检查 B 超、CT、MRI 可检测肌瘤的数目、形态、大小、部位。

2. 宫、腹腔镜检查 宫腔镜可直接观察子宫黏膜下肌瘤的状况,腹腔镜下可观察子宫浆膜下和肌壁间肌瘤状况。

3. 诊断性刮宫 了解宫腔大小、形态,刮出物送病理检查,除外子宫内膜病变。

（五）鉴别诊断

1. 卵巢肿瘤　多无月经改变，妇科双合诊盆腔内触及包块。可借助 B 超、腹腔镜明确诊断。

2. 妊娠子宫　患者有停经史，下腹胀满，伴有恶心呕吐，尿妊娠试验提示妊娠，B 超可明确子宫大小及胎儿发育情况。

3. 子宫腺肌病　有继发性渐进性痛经史，局限性子宫腺肌病类似子宫肌壁间肌瘤，质硬，子宫多呈均匀增大，很少超过妊娠 3 个月大小。肿瘤标志物 CA125、B 超、MRI 有助于鉴别诊断。

4. 子宫恶性肿瘤　主要与子宫肉瘤、子宫内膜癌、宫颈癌等鉴别，恶性肿瘤可有阴道不规则出血及带下增多或不正常排液现象，肿瘤生长迅速，可行 B 超、肿瘤活检、宫颈脱落细胞检查、诊刮等以明确诊断。

二、西医治疗要点

（一）一般治疗

调畅情志，加强营养，清洁外阴，合理运用性激素类药物。

（二）西药治疗

目前药物治疗子宫肌瘤的主要适应证是：①需要保留子宫而肌瘤较大的年轻患者，用药后肌瘤缩小，利于行肌瘤剥除手术；②因子宫肌瘤而引起不孕的患者，用药后肌瘤缩小而暂缓手术，改善受孕条件，增加受孕机会；③有较大子宫肌瘤合并严重贫血暂时不宜手术者，术前用药获得改善症状、纠正严重贫血的机会，减少术中出血；④因高危因素有手术禁忌证或手术有较大风险者。

目前临床常用的药物有：

（1）促性腺激素释放激素类似物：目前临床常用的有亮丙瑞林、戈舍瑞林、曲普瑞林等。

该类药物连续大剂量应用可抑制性腺轴功能，通过降调节作用使血清卵泡刺激素、黄体生成素及雌二醇水平迅速下降，达到绝经后妇女水平，产生闭经，从而抑制子宫肌瘤生长并使其缩小，达到治疗目的。该类药物为长效制剂，亮丙瑞林 3.75mg/ 支，间隔 4 周 1 次，皮下注射；戈舍瑞林 3.6mg/ 支，间隔 4 周 1 次，皮下植入；曲普瑞林 3.75mg/ 支，间隔 4 周 1 次，皮下注射。用药 3~6 个月后可使子宫肌瘤体积缩小 50% 以上；停药 4 个月左右，随体内性激素水平恢复，子宫肌瘤再复长大。

目前此类药物主要用于：①术前用药以缓解症状，改善贫血。②术前用药缩小肌瘤,以利于手术切除或经阴道手术或行内镜手术。③对因子宫肌瘤引起不孕的患者,孕前用药,肌瘤缩小以利于自然妊娠。④有症状而又不愿接受手术的近绝经期患者。

使用促性腺激素释放激素类似物后,由于雌激素水平下降,可能出现潮热、夜间盗汗等类似围绝经期综合征症状及骨矿物质含量降低。因此,促性腺激素释放激素类似物不宜长期持续使用,一般用 3~6 个月。

（2）米非司酮:常用方法为从月经周期第 2 日起服,10~25mg/d,连续服用 6 个月。

（3）达那唑:是一种人工合成的 17- 乙炔睾酮的衍生物,经受体直接作用于丘脑下部和垂体,抑制促性腺激素释放激素类似物和促性腺激素的释放,且具有弱雄激素作用、抗 E、抗 P 作用而使子宫肌瘤缩小,从而缓解临床症状。常用剂量为 400~800mg/d,3~6 个月为 1 疗程。可用于术前或治疗不宜手术的子宫肌瘤。停药后子宫肌瘤再复长大。用药期间少数患者可有不规则阴道流血,服用达那唑可造成肝功能损害,如遇肝功能不全应停药。此外,还可有雄激素引起的副作用(体重增加、痤疮、声音低钝等)。

（4）他莫昔芬:为非甾体抗雌激素药物,竞争性地与靶细胞质中的雌激素受体结合,干扰细胞的生物代谢,抑制肿瘤细胞生长,明显降低血清雌激素浓度,抑制肌瘤生长。但他莫昔芬同时还具有弱雌激素效应,长时间应用个别患者子宫肌瘤反而增大,甚至诱发子宫内膜异位症和子宫内膜癌,应予以注意。常用剂量为 10mg,每日 2 次口服,连用 3 个月为 1 疗程。

（5）雄激素类药物:常用的雄激素类药物有甲睾酮和丙睾酮。此类药物可对抗 E 的作用,使子宫内膜萎缩,也可以直接作用于子宫使其肌层和血管平滑肌收缩,从而减少子宫出血,使肌瘤停止生长。常用剂量:甲睾酮 10mg/d;舌下含服,连用 3 个月;丙酸睾酮 25mg,每 5 日肌内注射 1 次,共 4 次,经期每日 1 次,共 3 次,每个月总量不超过 300mg,可用 3~6 个月。一般不会出现男性化。

在子宫肌瘤患者出血期,若出血量多,还可用子宫收缩剂(如缩宫素、麦角新碱)及止血药物(如氨甲苯酸片、巴曲酶、三七片等)。值得注意的是,子宫肌瘤患者可合并内膜病变,应注意排除。

（三）手术治疗

若子宫大于妊娠子宫 10 周大小或症状明显致继发贫血者,常需手术治疗,手术方式有:

1. 肌瘤切除术　适用于 35 岁以下、未婚或已婚未生育、希望保留生育功能的患者。多经腹或腹腔镜下切除肌瘤。突出宫颈口或阴道内的黏膜下肌瘤经阴道或经宫腔镜切除,在蒂根部用血管钳钳夹 24~48 小时后或直接切除后肠线缝扎。

2. 子宫切除术　肌瘤较大、症状明显、经药物治疗无效、不需保留生育功能或疑有恶变者,行子宫次全切除术或子宫全切除术。50 岁以下、卵巢外观正常者保留卵巢。

三、中成药应用

(一) 治疗原则

活血化瘀,软坚散结。对无症状或较小的子宫肌瘤可不予以治疗,若妊娠合并子宫肌瘤,需要在医生指导下服药。

(二) 辨证分型使用中成药

子宫肌瘤常用中成药一览表

证型	常用中成药
寒湿凝滞证	桂枝茯苓胶囊
气滞血瘀证	宫瘤清胶囊、大黄䗪虫丸
气虚血瘀证	宫瘤宁胶囊
瘀热交阻证	解毒丹
阴虚内热证	知柏地黄丸

1. 寒湿凝滞证

〔**证候**〕**主症**:腹中有癥瘕积聚,带下绵绵;**次症**:畏寒怯冷,四肢不温,或遇寒则小腹疼痛;**舌脉**:舌暗或边有瘀点瘀斑,苔薄白,脉弦紧。

〔**治则**〕温阳散寒,活血化瘀,软坚散结。

〔**方药**〕桂枝茯苓丸(《金匮要略》)。

加减:若血瘀重者,加三棱、莪术、乳香、水蛭、虻虫、泽兰、桃仁;痰湿者,加夏枯草、山慈菇、海藻、昆布、生牡蛎、冬葵子;小腹痛者,加延胡索、炒蒲黄、五灵脂、刘寄奴、乌药。

〔**中成药**〕桂枝茯苓胶囊[药典]。见第 49 页。

2. 气滞血瘀证

〔**证候**〕**主症**:腹有癥瘕,小腹胀痛或有刺痛;**次症**:精神抑郁,经前乳房胀痛,胸胁胀闷,或心烦易怒;**舌脉**:舌苔薄,舌边有瘀点或瘀斑,脉细弦。

〔**治则**〕疏肝理气,活血化瘀,软坚散结。

〔**方药**〕膈下逐瘀汤（《医林改错》）。

〔**中成药**〕（1）宫瘤清胶囊^(药典)（由熟大黄、土鳖虫、水蛭、桃仁、蒲黄、黄芩、枳实、牡蛎、地黄、白芍、甘草组成）。功能主治：活血逐瘀，消癥破积。用于子宫肌瘤，精神抑郁，经前乳房胀痛，胸胁胀闷，或心烦易怒；舌苔薄，舌边有瘀点或瘀斑，脉细弦。用法用量：口服。1次3粒，1日3次，3个月为1疗程。

（2）大黄䗪虫丸^(药典)。见第49页。

3. 气虚血瘀证

〔**证候**〕**主症**：经行量多如崩，经色先红后淡，有血块，或淋漓不止；**次症**：头晕目眩，心悸气短，面色苍白；**舌脉**：舌淡胖，舌边有瘀点瘀斑，苔厚，脉弦细无力。

〔**治则**〕益气养阴，祛瘀止血。

〔**方药**〕补气消癥丸（《现代中西医妇科学》）。

〔**中成药**〕宫瘤宁胶囊^(指南推荐)（由海藻、三棱、蛇莓、石见穿、半枝莲、拳参、党参、山药、谷芽、甘草组成）。功能主治：软坚散结，活血化瘀。用于经行量多如崩，经色先红后淡，有血块，或淋漓不止，头晕目眩，心悸气短，面色苍白舌淡胖，舌边有瘀点瘀斑，苔厚，脉弦细无力。用法用量：口服。1次6粒，1日3次，3个月经周期为一疗程。

4. 瘀热交阻证

〔**证候**〕**主症**：经行量多，色红质稠，有血块，可淋漓不止，色暗滞；**次症**：少腹胀痛，头晕目赤，口干唇燥，心烦失眠；**舌脉**：舌红，边有瘀点，苔薄黄，脉弦细数。

〔**治则**〕清热化瘀，凉血止血。

〔**方药**〕解毒丹（蒲辅周经验方）。

〔**中成药**〕解毒丹^(指南推荐)（由当归、赤豆卷、肉苁蓉、土茯苓、金银花、金银花叶、牛膝、山茱萸组成）。功能主治：清热化瘀，凉血止血。用于经行量多，色红质稠，有血块，可淋漓不止，色暗滞；少腹胀痛，头晕目赤，口干唇燥，心烦失眠；舌红，边有瘀点，苔薄黄，脉弦细数。用法用量：口服。1丸重9g，每夜服1丸嚼细，白开水送下。

5. 阴虚内热证

〔**证候**〕**主症**：经行量不多，偶尔崩下，经色暗红；**次症**：头晕心悸，腰酸，口干咽燥，大便干结；**舌脉**：舌红，苔薄，脉细数。

〔**治则**〕养阴清热，凉血止血。

〔**方药**〕清海丸（《傅青主女科》）。

加减:若出血多者,加大小蓟、槐花、墨旱莲、荷叶炭;头晕腰酸者,加女贞子、枸杞子、龟甲。

〔**中成药**〕知柏地黄丸^(药典)。

四、单验方

1. 钱伯煊(中国中医科学院西苑医院)验方——解郁固冲法　党参 12g,茯苓 15g,山药 12g,制香附 6g,生牡蛎 15g,续断 12g,白芍 12g,桑寄生 12g,女贞子 12g,枸杞子 12g,莲子 12g,生龙骨 15g。功效:健脾益肾,解郁固冲。用于子宫肌瘤。

2. 王渭川(成都中医药大学)验方——理气除湿化痰法　潞党参 30g,鸡血藤 12g,生黄芪 60g,桑寄生 30g,黑补骨脂 12g,䗪虫 10g,水蛭 6g,炒蒲黄 10g,红藤 24g,蒲公英 28g,槟榔 10g,鸡内金 10g,琥珀 6g,炒五灵脂 12g,砂仁 10g,生鳖甲 24g。功效:理气除湿化痰。用于子宫肌瘤。

3. 蔡小荪(上海市第一人民医院)验方——消坚汤　桂枝 5g,赤芍 10g,牡丹皮 10g,茯苓 12g,桃仁 10g,三棱 10g,莪术 10g,鬼箭羽 20g,水蛭 5g,夏枯草 12g,海藻 10g。水煎 2 次,早晚分服,经尽后服。功效:活血化瘀,软坚散结。用于子宫肌瘤。

4. 芡实米 50g,白糖适量。用法:煮芡实米做粥如常法,但应煮烂为宜,粥成加白糖少许,晨起空腹一小碗。功效:健脾化湿,固经止带。用于脾肾两亏,带下量多者。

5. 小麦粒 100~150g。用法:淘洗做饭,可作为正餐食用。功效:敛阴收涩固经。用于肝气不足、不能藏血的月经过多或崩漏不止。

6. 鸡蛋 2 枚,壁虎 5 只,莪术 9g。用法:上 3 味加水 400ml 共煮,待蛋熟后剥皮再煮,弃药食蛋,每晚服 1 次。功效:破瘀消癥。用于少腹时痛,经多色暗有块,腹有结块属气滞血瘀证。

7. 鲜藕(切片)120g,鲜白茅根(切碎)120g。用法:水煮汁,以代茶饮,不拘时,频频饮之。功效:滋阴凉血,祛瘀止血。用于血热瘀阻,腹内结块,迫血妄行之证。

8. 桃仁 10g,粳米 30g。用法:将桃仁捣烂如泥,去渣取汁,以汁煮粳米为粥,每日 2 次,空腹温服。用于瘀血停积成癥瘕者。

9. 三七 10g,制香附 5g,陈皮 10g,橙汁适量。用法:前 3 味共研细末,调入橙汁并温开水冲服。每日 2 次。用于子宫肌瘤伴气滞明显者。

10. 猪肝 300g,鲜黄豆芽 250g。用法:上 2 味加素油、调料炒熟服食,每晚

1次。功效:补肝气,益气血。

11. 莴笋500g,鱼丝12g。用法:上2味用素油炝锅,入调料炒熟,每日1次。功效:滋补强壮,抑制肌瘤生长,调节内分泌功能。

（张娟　林洁）

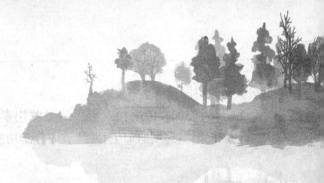

中成药索引

二画

（炒）、远志（制）。

三画

三七血伤宁胶囊 / 10

（《中国药典》）三七、重楼、制草乌、大叶紫珠、山药、黑紫藜芦、冰片。

大补阴丸 / 25,47,78,142

（《中国药典》）熟地黄、盐知母、盐黄柏、醋龟甲、猪脊髓。

大黄蟅虫丸 / 49,121,131,217,223,229

（《中国药典》）熟大黄、土鳖虫（炒）、水蛭（制）、虻虫（去翅足，炒）、蛴螬（炒）、干漆（煅）、桃仁、炒苦杏仁、黄芩、地黄、白芍、甘草。

千金止带丸 / 29,113

（《中国药典》）白术、党参、小茴香、杜仲、当归、鸡冠花、椿根皮、川芎、牡蛎、青黛、补骨脂（盐炒）、砂仁、木香、杜仲（盐炒）、延胡索（醋制）、续断、香附（醋制）。

女金胶囊 / 3,10,19,25,55,121,131

（《中国药典》）当归、白芍、川芎、熟地黄、党参、麸炒白术、茯苓、甘草、肉桂、益母草、牡丹皮、醋没药、醋延胡索、藁本、白芷、黄芩、白薇、醋香附、砂仁、陈皮、煅赤石脂、鹿角霜、阿胶。

女宝胶囊 / 206

（《指南推荐》）人参、川芎、鹿胎粉、银柴胡、牡丹皮、沉香、吴茱萸（制）、肉桂、延胡索（醋制）、木香、香附（醋制）、当归、海螵蛸、青皮、荆芥穗（炭）、炮姜、丹参、阿胶、泽泻（盐炒）、附子（制）、甘草（炭）、桃仁（炒）、杜仲（炭）、牛膝、红花、豆蔻、鹿茸（去毛）、茯苓、乳鹿粉、砂仁、白术（炒）、陈皮、龟甲（醋制）、干漆（炭）、焦槟榔、鳖甲（醋制）、熟地黄、莪术、姜厚朴、盐小茴香、白芍（酒制）、蒲黄炭、赤芍、棕板炭、三棱。

女珍颗粒 / 82

（《中国药典》）女贞子、墨旱莲、地黄、紫草、炒酸枣仁、柏子仁、钩藤、珍珠粉、茯苓、莲子心。

小金丹 / 196

（《指南推荐》）白胶香、草乌、五灵脂、地龙、制木鳖、制没药、制乳香、当归身、麝香、陈墨。

四画

天王补心丸 / 83,179,206

（《中国药典》）丹参、当归、石菖蒲、党参、茯苓、五味子、麦冬、天冬、地黄、玄参、制远志、炒酸枣仁、柏子仁、桔梗、甘草、朱砂。

天麻钩藤颗粒 / 65

（《中国药典》）天麻、钩藤、石决明、栀子、黄芩、牛膝、盐杜仲、益母草、桑寄生、首乌藤、茯苓。

元胡止痛片 / 54,90

（《中国药典》）醋延胡索、白芷。

云南白药 / 41

（《中国药典》）

木香顺气丸 / 125

（《中国药典》）木香、砂仁、醋香附、槟榔、甘草、陈皮、厚朴、枳壳（炒）、苍术（炒）、青皮（炒）、生姜。

五子衍宗丸 / 4,191,201

（《中国药典》）枸杞子、炒菟丝子、覆盆子、蒸五味子、盐车前子。

五苓散 / 74,145

（《中国药典》）茯苓、泽泻、猪苓、肉桂、炒白术。

止血灵胶囊 / 33

（《中国基本中成药·二部·妇、儿、外科及专病用药》）扶芳藤、蒲公英、黄芪、地榆。

止痛化癥颗粒 / 197

（《指南推荐》）党参、炙黄芪、白术（炒）、丹参、当归、鸡血藤、三棱、莪术、芡实、山药、延胡索、川楝子、鱼腥草、北败酱、炮姜、蜈蚣、全蝎、土鳖虫、肉桂。

少腹逐瘀丸 / 20,50,54,131,165,217

（《中国药典》）当归、蒲黄、五灵脂（醋炒）、赤芍、小茴香（盐炒）、延胡索（醋制）、没药（炒）、川芎、肉桂、炮姜。

牛黄清心丸 / 152

（《中国药典》）阿胶、白蔹、白芍、炒白术、冰片、柴胡、川芎、大豆黄卷、大枣、当归、防风、茯苓、干姜、甘草、黄芩、桔梗、炒苦杏仁、羚羊角、六神曲（炒）、麦冬、牛黄、蒲黄（炒）、人参、肉桂、山药、麝香或人工麝香、水牛角浓缩粉、雄黄、朱砂。

牛黄解毒丸 / 78

（《中国药典》）人工牛黄、雄黄、石膏、大黄、黄芩、桔梗、冰片、甘草。

化癥回生片 / 132

（《中国药典》）益母草、红花、花椒（炭）、烫水蛭、当归、苏木、醋三棱、两头尖、川芎、降香、醋香附、人参、高良姜、姜黄、没药（醋炙）、炒苦杏仁、大黄、人工麝香、盐小茴香、桃仁、五灵脂（醋炙）、虻虫、鳖甲胶、丁香、醋延胡索、白芍、蒲黄炭、乳香（醋炙）、干漆（煅）、制吴茱萸、阿魏、肉桂、醋艾炭、熟地黄、紫苏子。

五画

香、大枣（去核）。

六画

当归养血丸 / 3,13

（《中国药典》）当归、白芍（炒）、地黄、炙黄芪、阿胶、牡丹皮、香附（制）、茯苓、杜仲（炒）、白术（炒）。

当归调经颗粒 / 13

（《中国药典》）当归、熟地黄、川芎、党参、白芍、甘草、黄芪。

血府逐瘀口服液 / 65

（《中国药典》）柴胡、当归、地黄、赤芍、红花、桃仁、麸炒枳壳、甘草、川芎、牛膝、桔梗。

血府逐瘀胶囊 / 25,49,54,73,90,121,179,211,217,223

（《中国药典》）柴胡、当归、地黄、赤芍、红花、炒桃仁、麸炒枳壳、甘草、川芎、牛膝、桔梗。

血美安胶囊 / 9

（《中国药典》）猪蹄甲、地黄、赤芍、牡丹皮。

产妇康颗粒 / 185

（《指南推荐》）益母草、当归、人参、黄芪、何首乌、桃仁、蒲黄、熟地黄、香附（醋制）、昆布、白术、黑木耳。

产泰口服液 / 165

（《指南推荐》）黄芪、川芎、何首乌、当归、炮姜。

安坤颗粒 / 4,9,40,99

（《指南推荐》）牡丹皮、栀子、当归、白术、白芍、茯苓、女贞子、墨旱莲、益母草。

安坤赞育丸 / 18,29,40,48,98

（《指南推荐》）香附（醋制）、鹿茸、阿胶、紫河车、白芍、当归、牛膝、川牛膝、北沙参、没药（醋制）、天冬、补骨脂（盐制）、龙眼肉、茯苓、黄柏、龟甲、锁阳、杜仲（盐制）、秦艽、鳖甲（醋制）、艾叶（炭）、白薇、延胡索（醋制）、山茱萸（酒制）、鹿尾、枸杞子、鸡冠花、黄芪、乳香（醋制）、赤石脂（煅）、鹿角胶、菟丝子、肉苁蓉（酒制）、鸡血藤、桑寄生、琥珀、甘草、人参、乌药、丝棉（炭）、血余炭、白术（麸炒）、西红花、地黄、砂仁、沉香、酸枣仁（炒）、续断、陈皮、橘红、川芎、泽泻、黄芩、青蒿、远志（制）、肉豆蔻（煨）、藁本、红花、柴胡、木香、紫苏叶、熟地黄、丹参。

安胎益母丸 / 135

（《广西药品标准》）熟地黄、白芍、当归、川芎、阿胶、党参、白术、茯苓、砂仁、杜仲、续断、陈皮、香附、艾叶、益母草、黄芩、甘草。

安宫止血颗粒 / 14,170

（《中国药典》）益母草、马齿苋。

安宫牛黄丸 / 159

（《中国药典》）牛黄、麝香或人工麝香、朱砂、黄连、栀子、冰片、水牛角浓缩粉、珍珠、雄黄、黄芩、郁金。

妇乐颗粒 / 116

（《中国药典》）忍冬藤、大血藤、甘草、牡丹皮、大青叶、蒲公英、赤芍、醋延胡索、川楝子、熟大黄。

妇宁栓 / 107,116

（《中国药典》）苦参、关黄柏、黄芩、莪术、蛤壳、红丹、儿茶、乳香、没药、猪胆粉、冰片。

妇良片 / 8,40

（《中国药典》）当归、熟地黄、续断、白芍、山药、白术、地榆炭、白芷、煅牡蛎、海螵蛸、阿胶珠、血余炭。

妇炎平胶囊 / 107

（《指南推荐》）苦参、蛇床子、苦木、珍珠层粉、冰片、盐酸小檗碱、枯矾、薄荷脑、硼酸。

妇炎康复颗粒 / 112,116

（《指南推荐》）败酱草、薏苡仁、川楝子、柴胡、陈皮、黄芩、赤芍。

妇科十味片 / 20

（《中国药典》）醋香附、川芎、当归、醋延胡索、白术、甘草、大枣、白芍、赤芍、熟地黄、碳酸钙。

妇科千金片 / 112,116,161

（《中国药典》）党参、当归、千金拔、金樱根、鸡血藤、穿心莲、单面针、功劳木。

妇科止血灵片 / 40

（《指南推荐》）熟地黄、五味子、杜仲（炭）、续断、白芍、山药、牡蛎（煅）、海螵蛸、地榆（炒）、蒲黄（炭）、槲寄生。

妇科止带片 / 107

（《中国药典》）椿皮、黄柏、山药、茯苓、龟甲、阿胶、五味子。

妇科白带膏 / 106,112

（《指南推荐》）白术（炒）、山药、党参、苍术、柴胡、白芍、陈皮、荆芥、车前子、甘草、蔗糖。

妇科再造丸 / 98

（《指南推荐》）当归（酒炙）、香附（醋炙）、白芍、熟地黄、阿胶、茯苓、党参、黄芪、山药、白术、女贞子（酒炙）、龟甲（醋炙）、山茱萸、续断、杜仲（盐炙）、肉苁蓉、覆盆子、鹿角霜、川芎、丹参、牛膝、益母草、延胡索。

妇科再造胶囊 / 29,41,56

（《指南推荐》）当归（酒炙）、香附（醋炙）、白芍、熟地黄、阿胶、茯苓、党参、黄芪、山药、白术、女贞子（酒炙）、龟甲（醋炙）、山茱萸、续断、杜仲（盐炙）、肉苁蓉、覆盆子、鹿角霜、川芎、丹参、牛膝、益母草、延胡索、三七（油酥）、艾叶（醋炙）、小茴香、藁本、海螵蛸、地榆（酒炙)、益智、泽泻、荷叶、秦艽。

妇科金丹 / 40

(《中国基本中成药·二部·妇、儿、外科及专病用药》)延胡索、生黄芪、人参、生阿胶、白薇、生白芍、甘草、茯苓、制没药、当归、黄柏、生鹿角、制松香、制乳香、杜仲炭(盐炒)、补骨脂(盐炒)、益母草膏、锁阳、小茴香(盐炒)、菟丝子、血余炭、艾炭、红白鸡冠花、生山药、川芎、牡丹皮、熟地黄、白芷、白术(麸炒)、藁本、黄芩、红花、陈皮、砂仁、广木香、续断、青蒿、肉桂(去粗皮)、紫苏叶、益母草、煅赤石脂。

妇科调经片 / 30,205

(《中国药典》)当归、川芎、醋香附、麸炒白术、白芍、赤芍、醋延胡索、熟地黄、大枣、甘草。

妇科通经丸 / 218

(《中国药典》)巴豆(制)、干漆(炭)、醋香附、红花、大黄(醋炙)、沉香、木香、醋莪术、醋三棱、郁金、黄芩、艾叶(炭)、醋鳖甲、硇砂(醋制)、醋山甲。

妇康宁片 / 21

(《中国药典》)白芍、香附、当归、三七、醋艾炭、麦冬、党参、益母草。

妇康宝口服液 / 170

(《指南推荐》)阿胶、艾叶、白芍、川芎、当归、甘草、红糖、熟地黄。

红花逍遥片 / 5

(《指南推荐》)当归、白芍、白术、茯苓、红花、皂角刺、竹叶柴胡、薄荷、甘草。

七画

麦味地黄丸 / 77

(《中国药典》)麦冬、五味子、熟地黄、酒萸肉、牡丹皮、山药、茯苓、泽泻。

花红颗粒(片,胶囊) / 107,120

(《中国药典》)一点红、白花蛇舌草、鸡血藤、桃金娘根、白背叶根、地桃花、菥蓂。

苍附导痰丸 / 192

(《指南推荐》)苍术、香附、陈皮、胆南星、枳壳、半夏、川芎、滑石、茯苓、神曲。

苏合香丸 / 160

(《中国药典》)苏合香、安息香、冰片、水牛角浓缩粉、人工麝香、檀香、沉香、丁香、香附、木香、乳香(制)、荜茇、白术、诃子肉、朱砂。

杞菊地黄丸 / 47,66,82

(《中国药典》)枸杞子、菊花、熟地黄、酒萸肉、牡丹皮、山药、茯苓、泽泻。

更年宁心胶囊 / 83

(《指南推荐》)熟地黄、黄芩、黄连、白芍、阿胶、茯苓。

八画

索、陈皮、姜黄、白芍、茯苓。

佳蓉片 / 84

（《指南推荐》）熟地黄、倒卵叶五加、菟丝子（制）、肉苁蓉（制）、枸杞子、女贞子（制）、附子（制）、山药、茯苓、泽泻、牡丹皮、肉桂。

金刚藤胶囊 / 108

（《全科医生中成药手册》）金刚藤。

金鸡胶囊 / 120

（《妇儿科中成药精选》）金樱根、鸡血藤、千金拔、功劳木、两面针、穿心莲。

金英胶囊 / 14,55

（《指南推荐》）金银花、关黄柏、蒲公英、紫花地丁、野菊花、苍术、赤芍、延胡索（醋制）、丹参、皂角刺。

金匮肾气丸 / 48,70,145,192,197,201,212

（《指南推荐》）地黄、山药、山茱萸（酒炙）、茯苓、牡丹皮、泽泻、桂枝、附子（制）、牛膝（去头）、车前子（盐炙）。

乳泉颗粒 / 174

（《指南推荐》）王不留行、天花粉、当归、漏芦、穿山甲（炙）、炙甘草。

河车大造胶囊 / 142

（《指南推荐》） 紫河车、熟地黄、龟甲（制）、天冬、麦冬、杜仲（盐炒）、牛膝（盐炒）、黄柏（盐炒）。

定坤丹 / 19,25,192,206

（《中国药典》）红参、鹿茸、西红花、三七、白芍、熟地黄、当归、白术、枸杞子、黄芩、香附、茺蔚子、川芎、鹿角霜、阿胶、延胡索等。

参麦颗粒 / 126

（《简明中成药辞典》）红参、南沙参、麦冬、黄精、山药、枸杞子。

参苓白术丸 / 70,145

（《中国药典》）人参、茯苓、白术（麸炒）、山药、白扁豆（炒）、莲子、薏苡仁（炒）、砂仁、桔梗、甘草。

参苓白术散 / 74,152

（《中国药典》）人参、茯苓、白术（炒）、山药、白扁豆（炒）、莲子、薏苡仁（炒）、砂仁、桔梗、甘草。

参茸白凤丸 / 205

（《中国药典》）人参、鹿茸（酒制）、党参（炙）、酒当归、熟地黄、黄芪（酒制）、酒白芍、川芎（酒制）、延胡索（制）、胡芦巴（盐炙）、酒续断、白术（制）、香附（制）、砂仁、益母草（酒制）、酒黄芩、桑寄生(蒸)、炙甘草。

经血宁胶囊 / 100

(《指南推荐》)白背叶、扶芳藤。

九画

春血安胶囊 / 18,40,56,98

(《中国药典》)熟地黄、盐车前子、茯苓、柴胡、牛膝、五味子(酒蒸)、肉桂、泽泻、三七、附片(黑顺片)、山药、黄连、牡丹皮。

荆防颗粒 / 160

(《医保目录》)柴胡、川芎、独活、防风、茯苓、甘草、荆芥、桔梗、前胡、羌活、枳壳。

茸坤丸 / 41

(《中国基本中成药·二部·妇、儿、外科及专病用药》)鹿茸、党参、白术、茯苓、甘草、当归、白芍、川芎、地黄、熟地黄、阿胶、乌药、木香、香附、紫苏、沉香、橘红、益母草、琥珀、黄芩、川牛膝、砂仁。

茜芷胶囊 / 10

(《指南推荐》)川牛膝、三七、茜草、白芷。

柏子养心丸 / 178

(《指南推荐》)柏子仁、党参、炙黄芪、川芎、当归、茯苓、制远志、酸枣仁、肉桂、醋五味子、半夏曲、炙甘草、朱砂。

香砂六君丸 / 174

(《中国药典》)木香、砂仁、党参、炒白术、茯苓、炙甘草、陈皮、姜半夏。

香砂养胃丸(浓缩丸) / 125

(《中国药典》)木香、砂仁、白术、陈皮、茯苓、半夏(制)、醋香附、枳实(炒)、豆蔻(去壳)、姜厚朴、广藿香、甘草、生姜、大枣。

复方阿胶浆 / 25,55,99,142,185,206

(《中国药典》)阿胶、红参、熟地黄、党参、山楂。

复方益母草胶囊 / 100

(《指南推荐》)益母草、熟地黄、当归。

复方龙血竭胶囊 / 100

(《中国药典》)龙血竭、三七、冰片。

复方滇鸡血藤膏 / 18

(《中国药典》)滇鸡血藤膏粉、川牛膝、续断、红花、黑豆。

保胎丸 / 135

十画

十一画

十二画

（《指南推荐》）牡蛎（煅）、白芍、侧柏叶（炒炭）、地黄、金樱子、柴胡（醋炙）、三七、仙鹤草、椿皮、大青叶。

紫雪散 / 160

（《中国药典》）石膏、北寒水石、滑石、磁石、玄参、木香、沉香、升麻、甘草、丁香、芒硝（制）、硝石（精制）、水牛角浓缩粉、羚羊角、人工麝香、朱砂。

痛经丸 / 19,224

（《中国药典》）当归、白芍、川芎、熟地黄、醋香附、木香、青皮、山楂（炭）、延胡索、炮姜、肉桂、丹参、茺蔚子、红花、益母草、五灵脂（醋炒）。

痛经宝颗粒 / 54

（《中国药典》）红花、当归、肉桂、三棱、莪术、丹参、五灵脂、木香、延胡索（醋制）。

温经白带丸 / 106

（《指南推荐》）鹿角霜、核桃仁、白术、苍术、厚朴、陈皮、赤芍、柴胡、车前子、茯苓、莲须、龙骨、牡蛎、黄柏。

滋肾育胎丸 / 136,141,191

（《指南推荐》）菟丝子、砂仁、熟地黄、人参、桑寄生、阿胶（炒）、何首乌、艾叶、巴戟天、白术、党参、鹿角霜、枸杞子、续断、杜仲。

十三画

感冒清热颗粒 / 160

（《中国药典》）荆芥穗、薄荷、防风、柴胡、紫苏叶、葛根、桔梗、苦杏仁、白芷、苦地丁、芦根。

嗣育保胎丸 / 136

（《妇儿科中成药精选》）黄芪、党参、茯苓、鹿茸粉、白术、甘草、当归、川芎、白芍、熟地黄、阿胶、桑寄生、菟丝子、艾叶、荆芥穗、厚朴、枳壳、川贝母、羌活。

解毒丹 / 229

（《指南推荐》）当归、赤豆卷、肉苁蓉、土茯苓、金银花、金银花叶、牛膝、山茱萸。

方剂索引

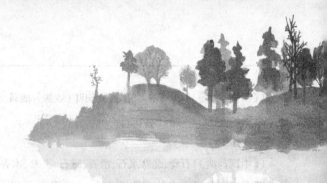

四画

五画

左归丸 / 40,99,205

（《景岳全书》）熟地黄、山药、山茱萸、枸杞子、川牛膝、菟丝子、鹿角胶、龟甲胶。

右归丸 / 41,90,98,211

（《景岳全书》）熟地黄、山药、山茱萸、枸杞子、鹿角胶、菟丝子、杜仲、当归、肉桂、制附子。

龙胆泻肝汤 / 202,211

（《医宗金鉴》）龙胆、栀子、黄芩、木通、泽泻、车前子、柴胡、甘草、当归、生地黄。

归肾丸 / 24,218,224

（《景岳全书》）熟地黄、山药、山茱萸肉、茯苓、当归、枸杞子、杜仲、菟丝子。

归脾汤 / 90,178

（《校注妇人良方》）白术、茯神、黄芪、龙眼肉、酸枣仁、人参、木香、当归、远志、甘草、生姜、大枣。

四君子汤 / 197

（《太平惠民和剂局方》）人参、白术、茯苓、甘草。

四物汤 / 10,131

（《太平惠民和剂局方》）熟地黄、当归、白芍、川芎。

四神丸 / 70

（《证治准绳》）肉豆蔻、补骨脂、五味子、吴茱萸、大枣、生姜。

生化汤 / 161,165,170

（《傅青主女科》）当归、川芎、桃仁、炮姜、炙甘草、黄酒、童便。

生脉散 / 126

（《内外伤辨惑论》）麦冬、人参、五味子。

生铁落饮 / 91

（《医学心悟》）生铁落、天冬、麦冬、贝母、胆南星、橘红、远志、石菖蒲、连翘、茯苓、茯神、玄参、钩藤、丹参、朱砂。

失笑散 / 10,159,206

（《太平惠民和剂局方》）蒲黄、五灵脂。

仙方活命饮 / 116

（《校注妇人良方》）白芷、贝母、防风、赤芍、当归尾、甘草节、皂角刺（炒）、穿山甲（炙）、天花粉、乳香、没药、金银花、陈皮。

白术散 / 145

（《全生指迷方》）白术、茯苓、大腹皮、陈皮、生姜皮。

半夏白术天麻汤 / 152

（《医学心悟》）半夏、白术、天麻、陈皮、茯苓、甘草（炙）、生姜、大枣。

（《傅青主女科》）当归、熟地黄、人参、麦冬、阿胶、山药、续断、炙甘草、肉桂。

完带汤 / 105,112

（《傅青主女科》）白术、山药、人参、白芍、车前子、苍术、甘草、陈皮、黑芥穗、柴胡。

启宫丸 / 192

《医方集解》川芎、白术、半夏曲、香附、茯苓、神曲、橘红、甘草。

补中益气汤 / 3,169,201

（《脾胃论》）人参、黄芪、白术、当归、陈皮、甘草、柴胡、升麻。

补气消瘰丸 / 229

（《现代中西医妇科学》）党参、太子参、南沙参、黄芪、山药、白术、三棱、莪术、昆布、山慈菇、夏枯草、枳壳。

补肾固冲丸 / 141

（《中医学新编》） 菟丝子、川续断、白术、鹿角霜、巴戟天、枸杞子、熟地黄、砂仁、党参、阿胶、杜仲、当归头、大枣。

八画

苓桂术甘汤 / 74,90

（《伤寒论》）茯苓、桂枝、白术、甘草。

肾气丸 / 74,206,212

（《金匮要略》）干地黄、山药、山茱萸、泽泻、茯苓、牡丹皮、桂枝、附子。

固本止崩汤 / 39,99

（《傅青主女科》）熟地黄、白术、黄芪、当归、黑姜、人参。

固阴煎 / 4,29,40

（《景岳全书》）人参、熟地黄、山药、山茱萸、远志、炙甘草、五味子、菟丝子。

固经丸 / 14

（《医学入门》）黄芩、白芍、龟甲、椿根皮、黄柏、香附。

知柏地黄丸 / 107

（《医宗金鉴》）熟地黄、山茱萸（制）、山药、牡丹皮、茯苓、泽泻、知母、黄柏。

育阴汤 / 47

（《百灵妇科》）熟地黄、白芍、续断、桑寄生、杜仲、山茱萸、山药、海螵蛸、龟甲、牡蛎、阿胶。

参苓白术散 / 70

（《太平惠民和剂局方》）人参、白术、白扁豆、茯苓、甘草、山药、莲子、桔梗、薏苡仁、砂仁。

九画

十画

（《医宗金鉴》）当归、熟地黄、川芎、白芍、桃仁、红花。

逐瘀止血汤 / 33,100

（《傅青主女科》）地黄、大黄、赤芍、牡丹皮、当归、枳壳、龟甲、桃仁。

逐瘀止崩汤 / 41

（《安徽中医验方选集》）当归、川芎、三七、没药、五灵脂、丹皮炭、炒丹参、炒艾叶、阿胶（蒲黄炒）、龙骨、牡蛎、海螵蛸。

柴胡疏肝散 / 60,89

（《景岳全书》）陈皮、柴胡、川芎、香附、枳壳、白芍、炙甘草。

逍遥散 / 30,179

（《太平惠民和剂局方》）柴胡、当归、白芍、白术、茯苓、甘草、煨姜、薄荷。

健固汤 / 70

（《傅青主女科》）人参、茯苓、白术、巴戟天、薏苡仁。

凉膈散 / 78

（《太平惠民和剂局方》）大黄、芒硝、甘草、栀子、薄荷、黄芩、连翘、淡竹叶。

调肝汤 / 56

（《傅青主女科》）山药、阿胶、当归、白芍、山萸肉、巴戟天、甘草。

通乳丹 / 173

（《傅青主女科》）人参、黄芪、当归、麦冬、木通、桔梗、七孔猪蹄（去爪壳）。

通窍活血汤 / 65

（《医林改错》）赤芍、川芎、桃仁、大枣、红花、葱白、生姜、麝香。

十一画

理中汤 / 121

（《伤寒论》）党参、白术、炙甘草、干姜。

理冲汤 / 218

（《医学衷中参西录》）生黄芪、党参、白术、山药、天花粉、知母、三棱、莪术、生鸡内金。

黄连阿胶汤 / 206

（《伤寒论》）黄连、阿胶、黄芩、芍药、鸡子黄。

银甲丸 / 107,120

（《王渭川妇科经验选》）金银花、连翘、红藤、蒲公英、鳖甲、茵陈、升麻、紫花地丁、蒲黄、椿根白皮、大青叶、琥珀。

银翘散 / 160

（《温病条辨》）连翘、金银花、桔梗、薄荷、淡竹叶、甘草、荆芥穗、淡豆豉、牛蒡子、芦根。

十二画

45